別冊 整形外科 ORTHOPEDIC SURGERY ㊼

高齢者(75歳以上)の運動器変性疾患に対する治療

- ■監修 「整形外科」編集委員
- ■編集 自治医科大学教授 竹下克志

2017
南江堂

《表紙説明》

左上　寺井秀富　論文（79頁の図1b）
右上　川崎恵吉　論文（17頁の図1f, g）
左下　庄司剛士　論文（49頁の図2）
右下　上田康博　論文（89頁の図3）

序

　日本の平均寿命は，世界一は香港に抜かれてしまいましたが，2016年時点で男性が80.98歳（2位），女性が87.14歳（2位）となっています．少子化と相まって，高齢者が整形外科診療患者の過半を占める事態となっています．75歳以上，すなわち後期高齢者では運動器疾患は有して当たり前なうえに，複数罹患も珍しくはありません．また運動器以外の内科系疾患などへの理解と対応が必要であり，運動器疾患の診断，そして治療方針の決定を難しくしておりますし，現行治療の有効性についても検証が十分とはいえません．

　今回，本特集に「高齢者（75歳以上）の運動器変性疾患に対する治療」を取り上げましたところ，さまざまな論文をいただくことができました．上肢では最近とみに診療機会が増しており高齢者特有といえる腱板断裂や母指手根中手関節症などに対する治療内容，また下肢ではもっとも罹患率の高い変形性膝関節症，そして変形性股関節症・強剛母趾に対する運動療法から骨切り，人工関節まで幅広い治療内容をご報告いただきました．脊椎では腰部脊柱管狭窄症やすべり症，頚髄症などの代表的疾患や，高齢者に多い歯突起後方偽腫瘍，椎体骨折，びまん性特発性骨増殖症などの知見をご報告いただきました．さらにロコモティブシンドローム・サルコペニアの考察や，せん妄などに代表される高齢者治療での併存疾患・合併症の診断や対策に加えて，治療デバイスや意識変容・チーム医療など整形外科単独では解決が厳しい領域への論文をいただくことができました．

　診療や研究，そして教育でご多忙な中でご投稿いただいた先生方にこの場を借りて厚く御礼申し上げますとともに，読者の皆様の診療活動の一助としてお役に立つ内容になりました本特集を皆様に拝読していただければ幸いです．

2017年10月

自治医科大学教授

竹下克志

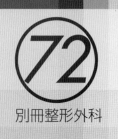

高齢者(75歳以上)の運動器変性疾患に対する治療

I．上肢の変性疾患に対する高齢者治療

1．肩関節変性疾患

- 高齢者（75歳以上）の腱板断裂に対する鏡視下腱板修復術の治療成績 …………… 2
  熊本 久大
- 75歳以上の高齢者に対する鏡視下腱板修復術の術後成績 …………………………… 7
  白石 勝範
- 75歳以上の高齢者腱板断裂に対する鏡視下腱板修復術 ……………………………… 12
  飯島 裕生

2．手関節・手の変性疾患

- 高齢者の母指手根中手関節症に対する ligament reconstruction with interposition arthroplasty と suture-button suspensionplasty の併用手術
  —hybrid suspensionplasty ………………………………………………………… 16
  川崎 恵吉
- 高齢者の母指手根中手関節症に対する治療
  —Thompson 法による関節形成術の検討 ………………………………………… 22
  南野 光彦
- Dupuytren 拘縮に対するコラゲナーゼ注射療法 ……………………………………… 26
  安食 孝士

II．下肢の変性疾患に対する高齢者治療

1．股関節変性疾患

- 高齢者変形性股関節症に対する立位脊椎・骨盤矢状面アライメントの影響 …… 32
  小山 博史
- 高齢者における変形性股関節症の治療—合併症予防と早期退院をめざして … 35
  宮武 和正

CONTENTS

- ◼ 高齢者の変形性股関節症に対する dual mobility cup を用いた
  人工股関節全置換術の治療経験 ……………………………… 39
  牛牧誉博
- ◼ 80歳以上の高齢者に対する人工股関節全置換術 ……………………………… 43
  松浦正典
- ◼ 高齢者における人工股関節全置換術後脱臼 ……………………………… 47
  庄司剛士

2．膝関節変性疾患

- ◼ 変形性膝関節症に対する軟骨温存をうながす振り子運動療法 ……………………………… 52
  山野慶樹
- ◼ 高齢者における開大式楔状高位脛骨骨切り術 ……………………………… 56
  花田弘文
- ◼ 重篤な合併症を有する高齢者の変形性膝関節症に対する
  侵襲を考慮した人工膝関節単顆置換術 ……………………………… 62
  山神良太
- ◼ 85歳以上の超高齢者における人工膝関節全置換術の治療成績
  —再置換術例も含めて ……………………………… 66
  松本善企

3．足関節・足部の変性疾患

- ◼ 中足趾節関節固定術を行った強剛母趾の1例 ……………………………… 69
  近藤直樹

Ⅲ．脊椎の変性疾患に対する高齢者治療

1．頸椎変性疾患

- ◼ 非リウマチ性歯突起後方偽腫瘍の疫学と発症要因 ……………………………… 74
  百貫亮太
- ◼ 高齢者の midcervical central cord syndrome に対する頸椎前方固定術 …… 78
  寺井秀富

■高齢者頚髄症に対する頚椎前方手術の成績 ……………………………………… 85
　猪瀬弘之

■高齢者の頚椎症性脊髄症に対する内視鏡下椎弓形成術の有用性 ……………… 88
　上田康博

2．胸腰仙椎変性疾患

1）変形性腰椎症・腰部脊柱管狭窄症

■80歳以上の高齢者に対する脊椎疾患の手術的治療と周術期合併症 …………… 92
　山下正臣

■80歳以上の高齢者に対する脊椎固定術 …………………………………………… 97
　石川慶紀

■80歳以上の高齢者腰部脊柱管狭窄例に対する後方除圧術の治療成績 ……… 100
　大田　亮

■高齢者（80歳以上）の腰椎変性すべり症に対する経筋膜的椎弓根スクリュー併用
　椎間関節固定術の臨床成績―その安全性と有用性 ……………………… 105
　高岡宏光

■頚椎と腰椎骨盤部の両方にアライメント異常をもつ変性疾患の治療 ……… 111
　大江　慎

2）変形性胸椎症・骨粗鬆症やびまん性特発性骨増殖症（DISH）に関連した病態

■骨粗鬆性椎体骨折を生じた高齢者治療の問題点と治療法 …………………… 115
　檜山明彦

■高齢者（75歳以上）の骨粗鬆症性椎体骨折に対する椎体不安定性の
　定量評価に基づいた最適な治療アルゴリズムの確立に向けた試み ……… 120
　船山　徹

■日本およびスウェーデンにおけるびまん性特発性骨増殖症の有病率 ……… 124
　平澤敦彦

■びまん性特発性骨増殖症に伴う椎体骨折に対する治療法とその問題点 …… 128
　田中真弘

Ⅳ. ロコモティブシンドロームの視点からみた高齢者治療

- ロコモティブシンドロームと筋力・転倒リスク・骨強度の関係 …………… 134
  永井隆士
- 高齢者のサルコペニアの診断と治療 ……………… 138
  飛田哲朗

Ⅴ. 高齢者の併存疾患・合併症に対する対策

- 超高齢者における関節リウマチ治療の問題点と実際 ……………… 142
  近藤直樹
- せん妄の現状と対策・診療 ……………… 148
  大下優介
- 高齢者脊椎変性疾患における術後合併症発生の危険因子
  ―周術期栄養状態評価の重要性 ……………… 152
  鈴木智人

Ⅵ. 高齢者の診療に焦点を合わせた医療，デバイス，教育

- 保存的治療のための新規治療デバイス ……………… 158
  青山朋樹
- 手術的治療における新規治療デバイス ……………… 164
  大下優介
- 骨粗鬆症治療を継続するための患者教育・啓発の重要性
  ―市民・患者向け院内フォーラムによる意識変容調査 ……………… 168
  前田浩行

■高齢者の運動器変性疾患の周術期におけるリハビリテーションと
　　チーム医療の実践 …………………………………………………………… 171
　南角　学
■急性期病院整形外科における在院死亡
　　―整形外科医は超高齢社会にどのように対応すべきか ………………… 176
　井上三四郎

I．上肢の変性疾患に対する高齢者治療

高齢者（75歳以上）の腱板断裂に対する鏡視下腱板修復術の治療成績*

熊本久大　渡邊幹彦　廣瀬秀史　稲垣克記**

はじめに

リバース型人工肩関節が日本国内へ導入されたことに伴い，高齢者の腱板断裂に対してリバース型人工肩関節置換術（reverse shoulder arthroplasty：RSA）が適応されることが多くなっている．RSAはその適応に関してガイドライン・術者制限が設けられているものの，術後たいへんなリハビリテーションを必要とせず，除痛効果も高く，非常に優れた治療法の一つである[1,2]．その一方で感染率の高さ，脱臼，術中の関節窩骨折，肩甲切痕の形成などの合併症も多く報告されており，長期成績にも疑問が残る治療法である[3]．また現在，「アクティブシニア」と呼ばれるように健康寿命や生活の質の向上がうたわれており，高齢者であるからといってスポーツや力仕事をしないと決めつけることはできない．

そこでわれわれは活動性の高い高齢者に対しては可能な限り腱板修復術を行っている．本稿では，われわれの高齢者に対する鏡視下腱板修復術（ARCR）の治療成績を報告する．

I．対象および方法

当教室でARCRを施行した337肩中，術後1年以上経過観察可能であった262肩を調査した．75歳以上は48肩（18.3％）であった．術前画像診断では，まず単純X線撮影を行い変形性関節症の有無を確認した．関節症変化が強い場合，腱板修復のみでは十分な治療効果は得られないため，濱田分類を用いて評価し，濱田分類stage 4以上の変形はARCRの対象外とした．次にMRIを行い，腱板の状態を確認した．Goutallier分類を用いて筋萎縮の評価を行った．2腱以上がGoutallier分類stage III以上の症例はARCRの対象外とした．加えて，CT検査を行い，骨形態，特に肩峰下骨棘と関節窩・骨頭の変形，骨嚢腫の有無などを確認し，手術時の参考とした（図1）．臨床機能評価には日本整形外科学会肩関節疾患治療成績判定基準評価（JOAスコア）を用いた．

手術は全例，全身麻酔下ビーチチェアポジションで行った．最近では全身麻酔に斜角筋ブロックを併用して手術を行っている．まず関節内を十分に評価し，滑膜炎の状態や肩甲下筋の損傷，上腕二頭筋長頭腱（LHBT）の状態，関節窩や上腕骨頭の軟骨の状態，関節唇および関節包靭帯の状態を確認した．この際，上腕二頭筋長頭腱は，断裂していたもの以外は原則的に温存した．肩甲下筋腱はbiceps pulleyを修復するように上腕骨小結節舌部へ引き上げて縫合糸アンカーを用いて修復した．続いて後外側ポータルより関節鏡を挿入し，肩峰下骨棘の切除と足紋の郭清を行った．骨棘切除の際には3D-CTを参考にして肩峰の骨形態に注意しつつ前方および外側の骨棘を十分に切除した（図2，3）．足紋郭清の際にはpickingも行い母床を十分に作成した後，棘上筋腱・棘下筋腱は縫合糸アンカーを用いて修復した．縫合糸アンカーは基本的に生体吸収性アンカー（biomaterial anchor）を用い，内側列アンカー（medial anchor）は軟骨下骨を咬むように通常より寝かせて挿入したが，骨質によっては金属性アンカー（metal anchor）を使い分けるようにした（図4，5）．

術後リハビリテーションは断裂の大きさ，および手術中の腱の質や縫合時の腱の緊張によって変更した．小断裂はアームスリング固定，中断裂以上は肩外転装具を用いて固定した．術後早期は手指，肘，肩甲帯や体幹のストレッチを中心に行った．術後2週より他動可動域

Key words
rotator cuff tear, arthroscopic rotator cuff repair, elderly patient

---

*Clinical result of arthroscopic rotator cuff repair of elderly patients (over 75 years old)
**H. Kumamoto(部長), M. Watanabe(院長)：東京明日佳病院整形外科　〒158-0083　東京都世田谷区奥沢3-33-13；Dept. of Orthop. Surg., Tokyo Asuka Hospital, Tokyo；H. Hirose(院長)：広瀬医院；K. Inagaki(主任教授)：昭和大学整形外科．

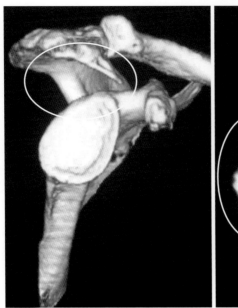

a．肩甲骨側面像　　　b．肩峰下面像

図1．術前 3D-CT．肩峰の骨棘の状態がよくわかる（円内）．立体的なイメージが把握しやすくなる．

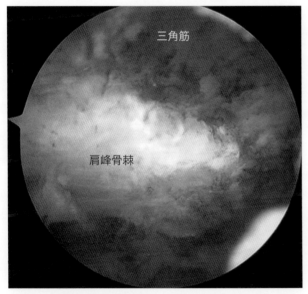

図2．肩峰下滑液包鏡視像．三角筋付着部まで前方・外側を剝離することで，肩峰骨棘が明瞭に確認できる．

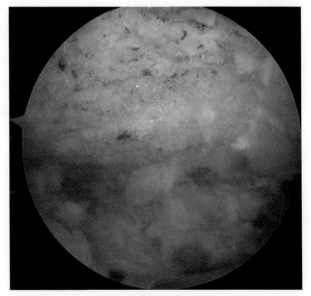

図3．肩峰の骨棘切除後

(ROM) 訓練を徐々に開始し，術後3〜4週より外転装具を除去して介助自動運動を開始するが，術中骨質のわるかった症例や断裂腱板の腱質が不良である症例は外転装具を6週間使用し，ROM訓練開始も若年者と比較して遅らせるようにした．特に高齢者においてはROMや筋力の回復が良好でも，力仕事やスポーツへの復帰は術後9ヵ月〜1年以降とした．術後1年でMRIの再評価を行い，菅谷分類の type 4〜5 を再断裂とした．検定には Mann-Whitney U 検定を用い，$p<0.01$ を有意差ありとした．

II．結　果

75歳以上の症例は262肩中48肩（18.3％）であった．手術時平均年齢は全症例で63.4（19〜88）歳であったのに対し，高齢者では78.4（75〜88）歳であった．JOAスコアは術前 66.5（±11 SD）点から術後 93.8（±5.9 SD）

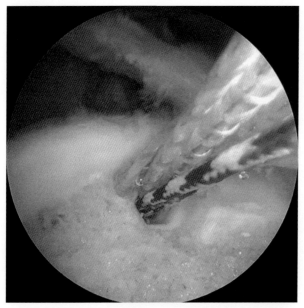

図4. Medial anchor の挿入. 軟骨下骨を咬むように通常より寝かせて挿入している.

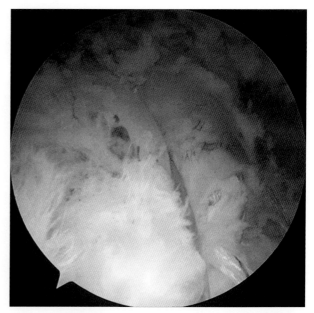

図5. 腱板修復後. 十分に骨頭を被覆しており, 修復状態は良好である.

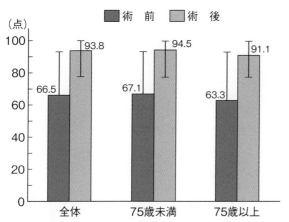

図6. JOAスコア. 各群間に有意差はなく, 術前・術後では有意に改善している.

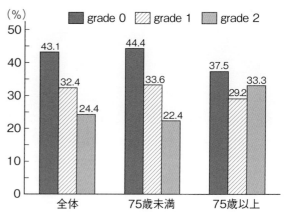

図7. LHBT の Lafosse 分類. 75歳以上で有意にgarde 2 の割合が高い.

点へ改善した. 75歳以上の群と75歳未満の群で分けて評価しても, 両群間に有意差はなかった（図6）. 断裂形態でみると, 大断裂以上の症例は75歳未満で214肩中73肩（34.1％）であったのに対し, 75歳以上では48肩中28肩（58.3％）と断裂の大きい症例が多く, LHBTの変性でもLafosse分類でgrade 2 が75歳未満では22.4％であったのに対し, 75歳以上では33.3％と多くみられた（図7）. 骨形態の変化も著明であった. 再断裂率は75歳未満で6.5％（14/214肩）であったのに対し75歳以上で10.4％（5/48肩）と高かったが, 有意差はなかった.

III. 考　察

肩腱板断裂は外傷や加齢性変化, スポーツによる慢性的な繰り返し動作などによって発症する. 外傷のように急激に発症した場合, 激しい疼痛とともに挙上不能, 腫脹, 夜間痛, drop arm sign など典型的な症状を呈することが多い. 一方で加齢性変化が主体の場合, 無症候性腱板断裂の場合もあり, 挙上障害などが少なく疼痛も緩慢であり, 典型的理学所見に乏しいことがある. 高齢者の腱板断裂では約6割以上で無症候性であったとする報告もある[4,5]. そのため高齢者の腱板断裂をみる場合, その患者の主訴が腱板断裂によるものか否か, 急性例なのか無症候性であるものの急性増悪なのか, 無症候性例に急性障害が合併しているのか, これらを鑑別する必要がある.

たとえば肩周囲〜上腕の疼痛と挙上障害が主訴である

場合，腱板断裂があったとしてもそれが原因とは限らない．高齢者の場合は頚椎の変形も合併していることが多く，特にKeegan型頚髄症では著明な知覚障害を合併せず運動障害が主体になるため，腱板断裂と誤診されやすい．三角筋・上腕二頭筋の筋力や神経学的所見など十分に評価する必要がある．

次に無症候性の急性増悪は，腱板断裂があるものの適応していた症例であり，本人も腱板断裂があるとは知らないことが多い．残存腱板や周囲筋のバランスが崩れて症状が出現するケースであり，外傷歴などは明瞭でない．腰痛や頚部痛，ストレスなどを契機に発症することがあり，これらはリハビリテーションで機能回復が得られることが多い．

続いて無症候例に急性障害の合併した症例である．転倒などの外傷を契機に残存腱板に損傷が起こり，もとの腱板断裂と相まって損傷および機能障害が拡大するため，保存的治療に抵抗することが多い．急性障害はいわゆる外傷などであり，一般的な腱板断裂の症状を呈し，断裂形態などによっては手術となる．

さらに患者自身の日常生活動作にも注意しなければならない．現在，核家族化がすすんでいるため，高齢者でも独居であったり就労している者もいる．平均寿命の延長により，70歳代で肉親の介護という老々介護を行っている者もいる．一方で「アクティブシニア」といわれる卓球やゴルフ，テニスなどを楽しむ者も少なくない．すなわち，現代においては75歳という年齢で高齢者とひとくくりにできず，患者個々の運動能力や生活環境を加味して治療方針を決定する必要がある．生活環境・運動能力は患者への問診や診察から把握するだけではなく，患者が診察室へ入るときの歩行状態や姿勢，服装などにも気をつける必要がある．以上のように高齢者の腱板断裂をみた場合，肩だけではなく総合的に治療方針を決定する必要がある．

また，画像診断も入念に行うべきである．MRIでも矢状断像で筋萎縮や脂肪変性の程度を確認し，骨髄内の輝度変化にも注意を払う必要がある．CT撮影も行い，骨形態の変化や骨頭の性状，骨嚢腫の有無など十分に確認する必要がある．

また，手術においても注意を要する．前述のようにCTやMRIを十分確認していても想定以上に関節症変化の進行がみられることもあれば，骨質の脆弱性に阻まれることもある．筆者もこれまで高齢者では術中に内側吸収性アンカーの脱転を3例，外側アンカーの脱転を6例（吸収性アンカー3例，expand type 3例）経験しており，いずれも術中にmetal anchorへの変更や，外側アンカーではより遠位への打ち直しを行っている．全例で

quantitative computed tomography（Q-CT）などによる骨質自体の評価を行うことができればよいのであろうが，そこまでの検査は現状ではまだできていない．そのため手術の際には骨脆弱性に対応するため縫合糸アンカーの使い分け，トラブルに対応するためのスキルを十分に身に着けて手術に臨む必要がある．具体的には，内側アンカーは通常より角度を寝かせて軟骨下骨に縫合糸アンカーのスレッドを咬ませるように挿入すると安定しやすい（図4）．外側アンカーも非吸収性縫合糸アンカーを使用したうえに，より遠位の上腕骨シャフトに挿入するようにすると脱転しにくくなる．肩峰下骨棘を切除する際にも変形が強いとどこまでが骨棘であるか術中に把握しづらく，切除量を誤る可能性があり，CTで骨形態を把握しておくべきである．

本結果から，高齢者のほうが大断裂・広範囲断裂の割合が多く，これはもともと腱板の部分損傷があったことによる可能性が示唆された．この根拠として，高齢者のほうがLHBTの変性の割合が高かった．腱板断裂肩ではLHBTは肥大化し，結節間溝を中心に骨形態も変化するとする報告もあり[6,7]，断裂腱板の機能を補うためにLHBTは扁平・肥大化したと考えられる．つまり高齢者では不顕性腱板断裂を抱えていた可能性が高くなる．腱板自体の質の劣化も容易に予測されるため，リハビリテーションは慎重にならざるをえない．さらに外転装具の使用による歩行バランスの低下や足元の視野が欠けることによる転倒リスク，手術に伴う持病の悪化など，手術のみならず術後にも十分注意する必要がある．

以上のように高齢者ではさまざまなことに注意を払い治療を行う必要がある．年齢とともに成績が劣るとする報告がある一方[8]，高齢者であっても成績の良好な報告は散見される[9,10]．われわれの結果もおおむね良好な成績を得たが，若年者に比べるとやはり再断裂率は高く，その要因として大断裂・広範囲断裂が多いこと，加齢に伴う腱板の質の低下が考えられた．われわれはARCRにおいて一次修復を行っているが，再断裂率を下げるためには今後鏡視下Debeyre変法や上方関節包再建なども行い，修復腱板自体の緊張を低下させる必要があると考えられた．

ま と め

1）高齢者（75歳以上）の腱板断裂における鏡視下腱板修復術の治療成績を検討した．

2）結果はおおむね良好であったが，若年者に比べ大断裂・広範囲断裂の割合が高く，再断裂率も高かった．

3）骨形態の変化が強く，CTやMRIを慎重に評価する必要があると考えられた．

4）今後は骨質の正確な評価や腱前進術の併用なども検討する必要があると考えられた．

文　献
1) Wall B, Nove-Josserand L, O'Connor DP et al：Reverse total shoulder arthroplasty；a review of results according to etiology. J Bone Joint Surg 89-A：1476-1485, 2007
2) 落合信靖, 橋本瑛子, 佐々木康人：当院におけるリバース型人工関節置換術の短期成績. 肩関節 40：1059-1062, 2016
3) Farshad M, Gerber C：Reverse total shoulder arthroplasty-from the most to the least common complication. Int Orthop 34：1075-1082, 2010
4) 山本敦史, 高岸憲二, 大沢敏久ほか：無症候性腱板断裂の臨床像. 肩関節 32：409-412, 2008
5) 皆川洋至, 井樋栄二：腱板の臨床的意義. 関節外科 25：15-21, 2006
6) 仲川喜之, 尾崎二郎, 桜井悟良ほか：腱板断裂にともなう上腕二頭筋長頭腱の形態学的・組織学的研究. 肩関節 13：260-264, 1989
7) Cone RO, Danzig L, Resnick D et al：The bicepital groove；radiographic, anantomic, and pathological study. AJR 141：781-788, 1983
8) Hattrup SJ：Rotator cuff repair；relevance of patient age. J Shoulder Elbow Surg 4：95-100, 1995
9) 篠崎晋久, 安井謙二, 加藤義治ほか：前期及び後期高齢者における中断裂以下の鏡視下腱板修復術の成績. 肩関節 39：739-741, 2015
10) 廣岡孝彦, 橋詰博行, 井上　一：75歳以上の高齢者の腱板断裂に対するMcLaughlin法の有効性. 肩関節 28：559-562, 2004

＊　　　＊　　　＊

75歳以上の高齢者に対する鏡視下腱板修復術の術後成績

白石勝範　横矢　晋　安達伸生　越智光夫**

はじめに

　高齢者を，国際連合の世界保健機関では65歳以上[1]，日本では前期を65～74歳，後期を75歳以上と定義している[2]．厚生労働省が発表した生命表や簡易生命表によると日本の平均寿命は徐々に伸長しており[3]，総人口に対する65歳以上の高齢者の人口の割合も上昇すると考えられる．総務省統計局の発表によると，2016年9月15日時点で日本における65歳以上の高齢者の人口は3,461万人で前年同月比0.6%増であった[4]．

　一般住民を対象としたエコーによる腱板断裂の有病率は，70歳代で45.8%，80歳代で50.0%と70歳代以上では約半数に腱板断裂を認め[5]，高齢者の増加により腱板断裂症例も増加すると考えられる．そのなかで無症候性腱板断裂の有病率は70歳代で26.5%，80歳代で36.6%であった[6]．無症候性腱板断裂を5年間経過観察した研究では，平均2.8年で対象の5%が症候性となり[7]，疼痛，脱力，硬直を引き起こして生活の質（QOL）を低下させた[8]．高齢者のQOLを改善し健康寿命を伸長させることを目的に，高齢者の腱板断裂に対して手術的治療を推奨する報告がある一方で[9,10]，手術的治療と保存的治療に差がないため保存的治療を推奨する報告もあり[11]，手術適応について一定の見解が得られていない．そこで本研究の目的は，74歳以下と75歳以上の症例に対する鏡視下腱板修復術（ARCR）の術後成績を比較・検討することとで，75歳以上の高齢者の手術適応を検討することとした．

I．対象および方法

　2011年2月～2015年2月にARCRが施行され，術後2年以上経過観察可能であった79肩を対象とした．74歳以下の群（young群：Y群）は60肩（男性30肩，女性30肩）で，手術時平均年齢65.9±8.2歳（25～74歳）であった．75歳以上の群（old群：O群）は19肩（男性11肩，女性8肩）で，手術時平均年齢77.9±2.1歳（75～82歳）であった．両群それぞれにDeOrio-Cofield分類（以下，Cofield分類）[12]とGoutallier分類[13]を使用し，断裂サイズ別および術前の棘上筋の脂肪変性別で分類した（表1参照）．腱板修復はbridging suture法で行った．腱板の緊張や変性が強い症例には，鏡視下に上肩甲横靱帯を切離する肩甲上神経除圧術[14]を行った後に小皮切での筋前進術[15]やpolyglycolic acid（PGA）シート（ネオベール：グンゼ社，東京）を用いた補強術を追加した（図1）．筋前進術の手術適応は肩関節30°外転位で，腱板の断端を30Nで牽引した際に足紋footprintを全被覆できないものとし[15]，腱の断端の変性が強いもの，筋前進術を行っても腱板のfootprintを全被覆できないものにはPGAシートを使用して補強を行った[16]．術中に上腕二頭筋長頭腱（LHBT）損傷がなかった症例に対してはLHBTを温存した．一方LHBT温存例と，LHBT切離例や固定例との比較では，術後肘屈曲筋力に差はないことから[17,18]，術中にLHBT損傷がみられた64歳以下の症例や65歳以上の高齢者で力仕事を行う症例には腱固定を，また力仕事を行わない65歳以上の高齢者には腱切離を行った．術後は外転60°の外転装具を装着し，術翌日から指・手・肘の自動関節可動域（ROM）訓練，術後1週から肩甲骨平面で90°以内での他動肩関節ROM訓練を開始した．術後3週から三角筋等尺性訓練を行った．術後4週で肩甲骨平面における自動肩関節ROM訓練と下垂訓練を開始し，外転装具を除去していった．術後6

Key words

rotator cuff tear, older than 75 years, arthroscopic rotator cuff repair

*Postoperative outcomes after arthroscopic rotator cuff repair in patients aged older than 75 years
**K. Shiraishi, S. Yokoya, N. Adachi（教授）, M. Ochi（学長）：広島大学整形外科（Dept. of Orthop. Surg., Integrated Health Sciences, Institute of Biomedical & Health Sciences, Hiroshima University, Hiroshima）．

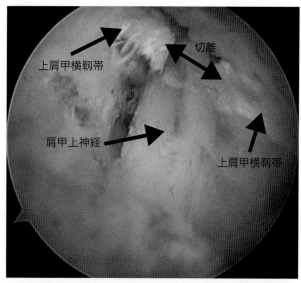

a. 鏡視下上肩甲横靱帯切離による肩甲上神経除圧術の鏡視像

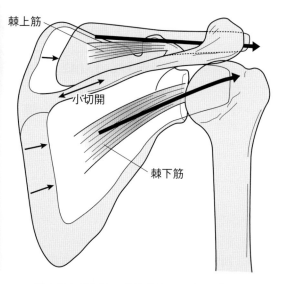

b. 棘上筋と棘下筋の筋前進術の模式図（矢印：棘上筋と棘下筋それぞれの起始部と菱形筋との連続性を断ち，肩甲骨から剥離して末梢へ前進させた）

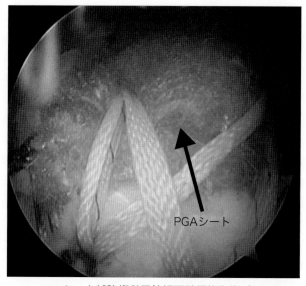

c. PGAシート補強術併用鏡視下腱板修復術（bridging suture法）の鏡視像

図1. 手術所見

週から外旋制限を解除して腱板筋等尺性訓練を開始した．術後3ヵ月からすべての方向への他動および自動肩ROM訓練とすべての筋の等張性訓練を開始した．CHBT損傷の処置を行った場合は，自動肘関節ROM訓練を術後3週から開始した．

検討項目は，両群における術前・後の屈曲・外旋・内旋の自動肩関節ROM，外転・外旋の等尺性筋力，日本整形外科学会肩関節疾患治療成績判定基準（JOAスコア）およびCofield分類別とGoutallier分類別での再断裂率を比較・検討した．統計学的検討には，Mann-Whitney U 検定，Wilcoxonの符号順位検定，Fisher exact検定を使用し，危険率5%未満を有意差ありとした．なお内旋ROMは浜田らに準じ椎体高を数値化して算出し[19]，再断裂は菅谷分類でtype Ⅳ以上とした[20]．

Ⅱ. 結　果

術後平均経過観察期間はY群2年8ヵ月，O群2年4ヵ月であった．性別，術後平均経過観察期間，断裂サイズ別と術前の棘上筋の脂肪変性別の症例数について両群間に有意差はなかった（表1）．

平均自動肩関節ROMに関する術前・後の比較では，屈曲がY群130.0°±28.2°から156.9°±18.2°，O群122.6°

表1. Y群とO群における性別，手術時平均年齢，術後平均経過観察期間，Cofield分類別とGoutallier分類（棘上筋の脂肪変性）別の症例数と両群間の比較

	Y群	O群	p値
症例数（肩）	60	19	
性（男/女）［肩］	30/30	11/8	0.360
手術時平均年齢（歳）	65.9±8.2	77.9±2.1	<0.001*
術後平均経過観察期間	2年8ヵ月	2年4ヵ月	0.351
Cofield分類（肩）			0.271
小断裂	13	4	
中断裂	33	7	
大断裂	11	6	
広範囲断裂	3	2	
Goutallier分類（肩）			0.314
stage 0	0	0	
stage 1	9	9	
stage 2	38	4	
stage 3	12	3	
stage 4	1	3	

*$p<0.05$

±31.1°から151.9°±21.6°，外旋がY群54.0°±18.2°から59.6°±15.0°，O群46.6°±18.2°から54.2°±17.2°，内旋がY群Th12±2.6からTh9±2.6，O群Th12±3.6からTh9±2.8と，O群の外旋角度以外は術後すべて有意に改善したが，両群間の比較ではすべて有意差はなかった．平均等尺性筋力の術前・後の比較では，外転がY群35.4±17.4Nから60.5±26.6N，O群25.2±17.4Nから50.5±17.6N，外旋がY群41.6±18.2Nから62.6±25.3N，O群33.0±16.2Nから54.6±20.9Nと両群とも術後に有意に改善した．両群間の比較では術前の外転と外旋の等尺性筋力に有意差があったが，術後は有意差はなかった．また平均JOAスコアの術前・後の比較では，Y群で67.2±10.1点から93.6±6.7点，O群で62.8±11.9点から94.1±4.9点と両群ともに術前・後に有意に改善したが，両群間に有意差はなかった（表2）．再断裂率はY群11.7%（7/60肩），O群15.8%（3/19肩）であった．その内訳は，Cofield分類別の再断裂率で不全〜中断裂がY群6.5%（3/46肩），O群18.2%（2/11肩）であり，大〜広範囲断裂がY群14.3%（2/14肩），O群12.5%（1/8肩）であった．またGoutallier分類別の再断裂率は，stage 0〜IIがY群4.3%（2/47肩），O群15.4%（2/13肩）であり，stage III〜IVがY群7.7%（1/13肩），O群16.7%（1/6肩）であった．両群間の再断裂率の比較では有意差はなかった．その内訳であるCofield分類別とGoutallier分類別の再断裂率の比較でもO群で若干再断裂率が高かったが，ともに有意差はなかった（表3）．

表2. 自動肩関節ROM（屈曲・外旋・内旋），肩周囲等尺性筋力（外転・外旋），JOAスコアの術前・後と両群間の比較

	Y群	O群	p値
屈曲（°）			
術前	130.0±28.2	122.6±31.1	0.324
術後	156.9±18.2	151.9±21.6	0.109
p値	<0.001*	0.005*	
外旋（°）			
術前	54.0±18.2	46.6±18.2	0.101
術後	59.6±15.0	54.2±17.2	0.231
p値	0.016*	0.175	
内旋（椎体）			
術前	Th12±2.6	Th12±3.6	0.764
術後	Th9±2.6	Th9±2.8	0.917
p値	<0.001*	0.019*	
外転（N）			
術前	35.4±17.4	25.2±17.4	0.041*
術後	60.5±26.6	50.5±17.6	0.274
p値	<0.001*	0.002*	
外旋（N）			
術前	41.6±18.2	33.0±16.2	0.035*
術後	62.6±25.3	54.6±20.9	0.248
p値	<0.001*	0.002*	
JOAスコア（点）			
術前	67.2±10.1	62.8±11.9	0.180
術後	93.6±6.7	94.1±4.9	0.785
p値	<0.001*	<0.001*	

*$p<0.05$

表3. 術後2年における再断裂率，Cofield分類別とGoutallier分類（棘上筋の脂肪変性）別の再断裂率の両群間の比較

	Y群	O群	p値
再断裂率（％）	11.7（7/60肩）	15.8（3/19肩）	0.696
Cofield分類別の再断裂率（％）			
不全〜中断裂	6.5（3/46肩）	18.2（2/11肩）	0.244
大〜広範囲断裂	14.3（2/14肩）	12.5（1/8肩）	>0.999
Goutallier分類別の再断裂率（％）			
stage 0〜II	4.3（2/47肩）	15.4（2/13肩）	0.202
stage III〜IV	7.7（1/13肩）	16.7（1/6肩）	>0.999

*$p<0.05$

III. 考察

両群間の比較では，術前のY群の外転および外旋の等尺性筋力がO群と比較して有意に大きかったが，その他は有意差はなかった．Katolikらは，健常者の肩のROM，筋力は性差により異なり，年齢とともに悪化すると報告しており[21]，本研究でみられた両群間の術前の外転と外旋の等尺性筋力の差は年齢が関与していると考察した．また術前・後の比較では，O群の外旋角度以外はすべて有意に改善した．O群の外旋角度が術前・後で有意に改善しなかった原因は，Y群と比較してO群の症例数が少数であったことが要因と考えられ，症例数が増加すれば有意差が出てくるかもしれない．再断裂率は，Y群11.7％，O群15.8％と両群間で有意差はなかった．また，Cofield分類別とGoutallier分類別による再断裂率の比較でも，O群で若干再断裂率が高かったが，ともに両群間では有意差はなかった．ARCR後の再断裂率が，深谷らは75歳以上で40％[22]，Rheeらは70〜79歳で51％[23]であったと報告している．再断裂した症例は肩関節のROMや筋力，機能を低下させるため[20,24,25]，長期的には腱板を再断裂させないことが重要である[15]．本研究では75歳以上の高齢者を対象としたが，広範囲断裂や脂肪変性の進行している症例を比較的多く含んでいるにもかかわらず，ほかの報告と比較して再断裂率が低かった．中溝らは修復腱板の張力が3kg以下であれば臨床的にも画像上も良好な結果が期待できる[26]と述べている．われわれはARCRの際に筋前進術を併用することにより30N以下の緊張でfootprintへ縫着し，またPGAシートを併用することで腱板の再生をうながすようにしており[27]，そのため術後再断裂が低かったと考えられた．過度な緊張下での腱板縫合を避ければ，75歳以上の高齢者でも74歳以下の患者と同等に再断裂率を低下させ良好な臨床成績が期待できると考えられた．

まとめ

1）74歳以下と75歳以上におけるARCRの術後成績を比較・検討した．

2）術前の外転筋力および外旋筋力はO群と比較してY群で有意に大きかったが，この原因として年齢が関与していると考察した．

3）術後のJOAスコアは両群間に有意差はなく，再断裂率もY群11.7％，O群15.8％と有意差はなかった．

4）過度な緊張下での腱板縫合を避ければ，75歳以上の高齢者でも74歳以下の患者と同等に再断裂率を低下させることが可能である．

文献

1) 厚生労働省. <https://www.e-healthnet.mhlw.go.jp/information/dictionary/alcohol/ya-032.html> [Accessed 2017 Jun 16]

2) 篠崎晋久, 安井謙二, 加藤義治ほか：前期及び後期高齢者における中断裂以下の鏡視下腱板修復術の成績. 肩関節 **39**：739-741, 2015

3) 厚生労働省. <http://kensaku.mhlw.go.jp/search?q=%95%BD%8B%CF%8E%F5%96%BD&btnG=%8C%9F%8D%F5&site=mhlw_collection&client=mhlw_frontendJ&proxystylesheet=mhlw_frontend_J&output=xml_no_dtd&ie=sjis&oe=sjis> [Accessed 2017 Jun 13]

4) 総務省統計局. <http://www.stat.go.jp/gsearch/result.htm?q=65%8D%CE%88%C8%8F%E3&cx=016486846640492889152%3Agpmt0gq8joc&oe=utf8&cof=FORID%3A9&sa.x=0&sa.y=0> [Accessed 2017 Jun 13]

5) 山本敦史：腱板断裂の診断と治療—疫学 症候性断裂と無症候性断裂. 関節外科 **34**：937-940, 2015

6) 皆川洋至, 井樋栄二：腱板損傷の診断と治療—腱板の臨床的意義. 関節外科 **25**：923-929, 2006

7) Yamaguchi K, Tetro AM, Blam O et al：Natural history of asymptomatic rotator cuff tears; a longitudinal analysis of asymptomatic tears detected sonographically. J Shoulder Elbow Surg **10**：199-203, 2001

8) Razmjou H, Bean A, van Osnabrugge V et al：Cross

sectional and longitudinal construct validity of two rotator cuff disease-specific outcome measures. BMC Musculoskelet Disord **7**：26, 2006
9) 下川寛一, 伊藤 仁：高齢者に対する鏡視下腱板修復術の治療成績. 肩関節 **30**：281-284, 2006
10) 池田倫太郎, 古川敬三, 梶山史郎ほか：後期高齢者（75歳以上）に対する鏡視下腱板修復術の治療成績. 整外と災外 **59**：708-712, 2010
11) 木島泰明, 皆川洋至, 西登美雄ほか：肩の腱板―基礎から学ぶ臨床―腱板断裂は修復すべきか―手術例と保存療法例の長期予後の比較. 関節外科 **31**：814-819, 2012
12) DeOrio J, Cofield RH：Results of a second attempt at surgical repair of a failed initial rotator-cuff repair. J Bone Joint Surg **66-A**：563-567, 1984
13) Goutallier D, Postel JM, Bernageau J et al：Fatty muscle degeneration in cuff ruptures；pre-and postoperative evaluation by CT scan. Clin Orthop **304**：78-83, 1994
14) 末永直樹, 大泉尚美, 三浪明男ほか：肩外側後面の感覚障害は肩甲上神経麻痺の所見として有用か？ 肩関節 **32**：661-664, 2008
15) 中邑祥博, 横矢 晋, 原田洋平ほか：腱板大断裂に対するDebeyre-Patte変法の術後短期成績. 肩関節 **37**：649-652, 2013
16) 横矢 晋, 中邑祥博, 原田洋平：吸収性人工生体材料を補強に用いた鏡視下腱板修復術. 別冊整形外科 **66**：35-38, 2014
17) Koh KH, Ahn JH, Kim SM et al：Treatment of biceps tendon lesions in the setting of rotator cuff tears；prospective cohort study of tenotomy versus tenodesis. Am J Sports Med **38**：1584-1590, 2010
18) 原田洋平, 横矢 晋, 中邑祥博ほか：鏡視下腱板修復術における上腕二頭筋腱切離が肘屈曲力に与える影響. 中部整災誌 **57**：839-840, 2014
19) 浜田純一郎, 立原久義, 山口光國ほか：拘縮肩の病態と治療選択―肩甲骨・肋骨運動に着目して. 肩関節 **35**：617-620, 2011
20) Sugaya H, Maeda K, Matsuki K et al：Repair integrity and functional outcome after arthroscopic double-row rotator cuff repair；a prospective outcome study. J Bone Joint Surg **89-A**：953-960, 2007
21) Katolik LI, Romeo AA, Cole BJ et al：Normalization of the Constant score. J Shoulder Elbow Surg **14**：279-285, 2005
22) 深谷泰士, 大羽宏樹：75歳以上の後期高齢者に対する肩関節鏡視下腱板修復術の治療成績. 肩関節 **37**：713-716, 2013
23) Rhee YG, Cho NS, Yoo JH：Clinical outcome and repair integrity after rotator cuff repair in patients older than 70 years versus patients younger than 70 years. Arthroscopy **30**：546-554, 2014
24) Lafosse L, Brozska R, Toussaint B et al：The outcome and structural integrity of arthroscopic rotator cuff repair with use of the double-row suture anchor technique. J Bone Joint Surg **89-A**：1533-1541, 2007
25) 橋口 宏, 岩下 哲, 伊藤博元：腱板大断裂・広範囲断裂修復術後における再断裂予測因子の検討. 肩関節 **34**：741-744, 2010
26) 中溝寛之：鏡視下腱板修復術における術中腱板の緊張度と術後短期成績. 肩関節 **32**：377-380, 2008
27) Yokoya S, Mochizuki Y, Nagata Y et al：Tendon-bone insertion repair and regeneration using polyglycolic acid sheet in the rabbit rotator cuff injury model. Am J Sports Med **36**：1298-1309, 2008

＊　　＊　　＊

75歳以上の高齢者腱板断裂に対する鏡視下腱板修復術*

飯島 裕生　笹沼 秀幸　金谷 裕司　竹下 克志**

はじめに

　高齢者の無症候性腱板断裂は非常に高率であると報告されているが[1,2]，外来においては多くの高齢者の症候性腱板断裂患者を経験する．超高齢社会となった今日では，高齢者各個人によって，その活動量や医療に対する要求や期待度も大きく異なり，患者の希望に沿った治療方針の決定が非常に重要となってくる．一方で高齢者では肩甲胸郭，脊椎の変形などの身体的特徴や腱板の脂肪変性，血流低下，上腕骨近位部骨脆弱性などの組織学的変性，他疾患の合併などにより，保存的治療と手術的治療のいずれにおいても治療効果が得られにくく，治療に難渋する例も多い．鏡視下腱板修復術は手術侵襲が小さく，斜角筋ブロックの併用などで術後の疼痛コントロールも良好に行うことが可能となっており，術後早期離床を促すことで周術期合併症の回避が期待できる．もちろん治療の第一選択は保存的治療となるが，高齢者においても十分な保存的治療で改善が得られない場合は，適切な術前診断・術前評価を行ったうえで，積極的な手術的治療も選択肢になると考えられる．
　本稿では，後期高齢者とされる75歳以上の腱板断裂患者に対する当院での鏡視下腱板修復術の治療成績を報告する．

I. 対象および方法

　本研究の対象は，2013〜2015年に当院および関連病院で症候性腱板断裂の診断で鏡視下腱板修復術を行い，術後1年以上の経過観察が可能であった75歳以上の高齢者23例23肩である．男性8例，女性15例，手術時平均年齢は77.0（75〜84）歳であった．術後平均観察期間は15.1（12〜24）ヵ月，断裂の大きさはCofieldらの定義に基づき，滑液包面断裂1例，小断裂5例，中断裂6例，大断裂9例，広範囲断裂2例とした[3]．手術は全身麻酔に斜角筋ブロックを併用し，ビーチチェアポジションで行った．滑液包面断裂の1例はsingle suture法，広範囲腱板断裂の1例に対しては大腿筋膜パッチ術を行い，その他はsuture bridge法を用いた．術後後療法は，中断裂以下では術後3週間の肩外転装具固定とし，大断裂以上では術後6週間の肩外転装具固定とした．全例で術後より腱板修復術後のリハビリテーションプロトコルに従ってリハビリテーションを開始した．
　評価項目は，再断裂率（Sugaya分類≧type 4〜5）と最終観察時のnumerical rating scale（NRS），肩関節可動域（ROM）[前方挙上・下垂外旋・結帯]，American Shoulder and Elbow Surgeons（ASES）スコア，Constantスコア，周術期合併症とした．また，再断裂群と非再断裂群の2群間で成績を比較した．
　統計学的検討は，術前と術後のNRS，肩関節ROM，臨床成績スコア（ASESスコア，Constantスコア）の比較にpaired t 検定を用いた．2群間の各項目の比較には，Mann-Whitney U 検定を用いた．有意水準は5%とした．

II. 結　果

　全体の再断裂は23例中9例（39%）であり，大断裂以上では11例中8例（73%）と高率に再断裂がみられた．NRSは術前7.0（3〜10）であったが，最終観察時は2.5（0〜7）と有意に改善した（$p<0.001$）[図1a]．また，前方挙上は術前95°（40°〜160°），最終観察時131°（60°〜

Key words
rotator cuff tear, arthroscopic rotator cuff repair, elderly patient

*Arthroscopic rotator cuff repair for patients over 75 year-old
　要旨は第9回日本関節鏡・膝・スポーツ整形外科学会において発表した．
**Y. Iijima, H. Sasanuma（講師），Y. Kanaya, K. Takeshita（教授）：自治医科大学整形外科（Dept. of Orthopaedics, Jichi Medical University, Shimotsuke）．

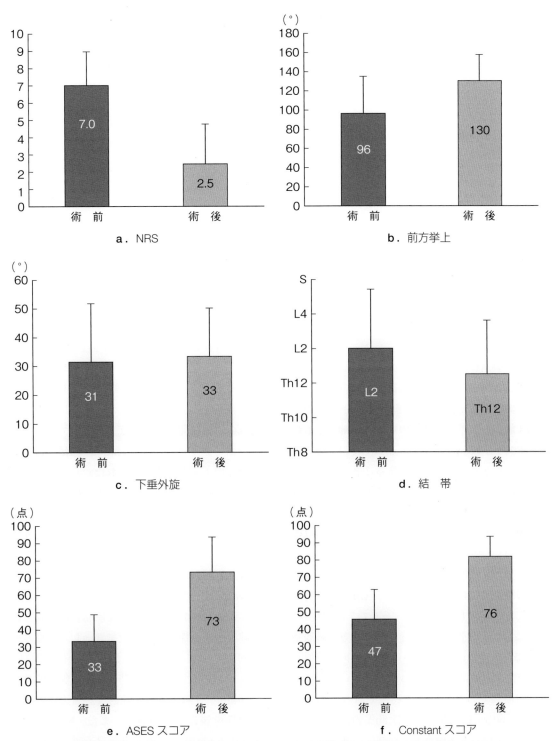

図1. 術前・術後におけるNRS，肩関節ROM（前方挙上・下垂外旋・結帯），臨床成績（ASESスコア・Constantスコア）の比較．術前と比較して術後のNRS，前方挙上，ASESスコア，Constantスコアは有意に改善している．

170°）[$p = 0.001$, 図1b]，下垂外旋は術前31°（0°～60°），最終観察時33°（0°～80°）[$p = 0.72$, 図1c]，結帯は術前L2（Th8～S1），最終観察時Th12（Th8～L5）であった（$p = 0.13$）[図1d]．ASESスコアとConstantスコアは，それぞれ術前33（8～67），最終観察時74（42～100），術前46（21～76），最終観察時76（41～98）であっ

た（それぞれ$p < 0.001$，$p < 0.001$）[図1e, f]．また，再断裂群（$n = 9$）と非再断裂群（$n = 14$）のいずれも術前と最終観察時の比較でNRS，前方挙上，ASESスコア，Constantスコアは有意に改善していた．一方で下垂外旋，結帯は非再断裂群のみで有意に改善があった．2群における最終観察時の比較では，下垂外旋とConstant

表1. 再断裂群と非再断裂群の比較

	再断裂あり (n=9)			再断裂なし (n=14)			p値*
	術前	術後	p値	術前	術後	p値	
NRS	6.8±1.7	2.7±1.9	<0.001	7.1±2.2	2.4±2.6	<0.001	0.50
肩関節 ROM (°)							
前方挙上	90±36	120±25	0.04	93±39	138±19	<0.001	0.06
下垂外旋	32±21	24±9	0.85	31±21	39±19	0.13	0.01
結帯	L2±4	L1±4	0.25	L1±3	Th12±3	0.03	0.15
ASES スコア (点)	35±15	70±17	<0.001	32±23	76±16	<0.001	0.43
Constant スコア (点)	47±11	68±15	0.01	46±17	82±12	<0.001	0.02

$p<0.05$. *術後の値を2群で比較

スコアで非再断裂群の改善率が有意に高かった（表1）．23例全例で入院期間が延びるような周術期の合併症は起こらなかった．

III. 考　察

　加齢は腱板断裂進行の要因とされており，断裂サイズや腱板筋の脂肪変性とともに腱板修復術後の再断裂の危険因子となっている[4,5]．石谷らは，腱板断裂を伴う70歳未満，70〜74歳，75歳以上の3群の比較で年齢とともに脂肪浸潤，断裂サイズが増大し，75歳以上では，腱板筋の保たれる発症後3年以内に手術をすることが望ましいと述べている[6]．高齢者の腱板修復術に対して，臨床成績が良好であったとの報告は散見される．70歳以上の腱板断裂に関する腱板修復術の報告では，Moraiti らは改善率では50歳以下の症例と比較して劣るがその臨床成績は良好であったと報告し[7]，Robinson ら，Verma らも鏡視下腱板修復術後に Constant スコア，ASES スコアが有意に改善したと報告している[8,9]．一方で75歳以上の腱板修復術に関する報告では，Park らは平均経過観察期間36ヵ月で臨床成績は良好であったとし，再断裂群と非再断裂群で臨床成績に差はなかったとしている[10]．しかし，小〜中断裂での再断裂率が13%であったのに対し，大断裂では60%，広範囲断裂では80%の再断裂率であったと報告している．本研究でも同様に再断裂の有無によらず臨床成績は良好であったが，小〜中断裂の再断裂率7%に対し，大断裂以上では73%と高値であった．再断裂と術後成績の関連に関して結論は出ていないが，できる限り再断裂は避けるべきと考えられる．再断裂を起こさせないためには大断裂以上に断裂が進行する前に修復することが望まれるが，症状の重症度にもより手術タイミングの決定には，患者の日常生活動作（ADL）や希望を十分に考慮したうえで慎重に判断する必要があると考えられた．

　近年，腱板の修復法に関しては強固に固定が可能である suture bridge 法を用いた手技が主流となっており，本研究においてもそのほとんどの症例で suture bridge 法を用いた[11]．一方で suture bridge 法による過度な緊張により腱板の血流低下が生じ，腱板修復に影響を与える可能性があるとの報告もみられる[12]．腱板の質が低下していると予想される高齢者の大断裂以上の症例では，suture bridge 法による過度の緊張・圧迫は，腱板修復不全，再断裂を引き起こしやすくする可能性がある．修復腱板の緊張緩和のために症例によっては，single suture や内側アンカーの medialization，内側列の縫合を行わないなどの工夫が必要と思われた．

　また，術前評価における MRI での腱板脂肪変性の評価は重要となる．村らは大断裂以上の症例では Goutallier 分類で棘上筋 stage II 以上，棘下筋 stage III 以上の症例で再断裂を起こしやすかったと報告している[13]．本研究では，再断裂を起こした9例中 Goutallier 分類で棘上筋 stage II 以上が7例，棘下筋 stage III 以上の症例が6例と，再断裂例で高率に高度な脂肪変性がみられた．さらに腱板脂肪変性を術前に定量評価し，術後の再断裂予測に利用する報告が散見される．Matsuki らは MRI T2 マッピング法で腱板の脂肪変性を評価しており，従来の Goutallier 分類による定性的な評価法と比較して，その有用性を報告している[14]．また，Nozaki らも MRI 2-point Dixon 法は，術前再断裂予測に有用であったと報告している[15]．術前 MRI で術後の再断裂率がより正確に予測可能となれば，手術法や後療法を工夫するなど再断裂の予防も行いやすいと考えられる．

　本研究の主な問題点として，対象例数が少ないこと，対照群を用いていないこと，術後経過観察期間が短期であることなどがあげられる．また，広範囲断裂の1例は大腿筋膜パッチを施行している．今後は症例数を増やして中〜長期の成績を検討することで，特に高齢者の大断裂以上の症例への鏡視下腱板修復術の手術適応や手術法を確立していきたいと考えている．

ま と め

1）75歳以上の高齢者に対する鏡視下腱板修復術の短期臨床成績は，おおむね良好であった．

2）中断裂以下での再断裂率は7%であったが，大断裂以上では再断裂が73%と高率であった．

3）再断裂群と非再断裂群のいずれも術後の臨床成績は良好であったが，Constantスコアと下垂外旋では，非再断裂群での改善率が優れていた．

文　献

1) Milgrom C, Schaffer M, Gilbert S et al : Rotator-cuff changes in asymptomatic adults ; the effect of age, hand dominance and gender. J Bone Joint Surg **77-B** : 296-298, 1995
2) 中島大輔, 山本敦史, 大沢敏久ほか：無症候性腱板断裂の疫学. 肩関節 **32**：365-367, 2008
3) Cofield RH, Parvisi J, Hoffmeyer PJ et al : Surgical repair of chronic rotator cuff tears ; a prospective long-term study. J Bone Joint Surg **83-A** : 71-77, 2001
4) Harryman DT II, Mack LA, Wang KY et al : Repairs of the rotator cuff ; correlation of functional results with integrity of the cuff. J Bone Joint Surg **73-A** : 982-989, 1991
5) 三谷　誠, 尾崎昭洋, 森　裕之ほか：鏡視下腱板修復術後の再断裂に関与する因子の検討. 肩関節 **35**：531-534, 2011
6) 石谷栄一, 志田義輝, 園田康男ほか：高齢者腱板断裂症例の特徴. 整外と災外 **63**：431-434, 2014
7) Moraiti C, Valle P, Maqdes A et al : Comparison of functional gains after arthroscopic rotator cuff repair in patients over 70 years of age versus patients under 50 years of age ; a prospective multicenter study. Arthroscopy **31** : 184-190, 2015
8) Robinson PM, Wilson J, Dalal S et al : Rotator-cuff repair in patients over 70 years of age ; early outcomes and risk factors associated with re-tear. Bone Joint J **95-B** : 199-205, 2013
9) Verma NN, Bhatia S, Baker CL III et al : Outcomes of arthroscopic rotator-cuff repair in patients aged 70 years or older. Arthroscopy **26** : 1273-1280, 2010
10) Park JG, Cho NS, Song JH et al : Rotator cuff repair in patients over 75 years of age ; clinical outcome and repair integrity. Clin Orthop Surg **8** : 420-427, 2016
11) Lorbach O, Kieb M, Raber F et al : Comparable biomechanical results for a modified single-row rotator cuff reconstruction using triple-loaded suture anchors versus a suture-bridging double-row repair. Arthroscopy **28** : 178-187, 2012
12) Kim SH, Kim J, Choi YE et al : Healing disturbance with suture bridge configuration repair in rabbit rotator cuff tear. J Shoulder Elbow Surg **25** : 478-486, 2016
13) 村　成幸, 後藤康夫, 桃井義敬ほか：腱板大断裂一次修復術後の再断裂に影響する因子の検討. 肩関節 **33**：491-493, 2009
14) Matsuki K, Watanabe A, Ochiai S et al : Quantitative evaluation of fatty degeneration of the supraspinatus and infraspinatus muscles using T2 mapping. J Shoulder Elbow Surg **23** : 636-641, 2014
15) Nozaki T, Tasaki A, Horiuchi S et al : Predicting retear after repair of full-thickness rotator cuff tear ; two-point Dixon MR Imaging quantification of fatty muscle degeneration-initial experience with 1 year follow-up. Radiology **280** : 500-509, 2016

*　　　*　　　*

高齢者の母指手根中手関節症に対する ligament reconstruction with interposition arthroplasty と suture-button suspensionplasty の併用手術
—— hybrid suspensionplasty

川崎恵吉　稲垣克記　根本哲也　筒井完明　西川洋生
久保田豊　黒田拓馬　坂本和歌子

はじめに

母指手根中手（CM）関節症は画像と臨床症状が一致しないこともあるが，疼痛や可動域制限，握力の低下をきたし，著しい機能障害をきたすことも少なくない．社会の高齢化とともに変性疾患でもある母指CM関節症は，今後も増加していくものと思われる．その手術方法には，骨切り術，関節固定術，関節形成術などのさまざまな方法が存在する．関節形成術の一つであるflexor carpi radialis（FCR）腱を用いたligament reconstruction with tendon interposition arthroplasty（LRTI法）は，その良好な手術成績が報告されてきたものの，術後に鋼線による仮固定や長期の外固定が必要であった[1]．一方で，最近 suture button（SB）を利用した低侵襲なsuspensionplasty が報告されるようになり[2]，早期の社会復帰が可能となることから手術件数は増加しつつある．しかしSBの縫合糸の長期の耐久性に関しては，現在のところ不明である．筆者は2014年にスイスのGruenert教授のもとに留学し，LRTI法であるEpping変法[3]を数多く見学した．帰国後の2015年4月より早期および長期にわたる安定性を得ることを目標として，LRTI法とSBによるsuspensionplastyを併用した hybrid suspensionplasty を開始し，これまで本法の有用性を報告してきた[4]．特に短期間の外固定は，高齢者の早期社会復帰に有用である．本稿では，高齢者における本手術法の有用性について報告する．

I. 対象および方法

当科で母指CM関節症に対して，LRTI法とSBによる関節形成術の併用手術であるhybrid suspensionplasty を行った症例のうち，3ヵ月以上経過観察しえた75歳以上の高齢者の6例7手を対象とした．男性：女性が3：3例，右：左：両側が3：2：1例，平均年齢77.9（75～83）歳，平均術後経過観察期間7.6（3～15）ヵ月であった．Eaton 分類[5]は stage II 3手，stage III 4手で，CM関節の亜脱臼率は43.5%であった．患側における術前合併症は特になかった．

手術適応は，疼痛による機能障害を生じ，装具や注射，投薬による保存的治療に抵抗性で，患者本人の強い手術希望がある場合とし，画像ではEaton分類のstage II～IVとした．麻酔法はさまざまな全身合併症を有することが多い高齢者であることも考慮し，最近はエコーを用いた腋窩神経ブロックも多用している．手術はターニケット下に行う．LRTI法であるEpping変法に準じて，皮切はCM関節背側直上で近位は掌側にふり，深部は長母指外転筋（APL）腱と短母指伸筋（EPB）腱の間から進入し，大菱形骨をpiece by piece に摘出する（図1a）．FCRの半裁腱の採取は次のように行う．FCR上の手関節皺部

Key words

thumb carpometacarpal osteoarthritis, ligament reconstruction with tendon interposition arthroplasty, hybrid suspensionplasty

*Ligament reconstruction with tendon interposition arthroplasty combined with suture-button for thumb carpometacarpal osteoarthritis of the elderly ; hybrid suspensionplasty
要旨は第31回東日本手外科研究会において発表した．
**K. Kawasaki（講師），K. Inagaki（主任教授），T. Nemoto, H. Tsutsui, H. Nishikawa, Y. Kubota, T. Kuroda, W. Sakamoto：昭和大学整形外科（Dept. of Orthop. Surg., Showa University School of Medicine, Tokyo）．

高齢者の母指手根中手関節症に対するligament reconstruction with interposition arthroplastyとsuture-button suspensionplastyの併用手術

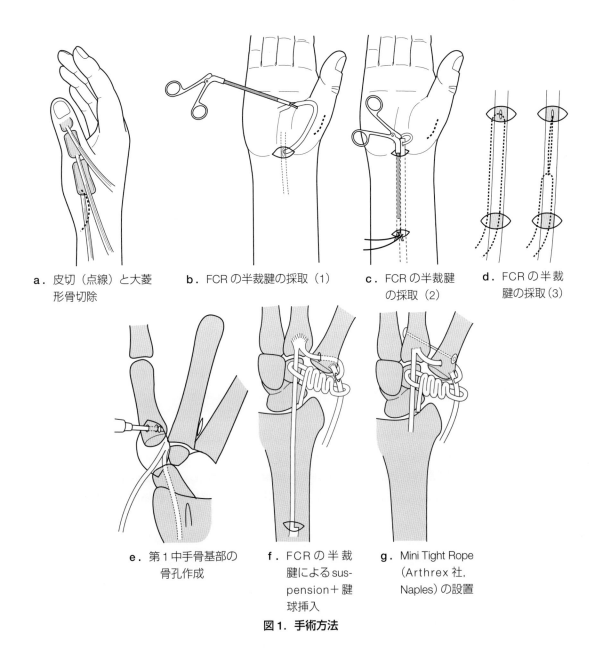

図1．手術方法

の1 cmの横皮切を用いてFCR腱を確認し，同部でFCR腱の中央に糸を通し，腱鉗子に糸を挟んで，その先端を皮下で前腕近位1/2～1/3程度まで引き出して，そこに加えた1 cmの皮切から糸をもらい受け，その糸で糸鋸の要領で腱を縦切して，近位部で腱の半分を切離し，遠位に反転する（図1b～d）．Eaton原法にあるように，中手骨背橈側から掌尺側に向けて，3.5 mmのドリルが関節内に入らないように作成する（図1e）．半裁腱を掌側から背側の骨孔に通した後，APL腱に貫通させ，さらに底部に残したFCRの半裁腱の下を潜らせる．再度APL腱に貫通させて縫合し（その際に最大強度で半裁腱を牽引することによって中手骨が内方化し，母指は外転・対立位となる），締め上げた後骨孔に大菱形骨から採取した海綿骨を詰め込む．残りの半裁腱で腱球を作成して大菱形骨切除後の間隙に挿入し，断端を掌側の軟部組織に縫合する（図1f）．

以上が，筆者が留学中に学んだGruenert教授によるEpping変法（LRTI法）であり，さらにわれわれは改良を加えた．穴あきガイドワイヤーの刺入部を母指基部橈背側の骨孔のやや遠位の側面からやや掌側とし，母指と示指の肢位は軽度対立位で，牽引や圧迫などの操作を加えないままワイヤーを挿入し，示指近位背側の小皮切部に引き出し，穴にTight Ropeの糸を通して入れ替え，強く締め上げることなく結ぶ（図1g）．術後1週は，前腕橈側～母指に短めのシーネを装着し，その後にシーネを除去して作業療法士によるリハビリテーションを開始した．

これらの症例の臨床評価，画像評価および術中術後の合併症を調査した．

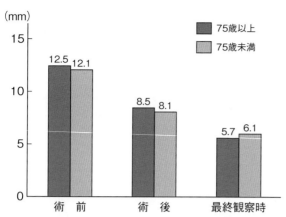

図2. 大菱形骨腔距離. 術前・術後・最終診察時の75歳以上例と75歳未満例の比較

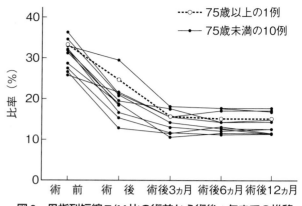

図3. 母指列短縮T/M比の術前から術後1年までの推移

II. 結　果

術後の疼痛 visual analogue scale（VAS）は85.0から8.6まで減少し，全例で改善した．最終診察時の握力の健側比は96.2％，つまみ力は106.1％，最終診察時の平均可動域は橈側外転/掌側外転45.0°/45.0°，MP関節屈曲/伸展36.7°/26.7°，平均 disabilities of the arm, shoulder and hand（DASH）スコアは36.9点から22.3点に減少していた．大菱形骨腔長は，術直後8.4 mmから最終診察時5.7 mmとなり，32.1％短縮していた（図2）．

一方，75歳未満の15手（51〜72歳，平均62.2歳）を調査すると，術前のEaton分類はstage III 13手，stage IV 2手で，stage IIはなかった．疼痛VASは術前78から術後10.3に低下し，DASHスコアも25.8点から16.4点まで低下した．大菱形骨腔距離は，術直後8.1 mmから最終診察時6.1 mmとなり，24.7％短縮していた（図2）．75歳以上の7手と75歳未満の15手を比較したが，各項目で有意差はなかった．

1年以上経過観察しえた11例の大菱形骨腔距離/第1中手骨長（T/M）比の推移を観察すると，75歳の1例も含め，低下は術後3ヵ月までは短縮したが，その後は維持されていた（図3）．

合併症は，高齢者の7手ではなかったが，全例の27手ではFCR腱の採取時や大菱形骨切除時のFCR腱の部分損傷が3例，Tight Ropeのボタンの落下が1例あった．

III. 症例提示

症例．83歳，男．

右母指痛で保存的治療に抵抗し，VAS 70，DASHスコアは19.0点，画像上CM関節の外側への亜脱臼とMP関節の過伸展変形があり，Eaton分類stage IIIであった．本法を施行し，術後7ヵ月で痛みは消失（VASは0）し，握力健側比85.4％，つまみ力健側比100％，橈側外転40°，掌側外転45°，MP関節屈曲/伸展が35°/30°，DASHスコアは12.5点であった（図4，5）．

IV. 考　察

母指CM関節症の治療は，関節内注射や装具療法に始まり，骨切り術，関節固定術，人工関節置換術，関節形成術があり，さらに関節形成術には，大菱形骨切除後の腱球挿入や靱帯再建（suspensionplasty），関節鏡の併用などの組み合わせにより，多くの治療法および手術法が存在している．一方で高齢化がすすんだ現在の日本において，増加しつつある独居生活や自立が必要な高齢者にとって，術後の外固定期間の使用制限は深刻な問題である．高齢者に対する骨切り術や関節固定術は，外固定期間が長くなるうえに，骨癒合が得られるまでに長期間を有することから選択しがたい．以前から行われてきた関節形成術においてLRTI法は，大菱形骨の切除後に移植腱によるsuspension効果に加え，大菱形骨腔への腱球挿入により臨床成績も良好で，大菱形骨切除後の空隙（大菱形骨腔）の維持にも有用である．一方で欠点として，煩雑である点，APL腱でもFCR腱でも再建すべき靱帯の方向との完全な一致が不可能である点，短縮予防のために術後鋼線固定や外固定期間を3〜5週程度要する点などがある．またKriegs-Au[6]は，大菱形骨の切除と靱帯再建の併用手術例において，腱球の挿入の有無が治療成績には関与しなかったと報告しており，大菱形骨腔の遺残が治療成績と相関するか否かはいまだにわかっていない．ただし母指列の短縮による第1中手骨基部と，舟状骨や第2中手骨基部とのインピンジメントは，疼痛の原因や成績不良因子となりうるので十分に注意すべきである．さらに白井は，腱球挿入も靱帯再建も行わない大菱形骨切除術のみのhematoma distraction arthroplasty

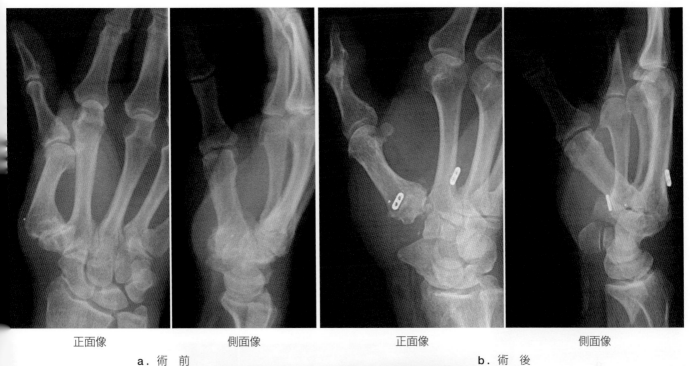

正面像　　側面像
a. 術前

正面像　　側面像
b. 術後

正面像　　側面像
c. 術後7ヵ月

図4. 症例. 83歳, 男. 単純X線像

(HDA) でも，同様に術後の4週間の外固定期間で良好な成績が得られたとも報告し，中・高齢者に推奨できると述べている[7]．

一方，最近SBを用いた低侵襲な関節形成術も報告され，Yaoは，関節鏡視下で大菱形骨を部分切除後にSBを装着した群と，従来の靱帯再建に4週間の鋼線仮固定を行った群とを比較し，前者の良好な成績を報告した．坂野らも鏡視下に大菱形骨の部分切除後に3週間の鋼線仮固定を行い良好な治療成績を報告しているが，1例にのみ鋼線抜去時に沈み込みがみられ，SBの糸の長期の耐久性の検証の必要性を言及している[8]．

われわれは2015年より，LRTI法の弱点である外固定期間の長期化の改善と，SBによるsuspensionplastyの弱点である長期の安定性を得るために，両者を併用するhybrid suspensionplastyを行ってきた．本法は75歳以上の高齢者にとって，術後1週より外固定が除去され，

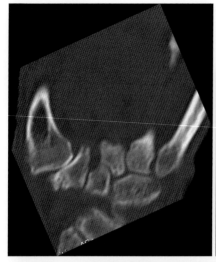
a．術前冠状断像

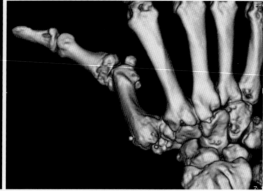
背側

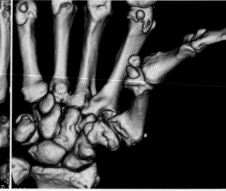
掌側

b．術前 3D-CT

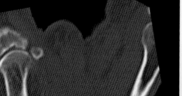
c．術後 3 ヵ月冠状断像

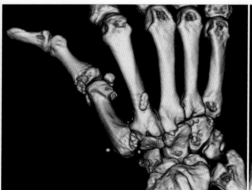
背側

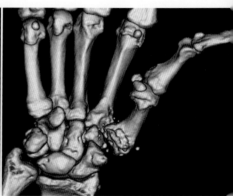
掌側

d．術後 3 ヵ月 3D-CT

図 5．症例 1．CT

早期の社会復帰も可能となり，これまでの報告と同様に有用であった．本法による SB による締め込み強度は前述の腱の縫合時の最大緊張度とは異なり，母指の内方化や角度が変化するほど緊張させて縫合していない．これは，SB による suspension が LRTI 法による suspension の補助であることを意味している．そのためか大菱形骨腔距離の推移は，術直後は低下していたが，術後 3 ヵ月以降の低下はほとんどなかった．ほかの大菱形骨全切除後の suspensionplasty では，術後に比べて最終診察時の大菱形骨腔距離の比は，河野らの Weiland 法が 18.7％[9]，小平らの Mathoulin 法が 20.0％[10]，Kriegs-Au らの LR 法の腱球付きが 42.9％，腱球なしが 39.7％[6] であり，自験例の 32.1％の短縮と比べても大きな差はなかった．これら報告のギプスやスプリントなどの外固定期間はそれぞれ，2〜3 週間，3 週間，6 週間であり，自験例の 1 週間よりも長く，その点で本法は有利であった．小平らは 1 例で 0 mm まで短縮し，インピンジメントが原因と考えられる成績不良例を報告している．自験例ではそこまでの短縮例はなく，また臨床症状の改善も良好であった．ただし，大菱形骨切除時や FCR 腱の採取時に FCR 腱を損傷しないように，十分に注意する必要がある．また短期治療成績であり，今後長期の画像評価および臨床評価を調査していく予定である．

まとめ

1）高齢者における FCR 腱による LRTI 法と SB による suspensionplasty を併用する hybrid suspensionplasty は，短期ではあるが，臨床成績は良好であった．

2）本法は外固定期間が短く，早期社会復帰も可能であるように，長期にわたって安定性が得られる可能性がある．

文 献

1) Burton RI, Pellegrini VD Jr：Surgical management of basal joint arthritis of the thumb；part Ⅱ. ligament reconstruction with tendon interposition arthroplasty. J Hand Surg **11-A**：324-332, 1986
2) Yao J：Suture-button suspensionplasty for the treatment of thumb carpometacarpal joint arthritis. Hand Clin **28**：579-585, 2012
3) Epping W, Noack G：Surgical treatment of the saddle joint arthrosis. Handchir Mikrochir Plast Chir **15**：168-176, 1983
4) 川崎恵吉，稲垣克記，根本哲也ほか：母指 CM 関節症に対する LRTI 法と suture-button suspensionplasty の併用手術―hybrid suspensionplasty. 日手外科会誌, 2017（in press）
5) Eaton RG, Littler JW：Ligament reconstruction for the painful thumb carpometacarpal joint. J Bone Joint Surg **55-A**：1655-1666, 1973
6) Kriegs-Au G, Petje G, Fojtl E et al：Ligament reconstruction with or without tendon interposition to treat primary thumb carpometacarpal osteoarthritis. J Bone Joint Surg **86-A**：209-218, 2004
7) 白井久也，杉本裕宣，渡辺千聡：母指 CM 関節症に対する hematoma distraction arthroplasty の治療成績. 日手外科会誌 **31**：130-133, 2014
8) 坂野裕昭，勝村　哲，岡崎　敦ほか：母指 CM 関節症に対する suture button suspensionplasty を併用した鏡視下関節形成術. 日手外科会誌 **32**：726-730, 2016
9) 河野正明，森実　圭，千葉恭平ほか：母指 CM 関節症に対する Weiland 法. 日手外科会誌 **30**：263-267, 2013
10) 小平　聡，福本恵三，村中秀行ほか：母指 CM 関節症に対する suspension arthroplasty Mathoulin 変法の中期成績と問題点. 日手外科会誌 **30**：260-262, 2013

*　　　*　　　*

高齢者の母指手根中手関節症に対する治療
—— Thompson 法による関節形成術の検討*

南野光彦　大園翔太**

はじめに

母指手根中手（CM）関節症は，進行すると疼痛，可動域（ROM）制限，握力やピンチ力の低下などにより，高齢者でも日常生活動作（ADL）障害をきたし，手術を要することがある．

本稿では，進行した母指 CM 関節症に対して大菱形骨全摘出，長母指外転筋腱（APL）を用いた tendon suspension arthroplasty（Thompson 法）[1,2] を行った症例の治療成績を調査し，解剖学的検討を行った．

I. 対象および方法

6 ヵ月以上の保存的治療で改善が得られず，Thompson 法を行った母指 CM 関節症 15 例 18 手中，75 歳以上の高齢者 10 例 11 手を対象とした．年齢は平均 77.6（75～81）歳，術後経過観察期間は平均 12.8 ヵ月（9 ヵ月～2 年），全例 Eaton 分類 type III であった．

手術は Thompson 原法に準じて[1,2]，大菱形骨を全摘出し，APL の 1 本を第 1 および第 2 中手骨基部に作成した骨孔に通した後，短橈側手根伸筋腱に縫着させた．後療法は 3 週間の外固定後，ROM 訓練を行った．

検討項目は，橈側外転，掌側外転，握力，ピンチ力，quick disabilities of the arm, shoulder and hand（DASH）とし，術前・後で比較した．また母指列短縮の評価として，Kadiyala らの報告[3,4]に準じ，安静時の母指単純 X 線像で大菱形骨スペースを基節骨長で除した trapezial space ratio（TSR）を用いた．

II. 結　果

全例で除痛が得られ，quick DASH は術前平均 44.3 点から術後平均 15.3 点に改善し，高い満足度が得られた．

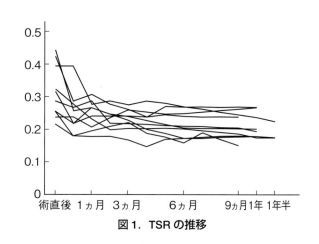

図 1．TSR の推移

橈側外転は術前平均 31.2°から術後平均 46.1°（健側比 92.1％），掌側外転は術前平均 38.2°から術後平均 49.0°（健側比 94.3％），握力は術前平均 11.9 kg から術後 17.7 kg（健側比 81.2％），ピンチ力は術前平均 3.3 kg から術後平均 4.2 kg（健側比 81.0％）と術後著明に改善した．

母指列短縮の評価として，大菱形骨スペースを基節骨長で除した TSR は，術直後平均 0.31 から最終調査時平均 0.20 に減少し，母指列短縮があったが，術後 1 ヵ月以後はほとんど減少はなく，suspension は維持されていた（図 1）．

III. 症例提示

症　例．71 歳，男．

左母指 CM 関節症で Eaton 分類 stage III（図 2）であった．受診時 3 年前より疼痛が出現し，保存的治療で改善しなかったため Thompson 法を行った（図 3a）．術後 1 年，quick DASH は術前 40 点から術後 11 点に改善し，橈側外転，掌側外転，握力，ピンチ力も改善し，TSR は

Key words
thumb carpometacarpal arthritis,　tendon suspension arthroplasty,　elderly patient

*Tendon suspension arthroplasty for the thumb carpometacarpal arthritis in elderly patients
**M. Nanno（准教授），S. Ozono：日本医科大学整形外科（Dept. of Orthop. Surg., Nippon Medical School, Tokyo）．

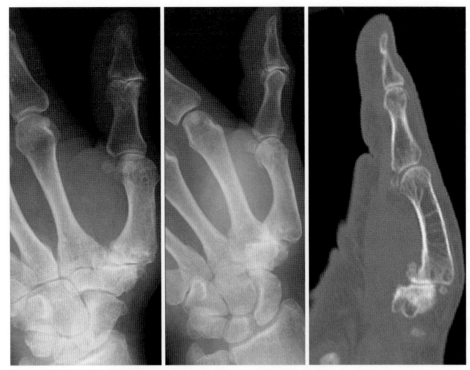

a．単純X線正面像　　　b．単純X線側面像　　　c．CT矢状断像

図2．症例．71歳，男．初診時画像所見

0.27 で維持されていた（図3b）．

IV. 考　　察

母指CM関節症に対する手術方法として，関節形成術，関節固定術，人工関節置換術，中手骨骨切り術などが報告されているが，それぞれ一長一短があり，いまだ議論の多い[2,5,6]．

一般的に関節固定術は，ピンチ力の温存のために若年者や労働者に選択されることが多いが，ROM制限，固定部の偽関節，隣接関節への負担増加による関節症性変化などが報告されている[5]．また人工関節置換術は，活動性の低い症例や短期成績では良好な成績が報告されているが，長期例における人工関節の弛み，摩耗，骨吸収などが危惧されている[6]．

一方で関節形成術はピンチ力が低下するという報告があるが，関節ROMが温存でき，高齢者によい適応として近年用いられることが多い[2]．関節形成術は，大菱形骨摘出後，用いる腱によりAPLのThompson法[1]，橈側手根屈筋腱（FCR）のEaton法[7]，Burton法[8]，Weilby法[9]，長橈側手根伸筋腱（ECRL）のAtroshi法[10]などに大きく分けられるが，重要なことは再建される靱帯であり，これが関節の安定性に影響する（表1）．

母指CM関節の靱帯について，筆者らは新鮮凍結上肢を用いて，三次元解剖学的に生体力学的研究を行い，関

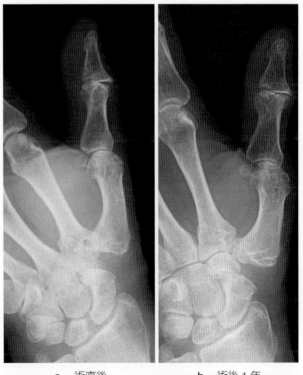

a．術直後　　　　b．術後1年

図3．症例．術後単純X線像

表1. 関節形成術の比較

報告者（年）	用いる腱	腱球挿入	再建靱帯
Thompson (1989)[1]	APL	(－)	dAOL+DRL+IML
Eaton ら (1973)[7]	FCR	(－)/(+) [LRTI]	dAOL+DRL
Burton ら (1986)[8]	FCR	(+) [LRTI]	dAOL+DRL
Weilby (1988)[9]	FCR	(+) [LRTI]	sAOL
Atroshi ら (1997)[10]	ECRL	(－)	IML

sAOL：superficial anterior oblique ligament

節の安定化には，dorsoradial ligament (DRL) と deep anterior oblique ligament (dAOL) と 1-2 intermetacarpal ligament (IML) の3靱帯が重要であることを報告した[11,12]．関節形成術を行う際，この3靱帯すべてを再建する術式が望ましく，本法はAPLで3靱帯すべてを再建する方法であるため，理想的な術式であると考えている[11,12]．当初本法は，シリコンインプラント挿入術後の成績不良例に対する救済手術として報告されたが[1]，近年ではその有効性が認められ，初期治療として広く用いられるようになった．

本法の利点として，①ROMが温存され，②FCRを用いた ligament reconstruction with tendon interposition arthroplasty (LRTI)[8] と比較して手技が容易で，③IMLも再建しているため安定性があり，④母指列短縮が少なく握力ピンチ力も改善され，⑤APLを用いることで関節亜脱臼方向への牽引力を減じる効果が報告されている[13]．このため本例も良好な結果が得られたものと考えられた．

また筆者らは，新鮮凍結肢体を用いた研究[11,12]に基づき，できるだけ生理学的な靱帯再建を行う目的で，作成する骨孔の位置を工夫した．第1中手骨基部の骨孔は，APL付着部の背尺側でDRLの付着部の約1cm遠位から関節面中央の橈側に向けて作成したことで，容易に対立位をとることが可能となった．Suspension point である第2中手骨基部の骨孔は，母指列短縮の予防と対立位獲得のために，本来の掌側IML付着部の掌側から背尺側に作成した．このように術者の裁量により骨孔の位置を変更できる点も，本法の利点の一つと考える．

一方でThompson法の注意点は，どの関節形成術にも共通することであるが，術後の母指列短縮である[2]．これはAPLの弾性による弛みや手術時の腱固定力の問題，そして術後の短縮傾向は腱の摩耗が原因であると考えられている[14]．近年，母指列短縮と臨床成績は相関がないという報告が散見されるが[15,16]，scaphometacarpal impingement が生じると疼痛が生じることも指摘されている[14]．本研究では，術直後に母指列短縮があったが，術後1ヵ月以後にほとんど減少はなくsuspensionは維持されており，本法は有用な方法であると考えられた．

まとめ

1) 高齢者母指CM関節症11手に対してThompson法を行い，治療成績の評価と本法について解剖学的検討を行った．

2) Thompson法は手技が比較的簡便で，進行した母指CM関節症に対しても安定した良好な成績が得られる有用な術式と考えられた．

3) Thompson法は，解剖学的および生体力学的に，CM関節の安定化に重要な dorsoradial ligament と deep anterior oblique ligament，1-2 intermetacarpal ligament の3靱帯すべてを再建する有効な術式であると考えられた．

文献

1) Thompson JS：Suspensionplasty. J Orthop Surg Tech 4：1-13, 1989
2) 副島 修，内藤正俊，飯田博幸ほか：母指CM関節症に対するThompson法の治療成績．日手外科会誌 17：185-188, 2000
3) Kadiyala RK, Gelberman RH, Kwon B：Radiographic assessment of the trapezial space before and after ligament reconstruction and tendon interposition arthroplasty. J Hand Surg 21-B：177-181, 1996
4) Dowing ND, Davis TR：Trapezial space height after trapeziectomy；mechanism of formation and benefits. J Hand Surg 26-A：862-868, 2001
5) 坪川直人，牧 裕，成澤弘子ほか：母指CM関節固定術の長期成績．日手外科会誌 27：731-734, 2011
6) De Smet L, Sieon W, Spaepen D et al：Total joint arthroplasty for osteoarthritis of the thumb basal joint. Acta Orthop Belg 70：19-24, 2004
7) Eaton RG, Littler W：Ligament reconstruction for the painful thumb carpometacarpal joint. J Bone Joint Surg 55-A：1655-1666, 1973
8) Burton RI, Pellegrini VD Jr：Part II. ligament reconstruction with tendon interposition arthroplasty. J Hand Surg 11-A：324-332, 1986
9) Weilby A：Tendon interposition arthroplasty of the first carpo-metacarpal joint. J Hand Surg 13-B：421-425, 1988
10) Atroshi I, Axelsson G：Extensor carpi radialis longus tendon arthroplasty in the treatment of primary trapeziometacarpal arthritis. J Hand Surg 22-A：419-427, 1997
11) Nanno M, Kodera N, Tomori Y et al：3-dimensional dynamic motion analysis of the first carpometacarpal ligaments. J Orthop Surg 25：1-6, 2017

12) Nanno M, Buford WL, Patterson RM et al : 3-dimensional analysis of the ligamentous attachments of the first carpometacarpal joint. J Hand Surg **31**-A : 1160-1170, 2006
13) Diao E : Trapezio-metacarpal arthritis. Hand Clin **17** : 223-236, 2001
14) 野口亮介,田中啓之,島田幸造:母指CM関節症に対するThompson法の治療成績.日手外科会誌 **28**:377-380, 2012
15) Gray KV, Meals RA : Hematoma and distraction arthroplasty for thumb basal joint osteoarthritis ; minimum 6.5-year follow-up evaluation. J Hand Surg **26**-A : 862-868, 2001
16) Yang Y, Tien HY, Kumar KK et al : Ligament reconstruction with tendon interposition arthroplasty for first carpometacarpal joint osteoarthritis. Chin Med J **127** : 3921-3925, 2014

*　　　*　　　*

Dupuytren拘縮に対するコラゲナーゼ注射療法

安食孝士

はじめに

Dupuytren拘縮は高齢者に多い疾患で，手掌腱膜が徐々に肥厚して収縮することにより，手指関節の伸展障害が起こる．手掌部の皮下結節が初発症状であり，通常痛みを伴わないため放置されることが多い．本疾患は欧米人に多いといわれているが，本邦の老人ホームの60歳以上の入所者1,370例を調べたところ，男性21.5%，女性9.8%にDupuytren拘縮がみられたとの報告があり[1]，本邦でも決してめずらしい疾患ではない．

Dupuytren拘縮は保存的治療が無効であり，これまで拘縮索の外科的切除が唯一の治療法であった．2015年7月にコラゲナーゼ局所注射療法が本邦で承認され，新たな治療法として選択肢に加わった[2〜4]．

本稿では，Dupuytren拘縮の病態と診断および治療法について解説するとともに，これまで当院で行ったコラゲナーゼ注射療法の臨床成績について述べる．

I. 病　態

Dupuytren拘縮は手掌線維腫症ともいわれ，線維芽細胞から産生されたコラーゲンが手掌腱膜に異常沈着し，結節や拘縮索を形成する[5]．リスクファクターは，糖尿病やアルコール飲酒，手を使う職業，外傷などがあげられる[6]．原因は不明であるが，北欧白人に多いため遺伝的要因も考えられている[7,8]．同様の病態として，足底線維腫症（Ledderhose病）や陰茎形成性硬化症（Peyronie病）があり，これらはDupuytren拘縮に併発しやすい[6,9]．

II. 症状および診断

無痛性の皮下結節が初発症状である．そのため整形外科ではなく皮膚科を受診することがある．病態が進行す

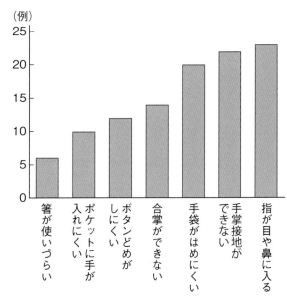

図1．Dupuytren拘縮患者26例の困っていること（重複あり）

ると手指が屈曲拘縮して伸展できなくなり，手の機能障害が出現する．手指の伸展制限の程度によってさまざまな障害が起こる．われわれの調査では，洗顔のときに指が目や鼻に入るという訴えがもっとも多く，手掌が接地できないや，手袋がはめにくい，合掌ができないといった訴えも多かった（図1）．

診断は，手掌部に皮下結節あるいは拘縮索が触知され，手指屈曲拘縮がみられれば容易である．ただし手指の伸展だけでなく屈曲も制限され，屈筋腱腱鞘部に圧痛がある場合は屈筋腱狭窄性腱鞘炎の可能性が高い[10]．

III. 治療法

Dupuytren拘縮の外科的治療にはさまざまな術式が

Key words

Dupuytren contracture, collagenase injection

*Collagenase injection for Dupuytren contracture
**T. Ajiki（准教授）：自治医科大学整形外科（Dept. of Orthopaedics, Jichi Medical University, Shimotsuke）．

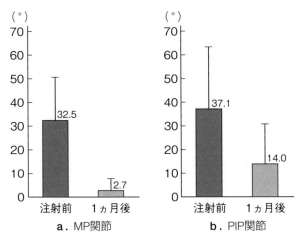

図2. 注射前と注射後1ヵ月の伸展不足角度の変化.
MP関節およびPIP関節はいずれも注射後に伸展不足角度が改善している．MP関節のほうが改善度が大きい．

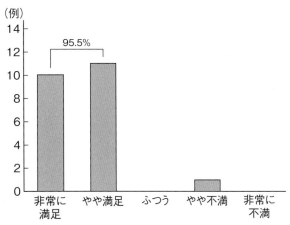

図3. 注射後6ヵ月の患者満足度．22例中21例（95.5%）が「非常に満足」または「やや満足」と評価している．

ある．病的腱膜を切離する方法，病的腱膜のみ切除する方法，健常腱膜を含め広範に切除する方法，皮膚を含め広範囲に切除する方法などがある[11〜13]．腱膜切除術は，手掌〜指の広範に皮膚切開が必要となり侵襲性が高い．また拘縮索は神経血管束を巻き込んでいることがあり，これらを損傷しないで拘縮索を切除するのはかなり難易度が高い．さらに，皮下から拘縮索を剝離する際に皮膚の血行障害を生じて皮膚壊死が起こり，創治癒遅延や感染をきたす場合がある．一般に術後しばらくは副子固定が必要であり，手指拘縮改善のため数ヵ月間リハビリテーションを要する．まれに複合性局所疼痛症候群（CRPS）を発症することもある．以上のように，外科的切除は決して簡単な治療ではなく，コラゲナーゼ注射療法が侵襲の小さい治療法として期待されている．

Ⅳ．コラゲナーゼ注射療法の実際

注射用コラゲナーゼは，クロストリジウム ヒストリチクム（*Clostridium histolyticum*）菌由来の2種類のコラゲナーゼを含有する凍結乾燥注射製剤である．本剤を拘縮索に局所注射し，その24時間後に伸展処置を行うことで拘縮索を他動的に破断する．その結果，手指の屈曲拘縮が改善する[14]．

われわれの施設では，2015年10月〜2017年1月にDupuytren拘縮に対してコラゲナーゼ注射療法を26例30手（両側例の4例を含む）に行った．内訳は男性25例，女性1例，平均年齢は69.7（44〜88）歳であった．主な既往症は高血圧症8例（30.8%），糖尿病6例（23.1%）であった．多数指罹患例で2回注射を行った症例が3手，1回の注射で不十分であったため追加注射を行った症例が2手あった．残り25手は1回の注射で十分な効果が得られた．治療成績は，注射前と注射後1ヵ月の伸展不足角度（屈曲拘縮角度から伸展0°までの角度）の変化と，治療後6ヵ月での患者満足度（5段階）で評価した．

結果は，伸展不足角度は中手指節（MP）関節で注射前の32.5°から注射後1ヵ月で2.7°と著明に改善した．近位指節間（PIP）関節は注射前の37.1°から注射後1ヵ月で14.0°と，MP関節ほどではないが改善がみられた（図2）．注射後6ヵ月時の患者満足度は，22例中21例（95.5%）が「非常に満足」，または「やや満足」と評価した．「やや不満」と回答した1例は，治療後完全伸展が得られたものの，注射後6ヵ月で再発がみられ手術にいたった症例であった（図3）．

注射後の副作用は表1のごとく，30手全例で注射部位疼痛，注射部位内出血，および注射部位腫脹であった．注射部位疼痛は消炎鎮痛薬の服用により数日間で消失した．内出血および腫脹は特別な治療を行わずに1週間程度で軽快した．伸展処置の際に皮膚裂創を生じた5手は，いずれも屈曲拘縮が50°以上の重症例で，それらは縫合せずに通常の創処置で2週〜1ヵ月で上皮化した（図4）．屈筋腱断裂や靱帯損傷，アナフィラキシーショックなど重篤な副作用はなかった．

表1. 副作用

	症例（手）
注射部位疼痛	30（100%）
注射部位内出血	30（100%）
注射部位腫脹	30（100%）
皮膚裂創	5（16.7%）
腱断裂	0
靱帯断裂	0

Ⅰ．上肢の変性疾患に対する高齢者治療　2．手関節・手の変性疾患

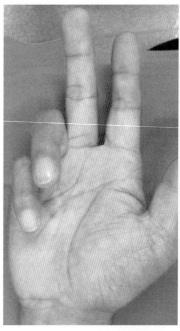
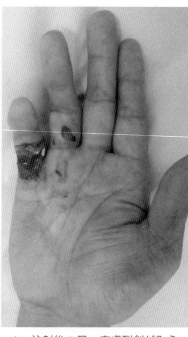
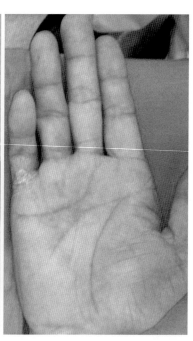

a．注射前．高度屈曲拘縮がみられる．

b．注射後5日．皮膚裂創がみられる．創処置のみで皮膚縫合はしていない．

c．注射後1ヵ月．完全に上皮化している．

図4．伸展処置による皮膚裂創の外観所見

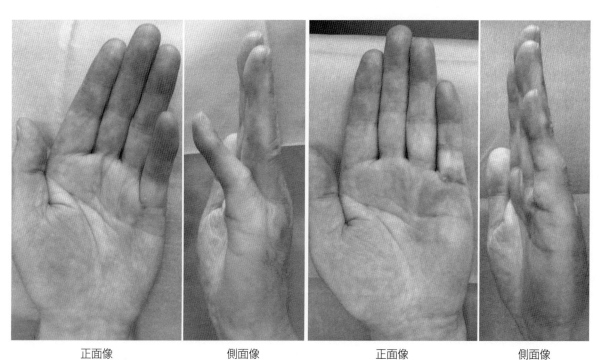

　　正面像　　　　　　　側面像　　　　　　　　正面像　　　　　　　側面像
　　　　a．注射前　　　　　　　　　　　　b．注射後1ヵ月．小指は完全伸展可能である．

図5．症例1．74歳，男．左小指罹患例の外観所見

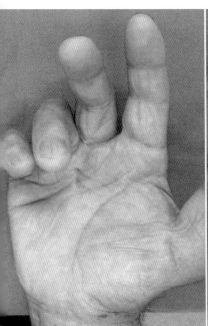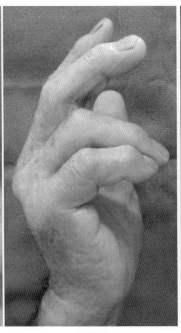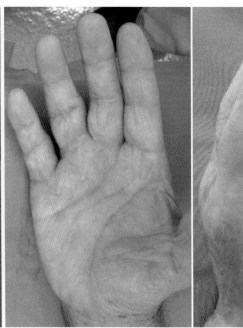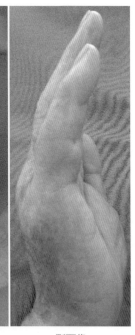

正面像　　　　　　　側面像　　　　　　　　　　　　正面像　　　　　　　側面像

a．注射前　　　　　　　　　　　　　　b．注射後1ヵ月．やや屈曲拘縮は残っているものの，かなり改善している．

図6．症例2．91歳，男．右環指・小指罹患例の外観所見

V．症例提示

症例1．74歳，男．

左手Dupuytren拘縮（図5），糖尿病治療中であった．注射前の伸展不足角度は小指MP関節45°，小指PIP関節5°であった．コラゲナーゼ注射療法後1ヵ月で完全伸展が得られた．注射後に特記すべき副作用はなかった．注射後6ヵ月において伸展不足角度はいずれも0°で再発はなかった．

症例2．91歳，男．

右手Dupuytren拘縮（図6），高血圧症の治療中であった．注射前の伸展不足角度は環指MP関節60°，環指PIP関節70°，小指MP関節75°，小指PIP関節60°と，多数指罹患でかつ高度屈曲拘縮例であった．注射後翌日の伸展処置で伸展不足角度は劇的に改善し，環指および小指MP関節10°，小指PIP関節10°となった．以後追加注射は行わず，経過観察中である．

まとめ

1）Dupuytren拘縮に対する新たな治療法であるコラゲナーゼ注射療法について紹介し，当院での臨床成績を報告した．

2）本法は，手術的治療と比べて低侵襲で入院も不要であり，患者の負担が少なく，短期成績ではあるが治療効果も手術と同等の有効性を示している．

3）重篤な副作用として海外では3例，本邦で1例の屈筋腱断裂例が報告されており[15,16]，本剤の適正使用を厳守する必要がある．

4）現時点では，コラゲナーゼ注射製剤の投与はDupuytren拘縮に関する十分な知識と治療経験を有する手外科専門医で，かつ講習を受けて本剤の安全性および有効性を十分に理解し，本剤による治療方法に精通した医師が行うこと，とされている．

5）今後，症例数を増やして長期成績を追跡することで，コラゲナーゼ注射療法の安全性と有効性を検討していく必要がある．

文献

1) 江川常一，泉類博明，堀木篤：Dupuytren拘縮―2回にわたる老人ホーム健診結果について．整形外科 31：1699-1701，1980
2) 平田仁，放生稔：Dupuytren拘縮治療の新たな展開―コラゲナーゼ酵素注射療法による拘縮索破断術．新薬と臨 65：2-11，2016
3) 田中克己：デュプイトラン拘縮治療の最前線―酵素注射療法の臨床応用．形成外科 59：636-642，2016
4) 福本恵三：Dupuytren拘縮．MB Orthop 29（11）：59-64，2016
5) Rayan GM：Dupuytren disease；anatomy, pathology, presentation and treatment. J Bone Joint Surg 89-A：

189-198, 2007
6) Lanting R, van den Heuvel ER, Westerink B et al: Prevalence of Dupuytren disease in the Netherlands. Plast Reconstr Surg **132**: 394-403, 2013
7) Flatt AE: The Vikings and Baron Dupuytren's disease. Proc (Bayl Univ Med Cent) **14**: 378-384, 2001
8) Ojwang JO, Adrianto I, Gray-McGuire C et al: Genome-wide association scan of Dupuytren's disease. J Hand Surg **35**-A: 2039-2045, 2010
9) Nugteren HM, Nijman JM, de Jong IJ et al: The association between Peyronie's and Dupuytren's disease. Int J Impot Res **23**: 142-145, 2011
10) 北山晋也,児島忠雄,平瀬雄一ほか:弾発現象とMP関節屈曲拘縮を呈したDupuytren拘縮の5例.日手外科会誌 **26**:520-523, 2010
11) Shaw DL, Wise DI, Holms W: Dupuytren's disease treated by palmar fasciectomy and an open palm technique. J Hand Surg **21**-B: 484-485, 1996
12) Crean SM, Gerber RA, Le Graverand MP et al: The efficacy and safety of fasciectomy and fasciotomy for Dupuytren's contracture in European patients; a structured review of published studies. J Hand Surg **36**-B: 396-407, 2011
13) 麻田義之,平雄一郎,吉田繁央:デュプイトラン拘縮治療の最前線—ジグザグ切開による病的腱膜徹底切除および早期運動療法.形成外科 **59**:627-635, 2016
14) Hurst LC, Badalamente MA, Hentz VR et al: Injectable collagenase *Clostridium histolyticum* for Dupuytren's contracture. N Engl J Med **361**: 968-979, 2009
15) Schulze SM, Tursi JP: Postapproval clinical experience in the treatment of Dupuytren's contracture with collagenase *Clostridium histolyticum* (CCH); the first 1,000 days. Hand **9**: 447-458, 2014
16) Povlsen B, Singh S: Acute double flexor tendon ruptures following injection of collagenase *Clostridium histolyticum* (Xiapex) for Dupuytren's contracture. BMJ Case Rep **12**: 1-3, 2014

* * *

Ⅱ．下肢の変性疾患に対する高齢者治療

高齢者変形性股関節症に対する立位脊椎・骨盤矢状面アライメントの影響

小山博史　星野裕信　古橋弘基　錦野匠一　松山幸弘**

はじめに

近年，頭部や頚椎から引いた鉛直線（重心）が身体のどこを通っているかを示す立位矢状面 global alignment が注目されている．立位矢状面 global alignment を表す X 線学的指標には，HA-C7[1]や sagittal vertical axis[2] (SVA) がある．HA-C7 は C7 椎体から引いた鉛直線（C7 垂線）と hip axis（HA）の水平距離で表され，SVA は C7 垂線と S1 後縁の水平距離で表される．HA-C7 に比べ，SVA は C7 垂線の前方移動だけでなく，骨盤の後傾も含めて評価される点で異なる（図1b 参照）．

立位矢状面 global alignment の不良は，腰背部痛下肢痛のみならず，逆流性食道炎に代表される消化器障害，体幹バランスの不良から生じる歩行障害，整容的・心理的問題などを引き起こす[3,4]．古橋[5]は，人工股関節全置換術（THA）を施行した変形性股関節症（股OA）において，連続歩行可能距離と SVA の間に負の相関があり（$r=-0.53$），C7 垂線が前方にあるほど歩行距離が短かったとしている．

年齢と立位矢状面 global alignment は関連があり，加齢に伴い C7 垂線は前方へ移動して骨盤は後傾する[6]．一方，加齢に伴う関節の変形性変化は，脊椎，股関節，膝関節などの荷重関節に顕著に生じ，相互に影響を与えている．これら荷重関節における矢状面アライメントは，手術による除痛効果，屈曲拘縮の改善，脊椎アライメントの変化などの影響を受け，THA 前後で変化すると思われる．

本稿では，高齢者股 OA の特徴を明らかにするため，骨盤傾斜別に THA 前後の立位脊椎・骨盤矢状面アライメントを矢状面 global alignment を含めて調査した．

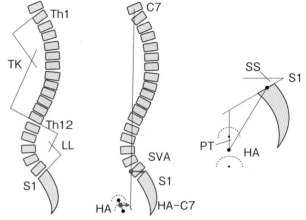

a. TKとLL　　b. SVAとHA-C7　　c. SSとPT

図1. 計測項目． HA-C7，SVA は C7 垂線が後方にある場合を負としている．

I. 対象および方法

2010年1月〜2016年4月に股 OA の診断で THA を施行した101股のうち，術前と術後6ヵ月に立位全脊椎・全下肢単純 X 線側面像を撮影した75歳以上の21例21股を対象とした．男性4例，女性17例，手術時平均79（75〜85）歳，病期は全例進行期〜末期であった．対側股関節は，初期3股，進行期〜末期3股，THA 施行済み3股で，12股に関節症はなかった．

単純 X 線像の撮影肢位は自然立位とし，両手は鎖骨の中央におくか，身体の前で組むようにした．計測項目は，胸椎後弯角（Th1 上縁〜Th12 下縁，thoracic kyphosis：TK），腰椎前弯角（Th12 下縁〜S1 上縁，lumbar lordosis：LL）［図1a］，立位矢状面 global alignment は HA-

Key words

hip, OA, spinopelvic sagittal alignment, elderly

*Influence of spinopelvic sagittal alignment in elderly patients with hip osteoarthritis
**H. Koyama：十全記念病院整形外科（〒434-0042 浜松市浜北区小松1700；Dept. of Orthop. Surg., Jyuzen Memorial Hospital, Hamamatsu）；H. Hoshino（病院教授），H. Furuhashi, S. Nishikino, Y. Matsuyama（教授）：浜松医科大学整形外科

表1. 両群の平均値の比較

	N群	P群	p値
股関節数	8	13	—
年齢（歳）	78.4±3.1	79.8±3.0	0.26
一次性股関節症（股）	2 (25%)	5 (38%)	0.44
萎縮型骨頭（股）	1 (13%)	8 (62%)	0.07
術　前			
TK (°)	43.5±5.3	25.5±15.0	0.007*
LL (°)	49.8±11.5	27.9±24.0	0.07
HA-C7 (mm)	35.2±18.2	16.7±42.9	0.11
SVA (mm)	73.0±23.5	88.4±48.6	0.71
SS (°)	37.8±5.7	27.1±16.0	0.09
PT (°)	14.8±2.4	31.1±11.9	—
術　後			
TK (°)	40.8±9.3	28.2±13.6	0.04*
LL (°)	51.3±8.6	27.1±22.4	0.01*
HA-C7 (mm)	14.6±33.4	3.1±48.5	0.38
SVA (mm)	48.0±41.8	71.9±56.3	0.38
SS (°)	37.5±9.2	20.9±17.0	0.01*
PT (°)	17.9±9.2	33.9±14.6	0.006*

平均±標準偏差で表示．*$p<0.05$

表2. THA前後の比較．両群とも術前後で有意差はない．

	術　前	術　後	p値
N群			
TK (°)	43.5±5.3	40.8±9.3	0.99
LL (°)	49.8±11.5	51.3±8.6	0.60
HA-C7 (mm)	35.2±18.2	14.6±33.4	0.21
SVA (mm)	73.0±23.5	48.0±41.8	0.17
SS (°)	37.8±5.7	37.5±9.2	0.87
PT (°)	14.8±2.4	17.9±9.2	0.29
P群			
TK (°)	25.5±15.0	28.2±13.6	0.70
LL (°)	27.9±24.0	27.1±22.4	0.78
HA-C7 (mm)	16.7±42.9	3.1±48.5	0.47
SVA (mm)	88.4±48.6	71.9±56.3	0.21
SS (°)	27.1±16.0	20.9±17.0	0.14
PT (°)	31.1±11.9	33.9±14.6	0.38

C7[2]とSVA[3]（図1b），骨盤傾斜はsacral slope（S1上縁と水平線のなす角：SS），pelvic tilt（HAとS1上縁の中点を結んだ線と垂線のなす角：PT）[1]とした（図1c）．単純股関節正面像を用いて，一次性股OA〔外側の寛骨臼形成不全なし，center-edge（CE）角＞25°〕，Bombelli分類での萎縮型骨頭も評価した．

THA術前の骨盤傾斜から，骨盤前傾～中間位（N群：PT≦20°），骨盤後傾（P群：PT＞20°）に群分けし，THA術前と術後6ヵ月の各計測項目を群間で比較した．統計学的手法にはMann-Whitney U 検定と χ^2 検定を用いた．

II. 結　果

N群は8股，平均78歳，一次性股OA 2股，萎縮型骨頭1股，P群は13股，平均80歳，一次性股OA 5股，萎縮型骨頭7股で，P群は萎縮型骨頭が多い傾向にあった（$p=0.07$）．THA前の計測項目の平均は，N群がTK 44°，LL 50°，HA-C7 35 mm，SVA 73 mm，P群がTK 26°，LL 28°，HA-C7 17 mm，SVA 88 mmで，P群では脊椎の弯曲が失われていた（TK：$p=0.007$，LL：$p=0.07$）．THA後は，N群がTK 41°，LL 51°，HA-C7：15 mm，SVA 48 mm，P群がTK 28°，LL 27°，HA-C7：3 mm，SVA 72 mmで，P群ではTHA後も脊椎の弯曲が失われていた（TK：$p=0.04$，LL：$p=0.02$）．立位矢状面は，HA-C7，SVAともに両群間で有意差はなかった（表1）．THA前後においては，すべての計測項目で両群間に有意差はなかった（表2）．

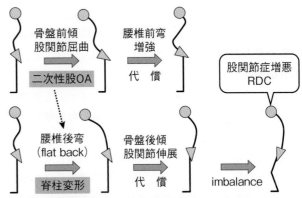

図2. 代償機構からみた股OA患者の立位矢状面アライメント

III. 考　察

股OA患者の立位矢状面アライメントを代償機構から考えると，二つのメカニズムが考えられる（図2）．発育性股関節形成不全に伴う二次性股OA患者は，寛骨臼前方の被覆不足に対し，骨盤を前傾させて代償することが多い．その結果，腰椎の前弯は増強する．以前のわれわれの研究では，これらの患者に相当するPT 10°以下の骨盤前傾群は，THAを施行した患者の1/3を占め，PT 20°以上の骨盤後傾群に比べ有意に若かった（前傾群：平均59歳，後傾群：平均69歳，$p<0.05$）[7]．一方，加齢に伴う腰椎後弯により骨盤後傾が生じると，寛骨臼前方の

被覆が減少し，股 OA の発症や増悪，急速破壊型股関節症（RDC）[8]が生じる．本研究で，骨棘などの増殖性変化のない萎縮型骨頭が P 群で多い傾向にあったことから，骨粗鬆症を背景に股 OA が急激に進行したと予想された．また THA 前後を通して，N 群に比べ P 群の脊椎の弯曲は胸椎，腰椎ともに失われ平背を呈していたことは，立位姿勢の保持のために脊椎に由来する代償機構が働いていたことを示唆する．

脊椎・骨盤の立位矢状面アライメントは THA 前後で変化しなかった．つまり手術による除痛効果や屈曲拘縮の改善は，本研究の対象者である高齢者においては，立位矢状面アライメントに影響を及ぼさないことになる．THA 前後の骨盤傾斜に関する報告は多く，Ishida ら[9]は術前骨盤前傾例では術後骨盤が後傾したのに対し，術前骨盤後傾例では術後後傾は少なかったとしている．以前のわれわれの研究でも[10]，PT 10°未満の骨盤前傾群の片側罹患患者は術後に骨盤が平均で 5°後傾して骨盤位置が中間位に近づいたが，骨盤後傾群では術後の骨盤後傾は少なかった．一方，THA 術前の股 OA 患者における立位矢状面 global alignment をみると，C7 垂線が前方移動しているとの報告が多い[10〜12]．THA 前後で立位矢状面を比較した研究では，本研究と同様に THA 後に C7 垂線の後方移動がみられたものの，THA 前後で統計学的有意差はなかったようである[10]．

脊椎・骨盤の立位矢状面アライメントが THA 前後で変化しないことを考慮すると，THA 前から矢状面アライメントの改善のため介入が必要であると考えた．具体的には腰椎前弯の維持，骨盤後傾予防を目的とした，腹筋・傍脊柱筋・腸腰筋の筋力訓練，椎体骨折予防の薬物療法などである．立位矢状面アライメントの代償機構を考えれば，これらの介入は股 OA の進行予防にもなりうる．

まとめ

1) 高齢股 OA 患者の立位矢状面アライメントを骨盤傾斜別に調査した．

2) THA 術前においては，骨盤後傾群で脊椎の弯弓が失われていたが，立位矢状面 global alignment は両群間で有意差はなかった．

3) THA 前後では脊椎・骨盤の立位矢状面アライメントは変化しなかった．

文　献

1) Jackson RP, Hales C：Congruent spinopelvic alignment on standing lateral radiographs of adult volunteers and patients. Spine 25：2808-2815, 2000
2) Vedantam R, Lenke LG, Keeney JA et al：Comparison of standing sagittal spinal alignment in asymptomatic adolescents and adults. Spine 23：211-215, 1998
3) 大和　雄，松山幸弘，山崎　健ほか：QOL に悪影響を与える脊柱アライメント．整・災外 56：815-820，2013
4) 戸川大輔，長谷川智彦，大和　雄ほか：成人脊柱変形の症状評価—diamond scale 法．整・災外 56：821-830，2013
5) 古橋弘基，小山博史，星野裕信ほか：人工股関節置換術前患者における歩行機能に関連する因子の検討．日人工関節会誌 45：383-384，2015
6) 戸川大輔，安田達也，大和　雄ほか：高齢者運動器検診者における立位全脊椎・骨盤アライメントと QOL（TOEI study）．MB Orthop 28（2）：7-14，2015
7) 小山博史，星野裕信，松山幸弘：変形性股関節症患者の骨盤傾斜と脊椎 sagittal balance．中部整災誌 56：955-956，2013
8) 小山博史，錦野匠一，星野裕信ほか：急速破壊型股関節症患者における臥位—立位寛骨臼被覆量変化．Hip Joint 42：875-878，2016
9) Ishida T, Inaba Y, Kobayashi N et al：Changes in pelvic tilt following total hip arthroplasty. J Orthop Sci 16：682-688, 2011
10) 小山博史，星野裕信，古橋弘基ほか：人工股関節全置換術前後における変形性股関節症患者の脊椎・骨盤矢状面アライメント．中部整災誌 58：885-886，2015
11) 宮坂　大，伊藤知之，須田　健ほか：変形性股関節症患者における脊椎矢状面アライメント．Hip Joint 36：105-107，2010
12) 古市州郎，黒田崇之，難波良文ほか：変形性股関節症における骨盤傾斜・脊椎矢状面アライメントと腰椎すべり症—Crowe 分類による比較．Hip Joint 40：651-655，2014

*　　　*　　　*

高齢者における変形性股関節症の治療
——合併症予防と早期退院をめざして

宮武和正　谷口直史　小川貴久　高田亮平　平尾昌之　神野哲也**

はじめに

変形性股関節症（股OA）に対する人工股関節全置換術（THA）は良好な成績が報告されており，高齢者のOAに対するTHA施行件数も増えてきた．その一方で高齢者には若年者と比べさまざまな問題がある．手術においては易骨折性や易脱臼性に加えて脊椎や骨盤のアライメント変化を考慮する必要がある．また高齢者では術後合併症を若年者よりも考慮する必要があり，特に静脈血栓塞栓症（VTE）や内科的合併症に注意する必要がある．さらに入院期間の長期化も問題となる．

本稿では，高齢者におけるTHAの適応についての考え方や，合併症予防と入院期間短縮のためにわれわれが行っている取り組みについて文献的考察を交えて紹介する．

I. 基本的なTHA手術適応の考え方

THAの適応を考えるためにはまずOAの診断が重要である．臥位単純X線像では関節裂隙の狭小化が明らかにみられない症例であっても，立位画像では骨盤が後傾して裂隙が狭小化する症例が高齢者ではしばしばみられるので注意を要する[1]．

また高齢者は腰椎疾患や膝OAなどを合併していることも多く，注意して診断を行うことが必要である．特に股関節だけでなく下肢に放散するような痛みがあり，他疾患の鑑別が困難な場合には股関節ブロックが非常に有用である[2]．われわれは厳密な診断を目的とする場合は透視下に関節造影剤と局所麻酔薬を混注したものを股関節内に注入し，確実に関節内に注入されたことを確認している．その後，歩行や疼痛誘発動作を通常どおり行ってもらい，その効果を判断している．以上のように他疾患の鑑別を要する場合には，ブロックによる痛みの改善が得られた症例に対してTHAを行うようにしている．

一般的に壮年期以降でOAの病期が初期～進行期にとどまる場合は，投薬や筋力トレーニング，ジグリングの保存的治療が行われることが多い[3〜5]．しかし高齢者では保存的治療が奏効しない場合に日常生活動作（ADL）が著しく低下する場合もあるため，保存的治療を継続するよりは早期にTHAに踏み切ることも一案と考えられる．単純なX線学的な病期診断のみにとらわれず，社会的な事情を考慮して施行することも必要である．

II. 高齢者の併存症管理

高齢者に対するTHAの良好な成績が報告されており[6]，併存症のある患者にTHAを施行することが増えてきている[7]．本邦においても平均寿命の延伸に伴い，高齢者のOAに対してTHAが施行されることが増加してきている．しかし，高齢者では心血管系などの併存症を有している場合が多いため，個々の症例に応じて術前準備が必要となる．Jamsenらは，75歳以上の高齢者756例でTHA後の死亡に対する予測因子を検討し，高齢，男性，術前・後の歩行能力，貧血，腎不全，輸血を予後因子としてあげている[8]．SinghらはⅠ併存症スコアであるCharlson併存疾患指数（Charlsonインデックス）を利用し[9]（表1），スコアが一つ増えるごとに心血管イベントが有意に増加することを報告している[10]．また，Kanekoらは日本における周術期合併症とCharlson併存疾患指数の関連を検討し，一つ以上の併存症が存在するとオッズ比で2.42倍の感染リスクがあったと報告している[11]．以上の報告をふまえ，当施設では75歳以上の高齢

Key words
diagnosis, comorbidity, cognitive dysfunction, length of stay, one-stage bilateral total hip arthroplasty

*Perioperative management of total hip arthroplasty for elderly patients
**K. Miyatake：東京医科歯科大学整形外科（Dept. of Orthop. Surg., Graduate School, Tokyo Medical and Dental University, Tokyo）；N. Taniguchi：山梨大学整形外科；T. Ogawa, R. Takada, M. Hirao, T. Jinno(准教授)：東京医科歯科大学整形外科.

表 1. Charlson 併存疾患指数 (Charlson Risk Index)

	指　　数	スコア
1	心筋梗塞	1
2	うっ血性心不全（有症状．薬物治療に反応する）	1
3	末梢血管疾患間欠性跛行，バイパス手術後，壊疽，未治療の胸腹部大動脈瘤（6 cm 以上）	1
4	脳血管障害（TIA，後遺症のほぼない脳血管障害既往）	1
5	認知症	1
6	慢性肺疾患（気管支喘息を含む有症状の慢性呼吸器疾患）	1
7	膠原病（SLE，多発性筋炎，MCTD，PMR，中等度以上の RA）	1
8	消化性潰瘍	1
9	軽度肝疾患（門脈圧亢進を伴わない肝硬変，慢性肝炎）	1
10	糖尿病（慢性合併症なし）	1
11	糖尿病（慢性合併症あり）	2
12	片麻痺あるいは対麻痺	2
13	腎疾患（Cr>3 mg/dl，透析，腎移植，尿毒症）	2
14	悪性腫瘍（血液癌含む）	2
15	中等度～重度肝疾患（門脈圧亢進のある肝硬変．静脈瘤出血は問わない）	3
16	転移性腫瘍	6
17	AIDS/HIV	6
最大スコア		29

TIA：transient ischemic attack，SLE：全身性エリテマトーデス，MCTD：混合結合織病，PMR：リウマチ性多発筋炎，RA：関節リウマチ，AIDS：後天性免疫不全症候群，HIV：ヒト免疫不全ウイルス

者でスコアが1点以上ある患者は術前から心機能評価のため心エコーを行っている．また心血管以外の併存症がある場合には他科にコンサルトを行い，手術前に治療が可能なものはできる限り行い，周術期注意点についても協議している．後期高齢者の場合は本人からの聴取では既往症が明らかでなくても併存症が隠れていることもあるため，早めに術前検索を行っている．さらに周術期には心血管系イベントに加え，肺炎や術後精神障害なども起こりうるため，そのリスクに関して本人と家族に説明を要する．術後 VTE の発生については高齢者において有意に高いことが報告されているため，間欠的空気圧迫や弾性ストッキングによる物理的予防に加え，腎機能低下がない症例では抗凝固療法も行っている[12,13]．

III. 周術期の認知機能低下に対する対策

高齢者において周術期の認知機能低下は早期のリハビリテーションを妨げるため問題となる．Moller らは60歳以上の心臓手術以外を対象とした1,218例を対象として，術後1週以内に26％が認知機能低下を呈したと報告している[14]．Maze らは THA 後における高齢者認知機能低下と，脳脊髄液内の proinflammatory cytokines 濃度上昇の関与を示唆している[15]．痛みが認知機能の低下と関連するといった報告もあり，術後の適切な疼痛管理が認知機能の維持に有用であると考えられている[16]．現段階では周術期の認知機能低下に対する有効な治療法は確立していないため，予防が重要であると考えられる．Wang らは認知機能の低下を予防するために，昼夜逆転を避けること，術前の食止め期間を短縮すること，社会的な接触を保つこと，術後友人や家族に頻繁に訪れてもらうこと，早期退院することをあげ，これらを本人と家族に術前に説明すべきであると述べている[17]．本邦においては諸外国に比べ入院期間が長い傾向にあるが，認知機能の評価を詳細に行った検討は渉猟しえた限り見当たらず，今後の検討が必要であろう．

IV. 早期退院に向けた取り組み

THA 後には VTE などの合併症を発生させないためにも早期離床，早期リハビリテーション介入を図ることは必須であるが，高齢者では術前の ADL が良好であっても術後の ADL 回復には時間がかかる場合が多い．よって術前から医療ソーシャルワーカーに介入してもらい，回復期リハビリテーション病院などへの転院を含め，リハビリテーションを集中的に行っていく必要がある．われわれは Oldmeadow らが人工関節術後の入院期間延長や転院を術前に予測するために作成した the Risk Assessment and Prediction Tool（RAPT）スコアを使用し（表2），術前に転院の必要性を予想するようにしている[18]．Hansen らは米国のデータにおいて高リスク群が転院となる予測精度は90％以上であると報告しているが[19]，自験例では片側 THA 例77例において RAPT

表2. RAPT スコア

	値	スコア
1．どの年齢層にあたりますか？	50〜65歳	2
	66〜75歳	1
	76歳以上	0
2．性別はどちらですか？	男	2
	女	1
3．休まずにどれほど歩けますか？	400 m 以上	2
	200〜400 m（ショッピングセンター内など）	1
	自宅周囲	0
4．装具は使いますか？	使用しない	2
	T字杖	1
	松葉杖もしくは歩行器，手押し車	0
5．社会福祉サービス（介護保険など）は受けていますか？	受けていない，もしくは週に1回以上	1
	週に2日以上	0
6．術後お世話をしてくれる方と生活していますか？	いる	3
	いない	0

スコア<6：高リスク（リハビリテーション病院へ転院が予測される），スコア>9：低リスク（自宅への退院が予測される），スコア6〜9：中リスク（自宅退院前になんらかの追加準備が必要となることが予測される）
RAPT：the Risk Assessment and Prediction Tool

スコアを用いてリスク別の転院率を検討したところ[20]，高リスク群66.7％，中リスク群14.0％，低リスク群7.1％であった（図1）．自験例での転院予測精度は70％程度となり，Hansenの報告と比較して若干低い傾向があったが，これは本邦における入院期間や医療サービスの相違が影響していると考えられた．本邦でも海外の報告と比べて精度は若干劣るもののRAPTスコアに一定の有用性があると考え，われわれは使用している．

V．高齢者における両側一期的THAの適応

両側罹患例においては一期的手術のほうが二期的手術を行うよりも有意に可動域や臨床スコアが良好で，総入院期間も短縮したことをわれわれは2009年に報告した[21]．そこで，約半数を占めるOAの両側罹患例に対しては，両側ともにTHAの適応があれば高齢者であっても一期的THAを患者に提示しているが，高齢者においては若年者以上に慎重に適応を判断する必要もある．一期的手術の予想される合併症として，古くは，1976年にRitterらが両側一期的手術は二期的手術よりも感染症，肺血栓塞栓症（PE）などのリスクが増大することを報告している[22]．一方，近年になるとPE発生率はかわらなかったというメタアナリシス報告や[23]，深部感染や死亡のリスクもかわらなかったという報告もある[24]．ナショナルレジストリーを用いた研究では，死亡率はかわらな

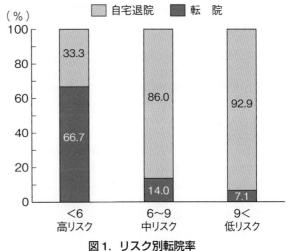

図1．リスク別転院率

かったもののPEと感染症は倍程度に増えたという報告や，American Society of Anesthesiologists（ASA）3以上や高齢者の死亡リスクが高いという報告がなされており[25,26]，適切な患者選択と術後管理が重要であることが指摘されている．われわれも，このような報告から75歳以上の高齢者でCharlson併存疾患指数が一つ以上存在する症例では，両側一期的ではなく二期的手術をすすめている．また，高齢者に限らず両側一期的手術を予定した場合でも，片側終了時に単純X線撮影と採血を行い，インプラント設置と血算や凝固系を確認したうえで対側

の手術を行っている．採血上で通常以上の凝固線溶系異常が疑われた場合には，対側の一期的手術は行っていない[27]．

まとめ

1）当院における75歳以上の高齢者に対するTHAの考え方を紹介した．

2）高齢者特有の問題が多数あり，それらに留意して手術に臨むべきである．

文献

1) 會田勝広, 森本忠嗣, 西田圭介ほか：Hip-spine syndrome（第3報）. 整外と災外 53：846-853, 2004
2) 山内裕樹, 神野哲也, 麻生義則ほか：股関節疾患における股関節ブロックの有用性について. Hip Joint 34：792-795, 2008
3) Pincus T, Koch G, Lei H et al：Patient preference for placebo, acetaminophen (paracetamol) or celecoxib efficacy studies (PACES)；two randomised, double blind, placebo controlled, crossover clinical trials in patients with knee or hip osteoarthritis. Ann Rheum Dis 63：931-939, 2004
4) Hernandez-Molina G, Reichenbach S, Zhang B et al：Effect of therapeutic exercise for hip osteoarthritis pain；results of a meta-analysis. Arthritis Rheum 59：1221-1228, 2008
5) 広松聖夫, 木下 斎, 井上明生：変形性股関節症に対する関節温存手術後の関節症に対するジグリングの効用. 整外と災外 65：389-395, 2016
6) Levy RN, Levy CM, Snyder J et al：Outcome and long-term results following total hip replacement in elderly patients. Clin Orthop 316：25-30, 1995
7) Jimenez-Garcia R, Villanueva-Martinez M, Fernandez-de-Las-Penas C et al：Trends in primary total hip arthroplasty in Spain from 2001 to 2008；evaluating changes in demographics, comorbidity, incidence rates, length of stay, costs and mortality. BMC Musculoskelet Disord 12：43, 2011
8) Jamsen E, Puolakka T, Eskelinen A et al：Predictors of mortality following primary hip and knee replacement in the aged；a single-center analysis of 1,998 primary hip and knee replacements for primary osteoarthritis. Acta Orthop 84：44-53, 2013
9) Charlson ME, Pompei P, Ales KL et al：A new method of classifying prognostic comorbidity in longitudinal studies；development and validation. J Chronic Dis 40：373-383, 1987
10) Singh JA, Jensen MR, Harmsen WS et al：Cardiac and thromboembolic complications and mortality in patients undergoing total hip and total knee arthroplasty. Ann Rheum Dis 70：2082-2088, 2011
11) Kaneko T, Hirakawa K, Fushimi K：Relationship between peri-operative outcomes and hospital surgical volume of total hip arthroplasty in Japan. Health Policy 117：48-53, 2014
12) Malkani AL, Dilworth B, Ong K et al：High risk of readmission in octogenarians undergoing primary hip arthroplasty. Clin Orthop：2017 Jan 12 [Epub ahead of print]
13) 吉原有俊, 古賀大介, 高田亮平ほか：人工股関節全置換術後患者に対する静脈血栓塞栓症予防―術前リスクスコアリングによる抗凝固薬の用量調節の有用性. 日人工関節会誌 45：657-658, 2015
14) Moller JT, Cluitmans P, Rasmussen LS et al：Long-term postoperative cognitive dysfunction in the elderly ISPOCD1 study；ISPOCD investigators；International Study of Post-Operative Cognitive Dysfunction. Lancet 351：857-861, 1998
15) Maze M, Cibelli M, Grocott HP：Taking the lead in research into postoperative cognitive dysfunction. Anesthesiology 108：1-2, 2008
16) Zywiel MG, Prabhu A, Perruccio AV et al：The influence of anesthesia and pain management on cognitive dysfunction after joint arthroplasty；a systematic review. Clin Orthop 472：1453-1466, 2014
17) Wang W, Wang Y, Wu H et al：Postoperative cognitive dysfunction；current developments in mechanism and prevention. Med Sci Monit 20：1908-1912, 2014
18) Oldmeadow LB, McBurney H, Robertson VJ：Predicting risk of extended inpatient rehabilitation after hip or knee arthroplasty. J Arthroplasty 18：775-779, 2003
19) Hansen VJ, Gromov K, Lebrun LM et al：Does the risk assessment and prediction tool predict discharge disposition after joint replacement? Clin Orthop 473：597-601, 2015
20) 藤巻太郎, 谷上直史, 波呂浩孝：RAPT scoreと歩行速度を用いた人工股関節全置換術後退院予測因子の検討. 日人工関節会誌 46：743-744, 2016
21) Yoshii T, Jinno T, Morita S et al：Postoperative hip motion and functional recovery after simultaneous bilateral total hip arthroplasty for bilateral osteoarthritis. J Orthop Sci 14：161-166, 2009
22) Ritter MA, Randolph JC：Bilateral total hip arthroplasty；a simultaneous procedure. Acta Orthop Scand 47：203-208, 1976
23) Babis GC, Sakellariou VI, Johnson EO et al：Incidence and prevention of thromboembolic events in one stage bilateral total hip arthroplasty；a systematic review. Curr Vasc Pharmacol 9：24-32, 2011
24) Huotari K, Lyytikainen O, Seitsalo S：Patient outcomes after simultaneous bilateral total hip and knee joint replacements. J Hosp Infect 65：219-225, 2007
25) Stavrakis AI, SooHoo NF, Lieberman JR：Bilateral total hip arthroplasty has similar complication rates to unilateral total hip arthroplasty. J Arthroplasty 30：1211-1214, 2015
26) Garland A, Rolfson O, Garellick G et al：Early postoperative mortality after simultaneous or staged bilateral primary total hip arthroplasty；an observational register study from the Swedish Hip Arthroplasty Register. BMC Musculoskelet Disord 16：77, 2015
27) 神野哲也, 古賀大介, 星野ちさとほか：整形外科領域における医療安全管理―人工関節全置換術における稀な合併症と対策. 日整会誌 87：S1079, 2013

高齢者の変形性股関節症に対する dual mobility cup を用いた人工股関節全置換術の治療経験

牛牧誉博　越智宏徳　馬場智規　尾崎　友　本間康弘
渡　泰士　松本幹生　金子和夫

はじめに

　変形性股関節症（股OA）に対する人工股関節全置換術（THA）は除痛効果に優れ，安定した成績が期待できる手術である[1]．一方で，術後合併症は手術手技やインプラントの改善のすすんだ現在でも散見され，そのなかでも術後脱臼は運動機能の著しい低下や再置換の原因にもなる重大な合併症の一つである[1]．特に高齢者は軟部組織緊張の低下や，転倒しやすくなること，脱臼肢位の意識低下などが要因となり，脱臼リスクが増加することが報告されている[1,2]．前方アプローチは筋腱を切離しない筋間かつ神経支配領域間を利用したアプローチであるために軟部組織の温存が可能であり，低い脱臼率と術後疼痛の軽減，早期の筋力回復が可能となる[3〜6]．また，dual mobility cup（DMC）は，1975年にBousquetにより提唱されたインナーヘッドがポリエチレンライナーとの間で関節面をもち，ポリエチレンライナーが可動することで大きな可動域（ROM）と jumping distance をもつ脱臼予防に特化したインプラントである[7,8]（図1）．

　われわれは，脱臼リスクが高い75歳以上の高齢者の股OAに対して前方アプローチとDMCを併用したTHAを施行することで術後脱臼を回避でき，良好な成績が得られると仮説を立てた．本研究の目的は75歳以上の高齢者の股OAに対する前方アプローチとDMCを併用したTHAの治療成績を検討することである．

I. 対象および方法

　2013年4月〜2016年11月に股関節疾患に対してTHAを行った528例のうち，下記の除外対象を除き3ヵ月以上経過観察可能であった75歳以上の股OA 41例43股を

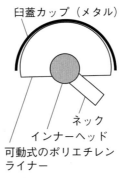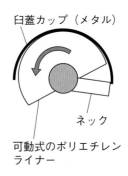

図1. Dual mobility cup. インナーヘッドがポリエチレンライナーとの間で関節面をもち，ポリエチレンライナーが可動することで大きなROMと jumping distance をもつ．

調査対象とした．除外対象は手術歴のある患者，骨折後，大腿骨頭壊死症，関節リウマチなどの二次性の股OA，再置換術施行例とした．手術はすべて仰臥位で前方アプローチとDMC（MDM System：Stryker Japan社，東京）を併用して行った[13]．術中すべての症例に対して透視を使用した．後療法は術翌日より全荷重歩行および股関節ROM訓練を行った．検討項目は患者背景，手術時間，出血量，周術期合併症（脱臼，感染，再手術の有無），クリニカルアウトカムは日本整形外科学会股関節機能判定基準（JOAスコア）および modified Harris Hip Score（mHHS）を使用した．統計はクリニカルアウトカムの術前・後に関して t 検定を用いて比較・検討した．有意水準 $p<0.05$ を有意差ありとした．

II. 結　果

　患者背景は，平均年齢81.5（75〜90）歳，性別が男性

Key words
THA, dual mobility cup, anterior approach

4例，女性39例，body mass index (BMI) は24.2 (18.1〜35.4) kg/m²であった（表1）．平均観察期間は15.3（3〜37）ヵ月であった．平均手術時間は109.6（74〜156）分，平均出血量は538.6（134〜1,384）mlであった．周術期合併症として脱臼，感染，再手術はなかった（表1）．合計JOAスコアは術前平均47.4（17〜66）点から術後平均85.9（75〜98）点，合計mHHSは術前平均43.9（11〜68.2）点から術後平均88.2（71.5〜100）点といずれも有意に改善した（表2）．

III. 症例提示

症例．77歳，女．右変形性股関節症．

既往歴に特記すべき事項はなく，明らかな認知機能の低下はなかった．合計JOAスコアは術前61点，合計mHHSは術前59点であった．術前単純X線像では右末期股OAであった（図2）．前方アプローチでDMCを併用したTHAを行った．手術時間は平均1時間55分，出血量平均450mlであった．周術期の合併症はなかった．

術後13ヵ月の合計JOAスコアは91点，合計mHHSは83点に改善した．術後13ヵ月の単純X線像でインプラントの折損や弛みはなかった（図3）．

IV. 考 察

THAの術後脱臼は重大な合併症であるが，本研究では脱臼リスクの高い75歳以上の後期高齢者の股OAにおいて前方アプローチとDMCを併用したTHAを行い，脱臼の発生はなかった．その要因として手術アプローチを脱臼予防に効果的である前方アプローチで行い，インプラントも脱臼予防に特化したDMCを用いることで強力な脱臼予防効果が得られたと考えている．

一般的に脱臼のリスク因子として，手術にはアプローチやインプラントデザインの問題，外科医の技術の問題が，患者側の要因には高齢（75歳以上），股関節周囲の筋緊張の低下，神経疾患（てんかん，脳性麻痺，Parkinson病，ミオパチー，ポリオ，脳梗塞後の片麻痺）の罹患，認知機能障害（認知症，Alzheimer病）などが報告されている[1]．Ekelundらは，80歳以上の高齢者の脱臼率は9.2%と全年齢の脱臼率よりも約3倍高いと報告している[10]．また，Berryらの報告によると，70歳以上のTHA後脱臼の相対リスクは70歳以下に対して1.3と高くなるとされている[11]．脱臼発生時期においては，Stevenらの報告でTHA術後最初の3ヵ月は，特に認知症が関節不安定性と相関するといわれており，脱臼の発生に注意が必要である[12]．手術を行う際には患者のリスク因子は修正困難な要因であり，強い脱臼予防効果をもつ手術アプローチ，インプラントを選択することは非常に重要である．

高齢者に対する筋腱を切離しない前方アプローチは，

表1. 患者背景および手術成績

	n=43
年齢（歳）	81.5±3.2（75〜90）
性（男/女）	4/39
BMI（kg/m²）	24.2±3.8（18.1〜35.4）
経過観察期間（月）	15.3±9.8（3〜37）
手術時間（分）	109.6±21.1（74〜156）
出血量（ml）	538.6±182.6（134〜1,384）
術後脱臼（n）	なし
感染（n）	なし
再手術（n）	なし

表2. JOAスコアとmHHS

a．JOAスコア

	術 前	術 後	p値
疼 痛	12.4±8.3（0〜30）	38.4±2.6（30〜40）	<0.0001
ROM	14.3±3.8（4〜20）	16.8±2.0（10〜20）	0.0020
歩行能力	9.5±5.4（10〜18）	14.8±3.8（10〜20）	<0.0001
日常生活動作	11.2±4.9（0〜18）	16.1±2.0（10〜20）	<0.0001
合 計	47.4±13.9（17〜66）	85.9±6.2（75〜98）	<0.0001

b．mHHS

	術 前	術 後	p値
疼 痛	16.7±6.6（11〜33）	43.6±1.9（33〜44）	<0.0001
歩行能力	19.1±6.8（7.7〜33）	28.2±6.0（16.5〜36.5）	<0.0001
日常生活動作	11.4±3.6（2.2〜15.4）	16.3±2.2（11〜19.8）	<0.0001
合 計	43.9±15.1（11〜68.2）	88.2±7.4（71.5〜100）	<0.0001

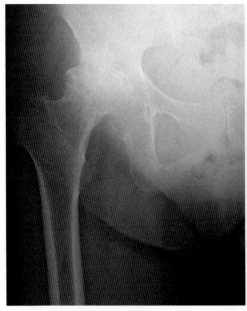 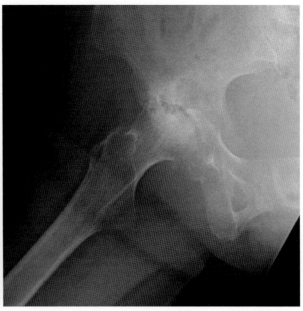

a. 正面像　　　　　　　　　　b. Lauenstein 像

図2. 術前単純X線像

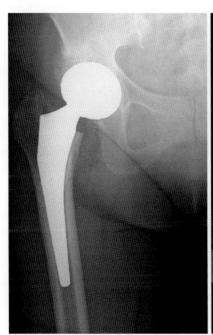 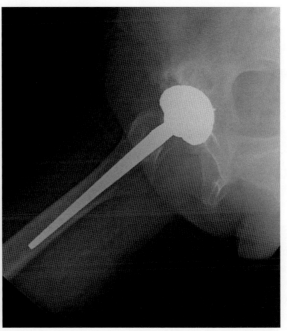

a. 正面像　　　　　　　　　　b. Lauenstein 像

図3. 術後単純X線像

筋力低下による軟部組織の緊張低下に伴う脱臼リスク増大を軽減するため有用である[4,13]．また術後疼痛の軽減や早期の筋力回復も期待でき，高齢者の早期社会復帰の観点からも有用と考えられる[5]．加えて，加齢性変化に伴う腰椎前弯の減少は，腰椎骨盤の連動性が低下し，インプラントインピンジメントを生じやすくする危険性も存在する[9]．その場合，カップ設置のセーフゾーンは小さくなり，さらに臼蓋の形態により意図した設置がむずかしいことがある．そのような状況下では，DMCは骨盤傾斜に対する小さくなったカップ設置のセーフゾーンの拡大を期待できるため，さらなる脱臼予防のオプションとして有効である．

Micheal-Henriらは，初回のTHAにおけるDMCの10年生存率は70歳で98.6％と通常のカップと同等の成績

であったが，55歳以下では91％と成績が劣っていたと報告している[14]．DMCは脱臼の予防には効果的であるが，長期使用によりポリエチレンの摩耗が懸念されるため，若年者への使用は慎重であるべきである．

本研究の限界は以下のとおりである．一つ目は経過観察期間が最短3ヵ月と短い症例が存在していることである．長期的な経過観察は非常に重要であるが，本研究において短期間の成績は問題なく，特に脱臼リスクの高い3ヵ月以内の脱臼もなかった．二つ目はほかのアプローチやインプラントで行った症例との比較・検討がなされていないことである．アプローチに関しては，過去の報告から前方アプローチは脱臼予防効果が高く，術後アウトカムの早期改善が報告されている[15,16]．インプラントに関しても，股OAに対する前方アプローチを用いたDMCとconventionalなタイプのカップとの比較においてDMCの有用性が示されており，75歳以上の高齢者においても同様の結果になることが予想される[13]．三つ目は認知機能の程度や脱臼リスクになる基礎疾患の検討がないことであり，今後さらなる調査の必要性があると考えられた．

まとめ

1）75歳以上の高齢者の股OAに対して脱臼予防に特化した前方アプローチとDMCを用いたTHAを行うことで，脱臼はなく良好な術後成績が得られた．

2）脱臼リスクの高い高齢者の股OAに対する前方アプローチとDMCを用いたTHAは，治療オプションの一つになりうる．

文献

1) Guyen O, Pibarot V, Bejui-Huges J et al：Unconstrained tripolar implants for primary total hip arthroplasty in patients at risk for dislocation. J Arthoplasty **22**：849-858, 2007
2) Patel PD, Potts A, Froimson MI et al：The dislocating hip arthoplasty；prevention and treatment. J Arthoplasty **22**［4 suppl 1］：86-90, 2007
3) Connolly KP, Kamath AF：Direct anterior total hip arthroplasty；literature review of variations in surgical technique. World J Orthop **7**：38-43, 2016
4) 浅 亮輔，馬場智規，金子和夫ほか：不安定型大腿骨頚部骨折に対する仰臥位前方進入法によりdual mobility cupを用いた人工股関節全置換術の短期成績．骨折 **37**：693-695，2015
5) Hamadouche M, Biau DJ, Huten D et al：The use of a cemented dual mobility socket to treat recurrent dislocation. Clin Orthop **468**：3248-3254, 2010
6) Barrett WP, Turner SE, Lepold JP：Prospective randomized study of direct anterior vs posterior-lateral approach for total hip arthoplasty. J Arthoplasty **28**：1634-1638, 2013
7) Caton JH, Ferrira A：Dual-mobility cup；a new French revolution. SICOT **41**：433-437, 2017
8) 本間康弘，馬場智規，金子和夫ほか：脱臼防止―人工股関節全置換術術後脱臼ハイリスク患者に対する人工股関節機種の選択―デュアルモビリティカップの有用性．別冊整形外科 **65**：261-266，2014
9) Ochi H, Baba T, Homma Y et al：Importance of the sinopevic factors on the pelvic inclination from standing to sitting before total hip arthroplasty. Eur Spine J **25**：3699-3706, 2016
10) Ekelund A, Rydell N, Nilsson OS：Total hip arthroplasty in patients 80 years of age and older. Clin Orthop **281**：101-106, 1992
11) Berry DJ, von Knoch M, Schleck CD et al：The cumulative long-term risk of dislocation after primary Charnley total hip arthroplasty. J Bone Joint Surg **86-A**：9-14, 2004
12) Steven T, Woolson MD, Rahimtoola MD et al：Risk factors for dislocation during the first 3 months after primary total hip replacement：J Arthoplasty **14**：662-668, 1999
13) Homma Y, Baba T, Kaneko K et al：Benefit and risk in short term after total hip arthroplasty by direct anterior approach combined with dual mobility cup. Eur J Orthop Surg Traumatol **26**：619-624, 2016
14) Micheal-Henri F：Dual mobility concept；bipoplar hip replacement. European Surgical Orthopedics and Traumatology, ed by Bentley G, Springer, Berlin, p2635-2647, 2014
15) Tsukada S, Wakui M：Lower dislocation rate following total hip arthroplasty via direct anterior approach than via posterior approach；5-year-average follow up results. Open Orthop J **9**：157-162, 2015
16) Homma Y, Baba T, Kaneko K et al：Benefit and risk in short term after total hip arthroplasty by direct approach combined with dual mobility cup. Eur J Orthop Surg Traumatol **26**：619-624, 2016

*　　　*　　　*

80歳以上の高齢者に対する人工股関節全置換術

松浦正典　松井嘉男　日高典昭　黒田貴顯

はじめに

人工股関節全置換術（THA）は，高齢者にも有効性が高く，広く行われている治療法である．80歳以上の高齢者は2015年に国内1,002万人となりはじめて1,000万人を超え，さらに増加している[1]．したがって，今後さらに高齢者に対するTHAが増加すると考えられる．しかし高齢者は術後合併症が多く，術前・術後の合併症に十分な注意を要するとする報告もある．本稿では，高齢者THAの臨床成績と術後合併症を含めた安全性について調査・検討したので報告する．

I．対象および方法

2009年4月〜2015年9月に当科で施行した初回THA 411股のうち，80歳以上にTHAを施行して1年以上経過観察できた50例56股（13.6%）を対象とした．手術時平均年齢は83（80〜90）歳，術後経過観察期間は平均20.6（12〜96）ヵ月，男性7例，女性43例であった．原疾患は，変形性股関節症（股OA）40股，急速破壊型股関節症（RDC）10股，大腿骨頭壊死（ION）2股，大腿骨頚部骨折後遺症3股，大腿骨頚部内側骨折1股であった．手術はセメントTHAかハイブリッドTHAを症例に応じて施行した．評価項目は，術前・最終調査時の日本整形外科学会股関節機能判定基準（JOAスコア），手術時間，出血量，輸血率，術前・術後合併症，転帰として生存の有無，居宅（自宅か施設か），歩行能力（術前・最終調査時）として独歩・杖か歩行器・車椅子移乗のみの3段階評価を行った．画像評価は，X線学的評価［術前：骨盤傾斜（pelvic inclination angle：PIA）・大腿骨髄腔形状，術後：インプラントの弛み］，について調査した．PIAは土井口ら[2]の方法に準じて計測し，PIAが30°以上を骨盤後傾と定義した．大腿骨髄腔形状はNobleら[3]の方法に準じてcanal flare index（CFI）を測定し，stovepipe/normal/champagne fluteの3 typeに分類した．無作為に選んだ同時期に施行した60歳代の初回THA例52例56股を対照群として比較した．対照群は平均年齢64.8（60〜69）歳，術後平均経過観察期間22.4（12〜100）ヵ月，男性9例，女性43例であった．原疾患は，股OA 47股，RDC 1股，ION 5股，大腿骨頚部骨折後遺症3股であった．統計学的検定には，paired t検定，χ^2検定，Wilcoxon検定を用いた．

表1．術前合併症

	対照群（%）	高齢群（%）
腎不全	3.8	15
呼吸器疾患	1.9	4
脳血管障害	3.8	10
糖尿病	11.5	14
心疾患	3.8	14
高血圧	38.5	88
全体	44	96

II．結　果

50例中48例（96%）になんらかの既往歴があり，特に高血圧は44例（88%）にみられた（表1）．対照群での高血圧は20/52例（38.5%）であった（図1）．JOAスコアは，高齢者群で術前31.2点が最終調査時83.4点に有

Key words

THA, elderly patient, evaluation

*Evaluation of total hip arthroplasty for elderly patients over 80 years old
**M. Matsuura（副部長），Y. Matsui（医長），N. Hidaka（部長）：大阪市立総合医療センター整形外科（〒534-0021　大阪市都島区都島本通2-13-22；Dept. of Orthop. Surg., Osaka City General Hospital, Osaka）；T. Kuroda（医長）：淀川キリスト教病院整形外科．

II. 下肢の変性疾患に対する高齢者治療 ◆ 1. 股関節変性疾患

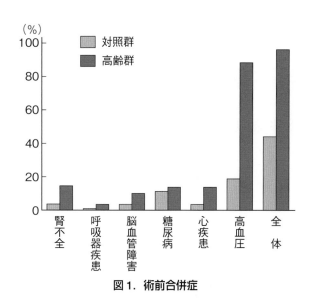

図1. 術前合併症

表3. 術後合併症

	高齢群（例）	対照群（例）	有意差
内科的合併症	4	2	NS
循環器系疾患	1	1	NS
呼吸器系疾患	1	1	NS
腎不全	1	0	NS
脳神経系疾患	0	0	NS
感　染			
深部感染	0	1	NS
表層感染	2	1	NS
深部静脈血栓症	0	0	NS
せん妄	3	1	NS
発　熱	6	3	NS

表2. 高齢群と対照群の比較（死亡例は除く）

	高齢群	対照群
手術時間（分）	123.3（89〜239）	121.9（99〜157）
出血量（ml）	595.2（130〜1,600）	605.2（350〜1,100）
輸血率（%）	39.3（22/56股）*	7.1（4/56股）*
入院期間（日）	28.6（15〜54）	26.5（16〜43）
転院率（%）	46.4（26/56股）*	7.1（4/56股）*

*$p<0.05$

意に改善し, 対照群は術前平均40.5点が最終調査時平均92.4点と有為に改善した. 重篤な合併症として1例が周術期に死亡した. 術後脱臼は1股あったが, 保存的治療で再脱臼は生じなかった. 晩期感染が1股あり, 最終的にインプラントの抜去を余儀なくされた. X線学的評価は, 術前は高齢者群で28股（50%）で骨盤後傾がみられ対照群3股（5.4%）に比べ有意に高く, 大腿骨髄腔形状も高齢者群10股（17.9%）がstovepipe状の広い髄腔で対照群の2股（3.6%）に比べ有意に高かった. 術後, インプラントの弛みを生じた症例はなかった.

平均手術時間は123（89〜239）分, 平均出血量は595（130〜1,600）mlであった. 32股（57.1%）に術前自己血貯血を行ったが, 同種血輸血率は22/56股（39.3%）と高い結果であった（対照群と比べ手術時間・出血量に有意差はなかったが, 輸血率には有意差があった）[表2]. 術後合併症は対照群と有意差はなかったが, 内科的合併症, せん妄, 発熱が多い傾向にあった（表3）. 退院時には30股が自宅へ, 26股がリハビリテーション病院へ転院した（対照群に比べ転院率が有意に高かった）. 最終調査時には, 全例のうち周術期の死亡例1例1股と他疾患で死亡した4例5股を除く, 45例50股が生存していた. 最終観察時には深部感染後インプラントを抜去した症例は施設にいたが, ほかの44例49股は自宅で生活していた（表4）. 歩行能力は, 術前は杖・歩行器32例, 車椅子18例であったのが, 最終調査時は独歩可能8例, 杖・歩行器36例, 車椅子1例であった. 最終調査時, 死亡例を除く44/45例（97.8%）が歩行能力を有していた（表5）.

III. 症例提示（図2）

症　例. 88歳, 女.

術前合併症として高血圧, 軽度腎機能障害があった. 手術時間は112分, 出血量560mlで, トラネキサム酸を使用し, 自己血輸血は200ml×2回行った. 術後にせん妄が出現したが, 投薬治療で軽快した. 入院期間は21日間で, リハビリテーション病院へ転院した. 歩行器歩行であった. 術後2年（90歳）で独歩可能であり, JOAスコアは33点から82点に改善した.

IV. 考　察

近年社会の高齢化がすすみ, より高齢者にTHAを施行する機会が増加してきている. 諸家の報告ではその成績はおおむね良好とされている. 本研究でも, 成績は良好であった.

表4. 転帰

a. 死亡例（n=50）

術後3ヵ月経過時	1（術後早期）
最終経過時	5

b. 生存例

	退院時	最終観察時
自宅	30/55股	49股
転院	26/55股	1股（施設，晩期感染→抜去例）

表5. 歩行能力

	術前（例）	最終調査時（例）[死亡5例除く]
独歩	0	8（9股）
杖・歩行器	32（34股）	36（39股）
車椅子	18（20股）	1（1股）

最終調査時には44/45例（97.8%）が歩行能力を有していた

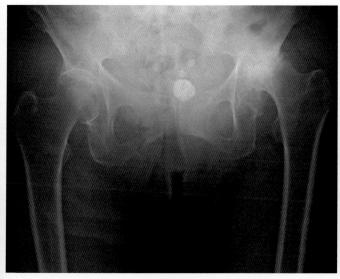
a. 術前

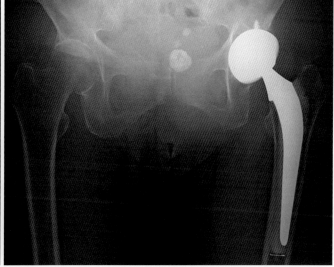
b. 術後

図2. 症例. 88歳，女. 左RDC. 骨盤後傾があり，ハイブリッドTHAを施行した.

　高齢者は既往歴を有していることが多く，術後の合併症のリスクも高い．de Thomassonら[4]は，80歳以上のTHA 72例を調査し，9割の症例で既往歴があったが，術後の合併症の発生には関係なかったと述べている．Keisuら[5]は80歳以上のTHA 123例で，24%に術後合併症を生じ，肺塞栓や尿路感染が多かったと報告している．本研究でも，術前に50例中48例（96%）に内科的合併症を有していた．術後合併症は，対照群に比べ高齢者群で有意差はなかったが，せん妄・不明熱が多い傾向にあった．

　江頭ら[6]は80歳以上のTHA 51例の平均4.3年経過後で75%以上が歩行可能であったと報告している．本研究でも平均20.6ヵ月と短期間ではあるが，97.8%が歩行能力を有しており良好な結果であった．

　内田ら[7]は80歳以上のTHA 26例で若年に比べ入院期間が延長したと報告している．本研究では，入院期間の延長はなかったが，これは当院が急性期病院であるためリハビリテーション病院へ転院させたためであると考えられ，転院率の比較では，高齢者群46.4%，対照群7.1%と有意に高かった．

　術前の骨盤形態や大腿骨髄腔形状については，三浦ら[8]は，80歳以上103例と60歳代55例を比べ，骨盤後傾例は80歳以上54%，対照群3.8%，大腿骨のstovepipe形状が80歳以上9.3%，対照群1.9%と報告しており，本研究も同様の結果であった．術前の骨盤形態や大腿骨髄腔にも一定の傾向があることがわかり，脱臼対策など症例によってはインプラントを考慮する必要があると思われた．

　自己血輸血については，従来高齢者には適応がないとされてきたが，2014年の日本自己血輸血学会の「貯血式自己血輸血実施指針」[9]では，自己血輸血には年齢制限はないが，高齢者では併存症に注意すること，米国麻酔学会（ASA）による患者の状態評価（ASA physical status）class IIまでの患者，ニューヨーク心臓協会（NYHA）によるclass IIまでの患者であれば可能とされており，本研究でも32股（57.1%）で自己血貯血が可能であった．

同種血輸血は 22/56 股（39.3%），対照群 4/56 股（7.1%）と多くの症例で輸血しており，内田らの 11.5% と比べると積極的に輸血を行っている結果であった．これは本研究のうちの周術期の死亡例が循環不全であったため，積極的に輸血を行っていたことが影響していると考えられた．最近の症例では，止血剤（トラネキサム酸）使用や術中回収式洗浄式自己血輸血の利用で同種血輸血は減少している．

本研究を通して，80 歳以上の患者であっても周術期の管理を徹底すればその後の成績は比較的良好であり，高齢者であっても十分に THA の適応があると考えられた．

ま と め

1）80 歳以上の高齢者に対する THA では，なんらかの合併症を有していることがほとんどで，積極的な輸血も含め周術期管理を徹底することが重要と考えられた．

2）周術期の管理を徹底すればその後の成績は比較的良好であり，高齢者であっても十分に THA の適応があると考えられた．

3）術前の骨盤形態や大腿骨髄腔にも一定の傾向があり，インプラントを考慮する必要があると考えられた．

文　献

1) 総務省 2015 年 9 月統計抜粋．＜http://www.stat.go.jp/data/jinsui/＞［Accessed 2017 Jul 4］
2) 土井口祐一，岩崎勝郎，山田健治ほか：X 線学的骨盤腔形態と骨盤傾斜角．整外と災外 **41**：641-645, 1992
3) Noble PC, Alexander JW, Lindahl LJ et al：The anatomic basis of femoral component design. Clin Orthop **23**：148-165, 1988
4) de Thomasson E, Caux I, Guingand O et al：Total hip arthroplasty for osteoarthritis in patients aged 80 years or older；influence of comorbidities on final outcome. Orthop Traumatol Surg Res **95**：249-253, 2009
5) Keisu KS, Orozco F, Sharkey PF et al：Primary cementless total hip arthroplasty in octogenarians. J Bone Joint Surg **83-A**：359-363, 2001
6) 江頭秀一，重松正森，上通一泰ほか：高齢者（80 歳以上）に対する人工股関節の周術期および短期成績．日人工関節会誌 **38**：540-541, 2008
7) 内田　理，十河敏晴，八木啓輔ほか：80 歳以上の高齢者変形性股関節症に対するセメントレス THA の中期成績．日人工関節会誌 **39**：160-161, 2009
8) 三浦陽子，老沼和弘，金山竜沢ほか：80 歳以上の高齢者における THA の術後成績．Hip Joint **40**：873-876, 2014
9) 日本自己血輸血学会：貯血式自己血輸血実施指針 (2014)．＜http://www.jsat.jp/jsat_web/kijun/index.html＞［Accessed 2017 Jul 4］

*　　　*　　　*

高齢者における人工股関節全置換術後脱臼

庄司剛士　山崎琢磨　安達伸生

はじめに

人工股関節全置換術（THA）において，術後脱臼はもっとも注意すべき合併症の一つである．術後脱臼の原因はさまざまで，その危険因子として発育性股関節形成不全，女性，高齢者，アルコール中毒，股関節手術歴などの患者因子と，手術進入法，インプラントの設置角度，使用機種などの手術因子が報告されている[1]．一方，近年の社会の高齢化に伴い，THA施行例においても年々高齢者の占める割合は増加している．高齢者のTHA術後の合併症のなかで，THA後脱臼はもっとも頻度が高い合併症であり，軟部組織緊張の低下や骨盤後傾など多くの要因が関与していると考えられる．

本稿では，当院で初回THAを行った高齢者例のうち，脱臼を認めた症例を後ろ向きに調査し，脱臼要因について調査を行った．

I. 対象および方法

2007年4月～2014年3月に当科で高齢者（75歳以上）に対してTHAを施行した症例のうち，術後脱臼（頻回脱臼も含む）がみられた10例10（男性3，女性7）関節，初回手術時平均年齢80.0（75～89）歳を対象とした．原疾患は全例変形性股関節症（股OA）であった．使用インプラントは全例セメントレスで，ポリエチレンライナーを使用し，骨頭径は28 mmを使用した症例が5例，32 mm 2例，36 mm 3例であった．また頻回脱臼に対して再手術を行った症例は3例であった．調査項目として，脱臼方向，インプラント設置角度，骨盤傾斜角，3D動態解析ソフトを用いたインピンジメントの評価とした．インプラントの設置角度は，術後臥位CTからcup inclination, cup anteversionを計測し，stem anteversionは同様に術後臥位CTからposterior condylar axisを基準に計測した．また術後立位X線像から土井口ら[2]の方法に準じて骨盤傾斜角を評価した（表1）．また，術後CTから3D動態評価ソフト（Zed Hip：LEXI社，東京）を用いてインピンジメントの部位，屈曲80°における内旋可動域（ROM），また伸展10°における外旋ROMを評価した．なお，手術は全例後側方アプローチで展開し，インプラント設置後，関節包を可及的に修復した後，短外旋筋を大転子後縁に吸収糸で縫合した．

II. 結果

脱臼回数は，5回以上の症例が5例（50％）と最多で，2回1例，単回脱臼4例で，術後3ヵ月以内に脱臼した症例は4例であった．脱臼方向は，前方脱臼1例，後方脱臼9例で，前方脱臼を呈した症例では，手術側と反対方向に振り返り動作を行った際の前方脱臼であり，後方脱臼を起こした症例はいずれも股関節を屈曲，内転，内旋した際に発症していた．

インプラント設置角度のうち，combined anteversion（CA）角が40°以上，60°以下の症例は5例であり，カップ設置角がLewinnekらの提唱するsafe zoneをはずれた症例は4例であった．またCA角が40°以上，60°以下の症例のうち，動態解析から股関節屈曲内旋時に大腿骨頸部～大転子前面と下前腸骨棘で骨性インピンジメントがあった症例が4例，ステムとカップ周囲の骨棘でインピンジメントがあった症例が1例であった．また，骨盤傾斜角は7例で21.4°～29.5°と30°未満の骨盤後傾であったが，3例では30°以上の強い骨盤後傾がみられた．

再置換方法は，2例ではstem offsetの延長，大径骨

Key words
THA, dislocation, aged patient

*Factors affecting hip dislocation after total hip arthroplasty in aged patients
**T. Shoji, T. Yamasaki（准教授）：広島大学大学院人工関節・生体材料学講座（Dept. of Artificial Joints and Biomaterials, Institute of Biomedical & Health Science, Hiroshima University, Hiroshima）；N. Adachi（教授）：広島大学整形外科．

表1. 症例一覧

症例	年齢(歳)・性	脱臼方向	時期	脱臼回数	カップ設置位置 骨頭径 (mm)	外方傾斜角 (°)	前方開角 (°)	ステム前捻角 (°)	骨盤傾斜角 (°)
1	89・女	後	2ヵ月	>5	28	42	16	8	26.1
2	86・女	後	8年	1	28	47	−1	19	48.1
3	84・男	後	7ヵ月	>5	28	43	−10	35	21.4
4	80・女	後	6年	>5	28	54	19	21	25.4
5	80・男	前	2週	1	32	42	40	25	52.1
6	78・女	後	3年	>5	36	46	24	31	44.1
7	77・女	後	3ヵ月	2	36	47	14	36	29.5
8	76・女	後	1年	>5	28	41	22	26	27.5
9	75・女	後	7ヵ月	1	32	42	20	31	23.5
10	75・男	後	2ヵ月	1	36	46	18	10	27.7

頭,elevated linerに変更し,同時にインピンジメントが発生しうる余剰骨の骨切除を行い,1例ではカップ周囲のbony spurを切除後,stem offsetの延長を行った(症例6).その他の頻回脱臼の症例は,患者の全身状態,また患者本人からの再手術の同意が得られず経過観察とした.最終的に,再手術を行った1例で術後単回の脱臼を生じ,再手術を行っていない頻回脱臼例の1例で脱臼がみられた.

III. 症例提示

症例6.78歳,女.

約20年前に右股OAに対して他院でTHAを施行した.約6年前に左股OAに対して当院で後側方アプローチを用いてTHAを行った(Taperloc Stem, Ring Lock Cup, 径36 mm head:Zimmer Biomet社,Warsaw)[図1a, b].術後約3年は脱臼もなく経過良好であったが,術後3年時にトイレから立ち上がる際,左股関節が内転・内旋位となり後方脱臼を発症した.徒手整復後,股関節外転装具で保存的治療を行ったが,以後も頻回に後方脱臼を生じたため再手術を行った.再手術前CTのインプラント設置角評価ではカップ外方傾斜角が46°と軽度高傾気味ではあったが,Lewinnekらの提唱するsafe zone内にあり,CA角は55°であった(図1c〜f).しかしCTで股関節前方カップ前縁に骨性隆起がみられ,動態解析から同部のインピンジメントに伴う後方不安定性が疑われた.再手術時の術中所見では,股関節前方にカップ辺縁から約1 cm程度突出したbony spurの形成・突出がみられたため,同部の骨切除を行い,ステムネックの延長を行った(4 mm).屈曲90°+内旋70°,伸展10°+最大外旋まで骨頭のseparationはなかった(図2).再手術以降,再脱臼はしていない.

IV. 考 察

近年,社会の高齢化に伴い手術年齢が上昇し,当院のTHA例においても年々高齢者の占める割合は増加している.THAの術後脱臼は,近年インプラントおよび手術法の改良によりその数は減少しているが,高齢者におけるTHA後脱臼率は3.1〜12.8%と報告され依然として高率であり[3,4],加齢は脱臼のリスクを増加させると考えられている.高齢者のTHA後脱臼の特徴として,多関節拘縮,協調運動の障害,骨盤後傾の増大などが報告されているが,多因子性であり症例ごとの背景や骨形態などさまざまな因子を考慮して手術を行う必要がある.

THA後脱臼の手術因子として,インプラントの設置不良,インピンジメント,軟部組織の不均衡および緊張の不足,あるいは外転筋力不全などが報告されている[5〜7].とりわけインピンジメントが術後脱臼の主因であると考えられており,高齢者に対するTHAでもインピンジメントの回避が脱臼を予防するうえで重要と考えられる.インピンジメントは,インプラント同士(implant impingement),インプラントと骨,骨同士(bony impingement)[骨間に軟部組織が介在する場合も含める]の3種類に分類されるが,implant impingementが脱臼の主因となる[7,8].インプラントの適正な設置位置は,Widmerらが提唱したカップの前方開角とステムの前捻角を合わせたCAの考え方が広く認知されており[6],JollesらはCA角を40°〜60°にすべきであると報告している[9].Implant impingementを回避するうえではCA角を,後方アプローチでは後方の安定性を考慮しやや大きめ,また前方系のアプローチの際には低めに設定してインプラント設置を行うことで術後安定性を獲得できると考えられる.

一方,適切なCA角でインプラント設置を行った症例

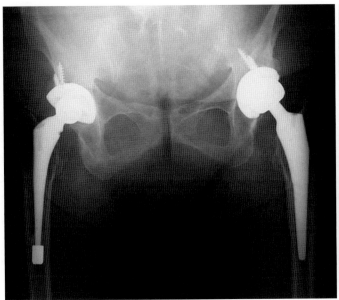
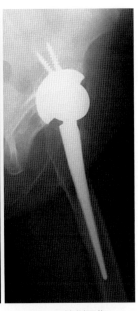

a. X線正面像

b. X線側面像

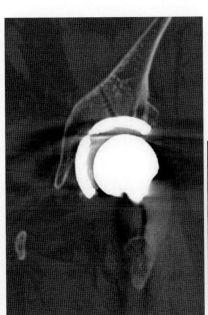
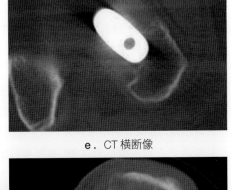
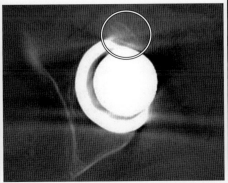

c. CT冠状断像　　d. CT横断像（円内：骨性隆起）　　f. 大腿骨顆部CT横断像

e. CT横断像

図1. 症例6. 78歳，女. 術後画像所見

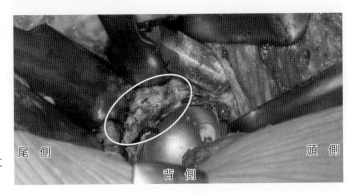

図2. 症例6. 術中外観所見. 股関節前方カップ前縁に骨性隆起を認める（円内）.

のなかにも易脱臼性を呈する症例が存在し，その多くがbony impingementが原因であると考えられる[10]．われわれが行った3D動態解析を用いた研究では，股関節前方では約6割程度の症例でbony impingementがimplant impingementに先行して発生していた[11]．Bony impingementは寛骨臼縁の残存骨棘や下前腸骨棘と大腿骨転子部/頚部，大転子後方と坐骨などが好発部位であるが，患者個々の骨形態，骨盤傾斜，あるいはインプラント設置位置などの多因子が関与し，それらの因子によりインピンジメントが発生するまでの可動域（ROM）や生じる部位が異なる[12,13]．

これまでわれわれは下前腸骨棘，坐骨，大腿骨側の骨形態，およびインプラント設置・選択がbony impingementの生じやすさに与える影響について検討してきた[10〜14]．これまでの結果から，bony impingementは主に後方不安定に関与し，前方不安定性に関与する症例は少数であると考え，THAを行ううえではCA theoryをもとにしたインプラント設置を行い，主に前方のbony impingementを回避するよう工夫している．前方のbony impingementは，下前腸骨棘の骨形態やステム挿入前捻角が大きく関与し，またステム，offset選択によっても生じる頻度，股関節ROMは変化する．そのためbony impingementが危惧される症例においては，ステム頚体角が比較的小さいステムを選択し，骨形態に応じてステム挿入前捻角は30°程度を目安とする．またglobal offsetが小さくならないようstem offsetを選択し，前方のインピンジメントが生じるまでROMを拡大するようにしている．骨形態が大きい症例のなかには十分なROMが得られない症例があるため，その際には下前腸骨棘の部分切除，また大腿骨大転子〜頚部の骨性隆起を切除してROMを獲得することも必要である．一方，後方でのbony impingementは，インピンジメントが生じるまでのROMが比較的広いため，不安定性に関与する症例は少ないと考えられるが，大腿骨前捻角，また坐骨の骨形態によってインピンジメントが生じやすい症例が存在するため，術前にCTによる骨形態の把握，また使用可能であれば3Dテンプレートを用いた詳細な評価が必要であると考えられる．

一方，高齢者のTHAにおける特徴的な問題点として，脊椎骨盤アライメント，軟部組織の緊張低下の影響があげられる．高齢者では腰椎前弯が減少し，立位での骨盤後傾の増大により，カップの前方開角が増大することによるimplant impingement，あるいは坐骨小転子間距離が狭小化することによるbony impingementのため，前方不安定性のリスクが高くなると考えられる[4,15]．骨盤が立位で著明に後傾する症例ではCA角を小さく設定し，術中には骨盤後傾を考慮して股関節過伸展位で後方インピンジメントの有無を確認し，必要に応じて後壁の余剰骨の切除を行うことも重要と思われる．軟部組織の緊張に関しては，選択した手術アプローチや股関節支持組織の温存の度合いによって変化しうるが，脚長とstem offsetの補正によって軟部組織の緊張の調整を行うことが可能である．ステム側では頚体角が小さいステムの選択，offsetの大きいステムの選択，ネック長の延長，あるいはモジュラー型内反ネックへの変更で調整可能であるが，これらの調整は脚長の変化を伴うため，適正な脚長を確保しつつoffsetの調整を行うよう留意する必要がある．

自験例のうち，インプラント設置角のCA角が40°以上，60°以下の症例は4例で，残り3例のCA角はJollesらが提唱するsafe zoneをはずれていなかった．動態解析上，CA角がsafe zoneからはずれた症例ではcup-neck impingementが脱臼要因と考えられたが，CA角がsafe zone内にあった症例のうち3例は，動態解析から下前腸骨棘と大腿骨頚部前面でのbony impingementが原因と考えられ，1例は寛骨臼前面に突出したbony spurとステムネックでのインピンジメントが原因と考えられ，外科的に切除した．また骨頭径は28 mmの症例が7例，32 mmが1例，36 mmが2例であったが，32 mm，36 mmの1例はCA角が40°以上，60°以下の症例であり，骨頭径のサイズ増大だけではbony impingementによる不安定性は回避できないものと推察された．一方，骨盤傾斜については，骨盤後傾が高度に進行した症例は1例存在したが，股関節屈曲内旋時に後方脱臼を認めた症例で，やはり骨盤後傾進行例においても日常生活動作における患者固有の姿勢を考慮し，前方不安定性だけでなく後方不安定性も考慮した手術を行うことが必要であると考えている．

高齢者に対する再手術は，患者個々の年齢，全身状態などを考慮し，必要な限り最少の侵襲で行うべきである．術前計画ソフトを用いて，インプラント設置位置やインピンジメントの部位を確認し，インプラントの固定性や設置位置に問題があれば，implant revisionを行い，場合によっては骨頭径の増大，dual mobility cupの使用も考慮する．Bony impingement，軟部組織の緊張不足が疑われる症例に対してはネック長の延長，offset延長，股関節内転・内旋時における後方の支持性の獲得のためのelevated linerの使用を考慮し，bony impingementが生じる部位の骨切除を行うが，以上の対処を行っても不安定性が解除しない場合にはステム側の再置換を考慮する必要があると考えられる．

ま と め

 高齢者に対するTHAを行ううえで術後脱臼を回避するためには,患者個々の生活様式,歩行様式,あるいは骨形態などを加味してインプラントの選択や設置を行い,股関節の正常ROM内でのインピンジメントをできる限り防止し,脱臼抵抗性をもつ力学環境の構築が重要である.

文 献

1) Morrey BF：Difficult complications after hip joint replacement；dislocation. Clin Orthop 344：179-187, 1997
2) 土井口祐一,岩崎勝郎,山田健治ほか：X線学的骨盤形態と骨盤傾斜角.整・災外 41：641-645, 1992
3) Ekelund A, Rydell N, Nilsson O：Total hip arthroplasty in patients 80 years of age and older. Clin Orthop 281：101-106, 1992
4) 小河賢司,増田武志,菅野大己ほか：高齢者（80歳以上）に対する人工股関節全置換術の検討. Hip Joint 36：320-323, 2010
5) Dorr LD, Malik A, Dastane M et al：Combined anteversion technique for total hip arthroplasty. Clin Orthop 467：119-127, 2009
6) Widmer KH, Zurfluh B：Compliant positioning of total hip components for optimal range of motion. J Orthop Res 22：815-821, 2004
7) Higgins BT, Barlow DR, Heagerty NE et al：Anterior vs. posterior approach for total hip arthroplasty；a systematic review and meta-analysis. J Arthroplasty 30：419-434, 2015
8) Lewinnek GE, Lewis JL, Tarr R et al：Dislocations after total hip replacement arthroplasties. J Bone Joint Surg 60-A：217-220, 1978
9) Jolles BM, Zangger P, Leyvraz PF：Factors predisposing to dislocation after primary total hip arthroplasty；a multivariate analysis. J Arthroplasty 17：282-288, 2002
10) Shoji T, Yasunaga Y, Yamasaki T et al：Bony impingement depends on the bone morphology of the hip after total hip arthroplasty. Int Orthop 37：599-604, 2013
11) Shoji T, Yamasaki T, Izumi S et al：The influence of stem offset and neck shaft angles on the range of motion in total hip arthroplasty. Int Orthop 40：245-253, 2016
12) Shoji T, Yasunaga Y, Yamasaki T et al：Anterior inferior iliac spine bone morphology in hip dysplasia and its effect on hip range of motion in total hip arthroplasty. J Arthroplasty 31：2058-2063, 2016
13) Shoji T, Yamasaki T, Izumi S et al：Factors affecting posterior bony impingement after total hip arthroplasty. Bone Joint J, 2017（in press）
14) Shoji T, Yasunaga Y, Yamasaki T et al：Low femoral antetorsion and total hip arthroplasty；a risk factor. Int Orthop 39：7-12, 2015
15) Legaye J：Influence of the sagittal balance of the spine on the anterior pelvic plane and on the acetabular orientation. Int Orthop 33：1695-1700, 2009

* * *

変形性膝関節症に対する軟骨温存をうながす振り子運動療法

山野慶樹　冨田益広　坂中秀樹

はじめに

　高齢社会になり変形性膝関節症（膝OA）が増加の一途をたどっている．本疾患に対する運動療法はこれまで多種多様な方法が報告されているが，これらの方法は基本的にはいずれも筋力強化や可動域（ROM）増大を目的としている．しかし，疼痛のため二次的に起こっている筋萎縮に対する筋肉強化運動は膝OAに対する治療法として理論的裏づけがない．筋力増大訓練は若い人やアスリートでは有用と思われるが，高齢者の軟骨の変性・摩耗が起こっている膝OAの治療として，軟骨にストレスの加わる筋力強化法は理にかなっているとは考えられない．また関節ROM制限は多分に軟骨の障害や関節の変形から生じており，疼痛に対するROM増大の効果は疑問である．またこれらの実施方法は複雑多種で，高齢者が施行するには必ずしも単純明快でない．この振り子運動療法は軟骨の摩耗・劣化を起こしにくく，簡単に行える効果的な運動療法である．

I．高齢者の膝OAの病因

　全身的要因では女性に多いことから，性ホルモンや遺伝的因子も指摘されているが，主因は下肢のアライメントの悪化，すなわち膝の内反や体重増加で，バイオメカニクス的に平等に負荷すべき荷重が内側顆関節軟骨へ極度にかかっていて，日常生活動作，特に歩行により内側顆軟骨に摩耗が起こり，種々の関節症症状を呈している状態である．女性に多くみられるのは肥満体質に加え，骨格，特に骨盤の広さや性ホルモンが関係しているとみられている．高齢者ではほかの組織同様，組織の再生力は衰えているので，運動療法は極力関節にストレスをかけずに，軟骨の摩耗・劣化を起こさない，軟骨を温存する方法を行うべきである．筋力低下は二次的なもので，主に疼痛のため起こっていることを理解すべきである．

　若ければ軟骨の再生力も強いが，高齢者ではこれが追いつかない状態になり発症している．このような軟骨が劣化しやすい状態の膝関節に対して，歩行と同様に，またはそれ以上に軟骨に負荷のかかる筋力強化訓練が有用とは考えられない．

　高齢者の膝の軟骨の劣化を防ぐにはどうすればよいか．歩行すれば痛みを伴い悪化するが，これは軟骨が摩耗しているから起こっている．たしかに膝OAでは筋力低下はあるが，筋力低下で歩行時に膝折れを訴える患者はほとんどいない．筋萎縮は近隣の関節の疼痛に強く影響される．疼痛がなくなると通常の運動で筋萎縮，筋力は回復する．疼痛のある関節に歩行や階段昇降時のような筋力強化運動療法は関節軟骨を摩耗させ，疼痛を増大させて効果的な治療にはならず，悪循環でむしろ逆効果である．歩行を控え安静にすれば関節痛はとれ，関節軟骨は摩耗しないが，これでは本来可動させねばならない膝関節の治療にならない．

II．関節軟骨の摩耗を可及的に防ぐ関節運動療法

　関節はギプスなどにより固定すると拘縮し，母体内での胎動が示すごとく，運動不良では関節拘縮症（arthrogyposis）が発症するごとく，滑膜関節は常に動かして滑液を潤滑することが必要で，これにより関節軟骨が活性化し，温存される．われわれは関節軟骨の摩耗を極力防ぎ，荷重のかからない免荷した状態での運動が有用と考え，単純明快で日常容易に行うことができる振り子運動

Key words

pendulum exercise, non-weight, isotonic contraction, cartilage preservation

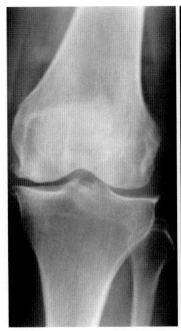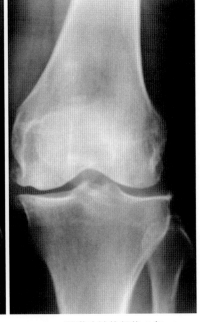

a．運動療法施行開始時　　　b．運動療法施行後3年
図1．症例1．80歳，女．X線像

療法を考案し，外来患者に指導して効果がみられている．

III．運動方法の実際

　関節に圧ができるだけ加わらない状態で，軽く膝関節の屈伸運動を行う方法である．具体的には下腿長より高い椅子に腰かけて，下腿の力を抜いて重力で下垂させた状態で，四頭筋を軽く収縮させて行う下腿の振り子運動で，少なくとも一度に50回以上行う．水腫のある症例では，10回に1回程度，四頭筋を収縮させて膝関節を完全進展し，ハムストリングをストレッチするとともに，膝関節内圧を高める．この振り子運動を少なくとも毎食事時に繰り返し，3ヵ月以上持続する．通常2～3週程度で疼痛の減退などの効果がみられる．食事時に行うのは椅子に腰かけることと，忘れずに行うためである．この運動は大腿脛骨関節が対象で，膝蓋大腿関節症のある症例は除外する．

　これまで300例以上の症例にこの振り子運動を指示してきた．実際に持続して行っている患者では2～3週間で疼痛や関節水腫の減少がみられ，また，この運動で悪化を訴えた症例は皆無であった．この振り子運動を指示した後，多くの症例で明らかな通院回数の減少がみられている．

IV．症例呈示

症例1．80歳，女．
　左膝関節水腫で来院した（図1a）．その後疼痛が発生したときに来院し，主に振り子運動療法を主体として治療した．図1bに2年後のX線像を示す．振り子運動療法開始後，OA変化の進行は軽度である．

症例2．75歳，女．
　振り子運動療法開始後のX線像を示す（図2）．

V．考　　察

　膝OAは力学的要因が強く，軟骨の変性・劣化に関して軟骨基質破壊に働く種々の分解酵素（マトリックスメタロプロテアーゼ，システインプロテアーゼ，セリンプロテアーゼ）とその機序がいわれているが，病的因子があって起こるリウマチ（RA）関節と異なり，あくまでこれらは二次的な現象と考えられる．

　高齢者の膝OAは下肢のアライメント不良や体重増加が主因で，内的な病因が主因ではないため，運動療法は合目的的に行えば，もっとも有力な治療法になりうる．変形の強い症例には高位脛骨骨切り術や，OAのすすんだ症例には人工膝関節全置換術（TKA）が適応となるが，保存的治療を希望する患者は多い．

　保存的治療として，これまで種々の運動療法が報告されている．基本的には筋力強化訓練と関節ROM訓練，さらに加重訓練があるが，理論的根拠は述べられておらず，安易に筋力強化を目的とした運動療法が指示されているきらいがある．高齢者では日常歩行などの運動で悪化しているので，運動器であるからといって膝OAに対して筋力を鍛える負荷の強い運動を行えばよいことには

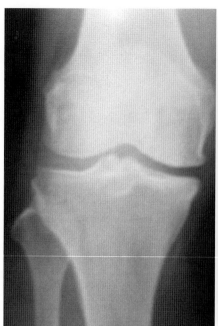 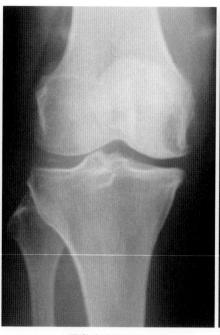 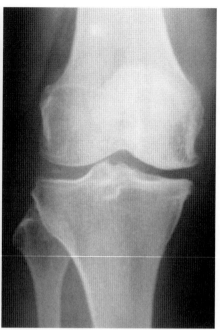

a．運動療法施行開始時　　b．運動療法施行後1年　　c．運動療法施行後2年

図2．症例2．75歳，女．X線像

ならない．疼痛が強い膝OAの高齢者でも，筋力低下で膝折れがするほどの訴えはない．内反膝では内側顆部の軟骨摩耗により内側側副靱帯が弛緩して側方動揺性は増加しているが，筋力強化で補えるものでもない．また疼痛がある場合，筋力強化運動を行っても筋力は増強しない．膝OAに対する多くの筋力強化運動は歩行以上に関節にストレスが加わっており，軟骨を摩耗・劣化させている．

この振り子運動では軟骨に負荷をかけずに関節液を潤滑させることで軟骨の温存を図り，四頭筋に対しては主として等張性収縮で，特に筋力強化が第一目的ではないが疼痛が減退して，筋力はついてくる．強い内反膝の症例でも効果がみられている．内反矯正骨切り後の症例では，その効果は顕著である．この運動中にときどき（10～20回に1回程度）膝関節を十分に伸展させると，ハムストリングのストレッチと関節包の収縮による関節内圧の上昇によるポンプ作用で，水腫のある症例に効果がある．

持続的他動運動（CPM）器械による受動運動は，ある程度関節軟骨に圧が加わることと，筋収縮のない受動運動であるため，効果は少ない．

Salterは，①滑膜関節は動かすことが必要で，動かさなければ悪化する，②運動によって関節軟骨の栄養が増強される，③滑膜は軟骨面を滑走するが，関節軟骨の滑動が妨げられると軟骨と癒着する，④滑膜関節は生涯耐えうるものである，との前提のもとに，CPMが滑膜関節に対して次のような効果があると仮説を立てている．

1）関節液による軟骨細胞への代謝活性化と栄養を増強する．

2）多元細胞を線維軟骨あるいは骨よりも硝子軟骨に分化させ，これにより硝子軟骨の治癒や再生を促進する．

3）関節軟骨および腱や靱帯などの関節周囲組織の治癒を促進する．

この振り子運動療法は他動運動ではなく，軟骨への負荷を可及的に取り除いた等張性収縮であるが，Salterの述べる運動による滑液を潤滑させて軟骨細胞へ栄養を与え，疼痛減退も加わって，多少筋力増強になっている．関節面に荷重が加わらないため，軟骨の摩耗・劣化は起こりにくく，単純で日常生活の中で容易に行える利点がある．

まとめ

1）高齢社会になり膝OAは増加の一途をたどっている．

2）膝OAは，その病因や罹患部位から，整形外科の得意とする運動療法がもっとも適応できる疾患である．

3）本振り子運動は関節軟骨温存をうながす保存的治療で，単純で容易に行うことができ，広く高齢者の膝OAに適応されてよいものと考えられた．

文　献

1) Salter RB, Simmonds DF, Malcolm BW et al：The biological effect of CPM on healing of full-thickness defects

in articular cartilage ; an experimental investigation in the rabbit. J Bone Joint Surg **62**-**A** : 1232-1251, 1980
2) Kim HK, Moran ME, Salter RB : The potential for regeneration of articular cartilage in defects created by chondral shaving and subchondral abrasion ; an experimental investigation in rabbits. J Bone Joint Surg **73**-**A** : 1301-1315, 1991
3) O'Driscoll SW : Current concepts review ; the healing and regeneration of articular cartilage. J Bone Joint Surg **80**-**A** : 1795-1812, 1998

* * *

高齢者における開大式楔状高位脛骨骨切り術

花田弘文　藤原　明　山口史彦　稲光秀明　原　道也

はじめに

内側型変形性膝関節症（膝OA）や特発性膝骨壊死（ON）における開大式楔状高位脛骨骨切り術（opening wedge high tibial osteotomy：OWHTO）は早期荷重を可能にした手術方法で患者満足度も高く，近年さまざまな術後成績の報告が散見される[1]．その一方で良好な術後成績だけでなく，術中・術後の合併症の報告もあるのが現状である．われわれはこれまでOWHTOの良好な術後成績，術中・術後の合併症，手術成績向上のための工夫について検討を重ねてきた[2]．一方で本邦の70歳以上の高齢者では，人工膝関節全置換術（TKA）が選択される場合が多かった．しかしながら活動性のある高齢者にも十分な適応があると考え，OWHTOを施行している．今回75歳以上における高齢者のOWHTOの有用性について検討した．

I. 手術適応

術前立位大腿脛骨角（FTA）が185°以下，伸展制限が15°以下の症例としている．活動性が高ければ特に年齢制限は設定していない．また関節リウマチなどの炎症性疾患，神経病性関節症は除外した．さらに，喫煙者は末梢血流の観点や骨癒合が遅延するという観点から回避すべきであると考えている．

II. 術前計画

Staubliらの方法[3]に準じ，立位下肢全長X線正面像を用いて，下肢荷重線が脛骨内側縁から60～65%の位置を通過するのを目標に矯正角度を決定する．

III. 手術方法

術前に足背動脈の拍動を術者が確認しておくことが重要である．症例によっては，術前に拍動の触知が困難な，動脈硬化が強い場合もある．その場合は駆血帯を使用しないこともある．手術に先立ち手術体位を設定する．健側を下垂させ，患側を伸展位で骨切りする方法もあるが，われわれは側方指示器で屈曲60°～80°の肢位で固定できるようにしている（図1）．この根拠として，膝を屈曲するに従い膝窩動脈が脛骨後縁から離れる傾向が多いという報告から，より安全な骨切りが可能と考えるためである．

まず骨切りに先立ち，関節鏡視下に変性した内側半月板切除，骨棘切除，内側の軟骨下骨が露出している場合にはマイクロフラクチャーなどの処置を行う．次に仰臥位でX線透視を患側から入れ，術者は健側に立ち，脛骨近位内側に縦の皮膚切開を加え，内側側副靭帯（MCL）浅層の剥離を行った後，脛腓関節の5mm手前まで2本のガイドワイヤーを挿入する．骨切りに際し，脛骨内側後方の軟部組織をエレバトリウムなどで十分に剥離して，専用のレトラクターで後方の血管・神経の保護を確実に行うことがきわめて重要となる（図2）．筆者はボンソーの刃の先端が手振れにより血管・神経損傷を引き起こす可能性を懸念してボンソーを用いず，Codmanの薄刃のノミで屈曲位で慎重に骨切りを行っている．このとき，レトラクターに沿ってノミをすすめていき，膝窩動脈損傷を回避するようにしている（図3）．

次に専用ノミを重ねて徐々に開大し，専用の開大器を用いて安全に開大している．この一連の操作の際に，術者はノミ（またはボンソー）の刺入方向に注意し，助

Key words

opening wedge high tibial osteotomy, elderly patient, clinical result

*Clinical results of opening wedge high tibial osteotomy in elderly patients
**H. Hanada（部長）, A. Fujiwara（副院長）, F. Yamaguchi, H. Inamitsu, M. Hara（理事長）：福岡リハビリテーション病院整形外科
（〒819-8551　福岡市西区野方7-770；Dept. of Orthop. Surg., Fukuoka Rehabilitation Hospital, Fukuoka）.

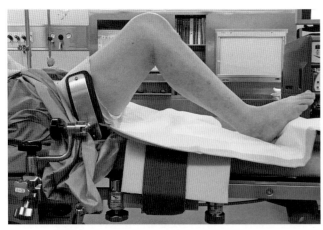

図1. 術前肢位. 側方指示器で屈曲60°～80°で固定している.

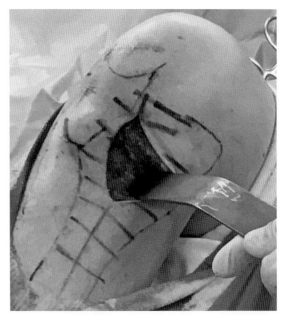

図2. 手術所見(1). 専用レトラクターで神経・血管を保護している.

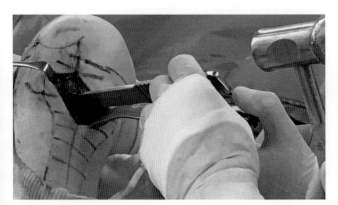

図3. 手術所見(2). 後方は屈曲位でレトラクターに沿って骨切りする.

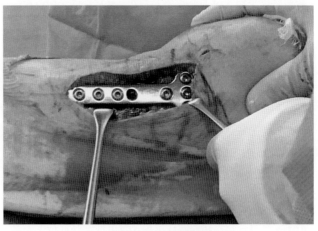

図4. F-Plate固定

手は専用のレトラクターをもったまま決して手元を動かさないように集中する必要がある.

以前は開大部が10°以下の場合は何も挿入せず, 10°以上の場合は自家腸骨移植術を行っていた. 自家腸骨移植術の有無は, 骨癒合に関しておおむね問題はなかったが, 腸骨採取部に大腿外側皮神経領域の疼痛を数例経験したことから[4], 現在は全例でβ-リン酸三カルシウム（β-TCP）を挿入している.

固定材料には以前はTomofix (Synthes 社, Bettlach) で固定していたが, Tomofixは後側方に設置する場合に若干解剖学的不適合な場合が多く, 皮下組織の薄い症例では皮下より突出して疼痛の原因や皮膚トラブルの原因となりうると考え, CTを用いた三次元解析を行い, 日本人の脛骨内側近位形状に一致したTomofixと同程度の強度を保持した新しいOWHTOプレート (F-Plate：Nakashima Medical 社, 岡山) を開発し, 臨床応用を開始した[5] (図4).

手術が終了次第, 足背動脈の拍動触知を確認することが肝要である. 仮に拍動が消失または左右差がある場合には, ドプラなどで拍動を確認して動脈損傷が懸念された場合にはただちに下肢エコーを行い, 血管外科医へのコンサルトを躊躇せず行う医療連携が必要である.

後療法は, 初回創部処置後より関節可動域（ROM）訓練を開始し, 術後1週より部分荷重訓練, 術後4～6週で全荷重許可, 術後1～2年で骨癒合の確認を行った後に抜釘術と再鏡視を行っている.

IV. 対象および方法

2008年4月～2017年3月に当院でOWHTOを754膝に施行した．術後5年以上経過した312膝中，術後追跡調査が可能であった160膝を対象とした．これらの症例を75歳以上の高齢者群（O群）58（男性15，女性43）膝，手術時平均年齢75.2（75～83）歳，75歳未満の若年者群（Y群）102（男性23，女性79）膝，手術時平均年齢62.8（34～74）歳の2群に分けた．

術前および術後5年時の日本整形外科学会膝疾患治療成績判定基準（JOAスコア），立位FTA，立位下肢機能軸（%MA），脛骨後傾角，膝蓋骨の高さ（carton index：C-index），骨癒合終了時期（単純X線像で骨切り線の消失・骨梁形成時）について比較・検討を行った．

V. 結果

JOAスコアはO群が術前平均52.8点から最終経過観察時は平均85.2点，Y群が術前平均51.6点から最終経過観察時は平均85.4点へ改善したが，有意差はなかった．立位FTAはO群が術前平均183.2°から最終経過観察時は平均170.3°，Y群が術前平均182.1°から最終経過観察時は平均170.6°へ改善したが，有意差はなかった．%MAはO群が術前平均22.7%から最終経過観察時は平均60.9%，Y群が術前平均19.7%から最終経過観察時は平均60.7%へ改善したが，有意差はなかった．脛骨後傾角はO群が術前平均6.5°から最終経過観察時は平均7.2°，Y群が術前平均6.4°から最終経過観察時は平均7.1°へ若干増大したが，有意差はなかった．C-indexはO群が術前平均0.92から最終経過観察時は平均0.61，Y群が平均0.91から最終経過観察時は平均0.63と膝蓋骨低位となったが，有意差はなかった．骨癒合終了時期はO群が平均4.8ヵ月，Y群が平均4.5ヵ月で，有意差はなかった．

VI. 症例提示

症 例．75歳，女．

右膝痛を主訴とし，仕事は農作業に従事していた．数年前から右膝痛があり，近医で保存的治療を行っていたが改善せず，手術目的で当院を紹介された．75歳であったが，農作業など活動的な仕事の継続を希望し，OWHTOを施行した（図5）．術後1年で再鏡視を行い，大腿骨側，脛骨側ともに白色の線維性組織に被覆され（図6），術後5年で特に問題なく，現在80歳で農作業を行っている．

VII. 考察

2007年にわが国は65歳以上の高齢者の全人口に対する高齢化率が21%を超えたとされ，2010年に高齢化率が世界一の国となった．また2030年には32%に到達し，これらの20%が75歳以上の高齢者となることが予想され，今後も膝OA患者の増加が予想される．膝OAの手術的治療は関節温存手術と関節非温存手術の二つに大別され，関節温存手術は関節鏡視下デブリドマン，高位脛骨骨切り術（HTO）があり，関節非温存手術にはTKA，膝単顆置換術（unicompartment knee arthroplasty：UKA）がある．

一般には高齢者のOAに対してのHTOは骨脆弱性（骨粗鬆症）に伴った術後内反変形，骨癒合不良による遷延癒合や偽関節，手術や術後リハビリテーションに対する理解不足，長期の入院期間などの問題点が多く，TKAが第一選択とされる場合が多いのは事実である．緒方はHTOの適応は膝内側コンパートメントに限局したOAで荷重偏位がみられ，術後リハビリテーションが円滑に行える比較的若い症例であることを報告した[6,7]．またNagelは60歳以下でTegner and Lysholmスコアで少なくとも4ポイント以上の活動性の高い症例と報告した[8]．W-Dahlの報告によるとスウェーデンでは1998年と2007年を比較するとHTOが34%ほど減少し，若年者においても経年的に減少した．またUKAでも2005年までは増加したが，その後減少する傾向にあった．一方ではTKAは2000年に急増して経年的に増加し，2007年は手術件数が5倍に達したとされる[9]．このようにTKAが標準化した手術とされ，除痛効果が得られ，機能的に良好な手術成績が得られた．

わが国においても緒方の考案したinterlocking wedge osteotomyに代表される閉鎖式楔状（closing wedge）HTOは良好な術後長期成績を残していたが[6,7]，内固定材料が不安定であるため，下肢アライメントが変化しないように術後荷重訓練が慎重に行われていた[10]．その結果，長期の入院生活を余儀なくされて近年の医療事情にそぐわなくなり，入院治療における在院日数短縮が求められ，経年的にHTOの手術件数が激減し，もはや古典芸能，絶滅の危惧とまで揶揄されていた．骨切り術において手技の単純化や低侵襲化，術後早期の関節ROM訓練や荷重訓練を行うには強固な内固定材料が必要と考えられた．特に高齢者においては手技の低侵襲化が術後の疼痛軽減に，早期の荷重は術後膝関節周囲の筋力低下の予防，膝関節機能の早期回復につながる．このような問題を改善するのを狙いとして，近年，locking compression plate system（Tomofix）を用いたOWHTOが盛んに行われるようになってきた．

2003年Tomofixを用いたOWHTOをAO Knee Expert GroupのLobenhofferらが開発し，多数の良好な

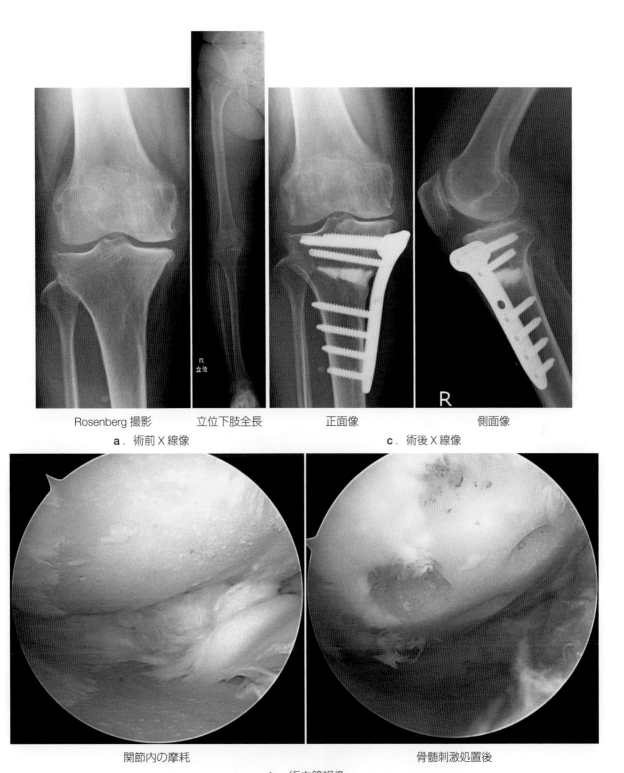

Rosenberg 撮影　　立位下肢全長　　正面像　　　　　側面像
a．術前 X 線像　　　　　　　　　c．術後 X 線像

関節内の摩耗　　　　　　　　骨髄刺激処置後
b．術中鏡視像
図5．症例．75歳，女．OWHTO 施行前・後の画像所見

臨床成績が報告されている[11]．Tomofix を用いた OWHTO はロッキング機構を有するプレートで，角度安定性に優れており，プレートを骨に密着不要で骨膜血流の温存が可能で，従来の内固定材料に比べてサイズが大きく，かつスクリューの逸脱などが少ないため，骨粗鬆症などを有する症例でも強固な固定が期待でき，術後外固定が不要で，術後の疼痛管理が容易であることが利点である．また，二面骨切りによる骨切り面の接触面積の増加や角度安定性が得られ，膝関節伸展機構の牽引力が前方骨切り部にさらに圧迫力として働くので，骨癒合を促進するなど過去の HTO に比べると多くの利点を有する．よって，より強度の強い Tomofix を用いた OWHTO

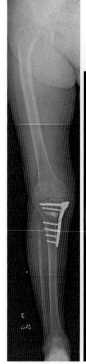
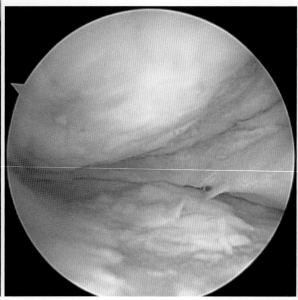
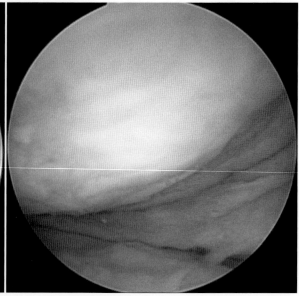

a. 抜釘術前　　　　胫骨側は白色線維性組織で被覆　　　　大腿骨側も白色線維性組織で被覆
　　X線像
　　　　　　　　　　　　　　b. 術後再鏡視像

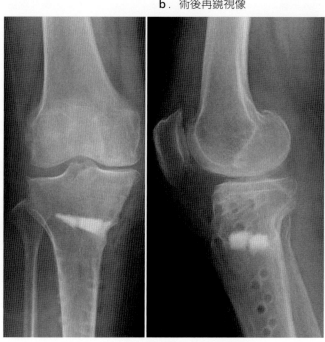

正面像　　　　側面像
c. 抜釘術後X線像

図6. 症例. 術後再鏡視像および抜釘術前・後X線像

で，高齢者においても強固な固定性が期待できる．

　Tomofixを用いたOWHTOの年齢制限に関する報告は，Kohnらは年齢と臨床成績は無関係で，HTOの適応に年齢制限を行う必要はないと報告した[12]．Floerkemeirらは533例のOWHTOの多施設研究で，年齢は患者立脚型評価のOxford Kneeスコアに無関係で，HTOの年齢に関する適応の見直しが必要であると報告した[13]．本邦でも五嶋らが，高齢者であっても活動性が高く，後療法に理解力があればTomofixを用いたOWHTOはよい適応であると報告した[14]．

しかしながらわれわれは，Tomofixとほかの固定材料を比較するとややサイズが大きく，後側方に設置する場合に体内創外固定という概念から解剖学的不適合な場合が多く，皮下組織の薄い症例では皮下より突出し，疼痛の原因や皮膚トラブルの原因となりうると考え，CTを用いた三次元解析を行い，日本人の脛骨内側近位形状に一致したTomofixと同程度の強度を保持した新しいOWHTO用プレートF-Plateを開発し，臨床応用を開始した[5]．このような手術における工夫を行うことで，われわれの研究結果においても若年者と高齢者の両群間に有意差はなく，高齢者であってもさらなる良好な術後成績を期待することができると考えられた．

近年，60歳以上の高齢者のほぼ60％がなんらかのグループ活動に参加しており，参加を希望する学習活動では健康・スポーツが最多で，健康意識の高まりが示されている．また，高齢者のスポーツ活動は著しく上昇しており，活動的な老後を希望する高齢者が多いことがわかった．ウォーキング，ゴルフ，サイクリング，水泳などのlow impact sportsや登山，ハイキング，フィットネスなどのmedium impact sportsを希望する高齢者が存在することから，彼らの膝関節機能への要求度も高くなっているのも事実である．OAは高齢者の膝関節障害を悪化させるもっとも頻度の高い疾患である．しかしながら，近年の高齢者の健康意識への高まりによりスポーツ活動への参画を希望する高齢者が増加すると考えられる．日常生活での高い生活の質（quality of life）をめざす高齢者に対しては，膝関節が温存可能な手術を希望する場合が多いので，OWHTOは適応となり，十分満足度の高いものになると考えられる．

まとめ

1）本結果より75歳以上の高齢者に対しても，患者背景（活動性，職業，手術理解度など）やX線像，MRIなどの画像評価を十分行い，適応を詳細に評価する必要性がある．

2）早期荷重を目的として強固な内固定材料，人工骨や自家骨移植の併用など手術手技の工夫を行うことで，十分にOWHTOの術後成績は満足できるものとなると考えられた．

3）活動性の高い75歳以上の高齢者に対してのOWHTOは，十分な患者教育と術前評価を行うことで，有用な手術方法となると考えられた．

文献

1) 竹内良平，荒武正人，齋藤知行ほか：内側型変形性膝関節症と膝骨壊死に対するopening-wedge高位脛骨骨切り術—術後2年以上の臨床成績とX線学的検討．整・災外 51：1061-1067, 2008
2) 花田弘文，原 道也，藤原 明：内側型変形性膝関節症における開大式楔状高位脛骨骨切り術の術後成績とピットフォール．日関節病会誌 34：119-125, 2015
3) Staubli AE, Simoni CD, Lobenhoffer P et al：TomoFix；a new LCP-concept for open wedge osteotomy of the medial proximal tibia-early results in 92 cases. Injury 34［suppl 2］：55-62, 2003
4) 花田弘文，原 道也，藤原 明：高位脛骨楔状開大骨切り術の骨癒合に与える影響に関する検討．日整会誌 87：983, 2013
5) 花田弘文，原 道也，藤原 明ほか：楔開き高位脛骨骨切り術における新しいプレートの開発．整形外科 66：663-667, 2015
6) Ogata K：Interlocking wedge osteotomy of the proximal tibia for gonarthrosis. Clin Orthop 186：129-134, 1984
7) 緒方公介：高位脛骨骨切り術におけるinterlocking wedge osteotomyについて．臨整外 18：159-164, 1993
8) Nagel A, Insall JN, Scuderi G：Proximal tibial osteotomy. J Bone Joint Surg 78-A：1353-1358, 1996
9) W-Dahl A, Robertsson O, Lohmander LS：Surgery for knee osteoarthritis in younger patients. Acta Orthpaedica 83：244-248, 2012
10) 花田弘文，原 道也，佐伯和彦ほか：高位脛骨骨切り術における新しいbrade stapleの固定力に関する検討．整外と災外 50：918-922, 2001
11) Lobenhoffer P, Agneskirchner JD：Improvements in surgical technique of valgus high tibial osteotomy. Knee Surg Sports Traumatol Arthrosc 11：132-138, 2003
12) Kohn L, Sauerschnig M, Iskansar S et al：Age does not influence the clinical outcome after high tibial osteotomy. Knee Surg Sports Traumatol Arthrosc 21：146-151, 2013
13) Floerkemeir S, Staubli AE, Schroeter S et al：Outcome after high tibial open-wedge osteotomy；a retrospective evaluation of 533 patients. Knee Surg Sports Traumatol Arthrosc 21：170-180, 2013
14) 五嶋謙一，澤口 毅：高齢者に対するopen wedge高位脛骨骨切り術の治療成績．JOSKAS 39：406-407, 2014

*　　*　　*

重篤な合併症を有する高齢者の変形性膝関節症に対する侵襲を考慮した人工膝関節単顆置換術

山神良太　乾　洋　武冨修治

はじめに

　超高齢社会を迎えた本邦では，運動器変性疾患を罹患する患者数は増加の一途をたどっている．本邦における変形性膝関節症（膝OA）の有病率は男性42.6％，女性62.4％と推定され，人口換算で2,530万人程度の患者が存在すると見込まれる[1]．これに伴い人工膝関節置換術の実施件数は増加傾向にあるが，本邦における内訳は人工膝関節全置換術（TKA）が年間約80,000件，人工膝関節単顆置換術（UKA）が年間約7,500件と報告[2]されており，TKAが大多数を占めている．TKAは良好な成績を得られる術式であるが，超高齢者に対しては周術期合併症がおよそ25～35％に上るとされる[3,4]．一方でUKAは，静脈血栓塞栓症などの周術期合併症がTKAより少なく[5]，患者満足度もTKAに勝るとの報告[6]もみられる．

　われわれは，通常であればTKAが適応となりうる膝OAを有する高齢者に対し，侵襲の少ないUKAを選択することがあり，それらの術後成績はおおむね良好である．本稿では，代表的な症例を提示し，合併症を少しでも減らす取り組みについて紹介する．

Ⅰ．症例提示

症例1. 86歳，男．右膝OA例．

　既往に大動脈弁置換術後，発作性心房細動，骨髄異形成症候群，陳旧性結核（高度閉塞性障害）があった．術前の単純X線像では，Kellgren-Lawrence（K-L）分類gradeⅣの膝OA所見があった（図1a）．術前関節可動域（ROM）は伸展−5°，屈曲130°であった．疼痛は内側関節裂隙に限局し，外反ストレスX線撮影で内反アライメントの矯正は可能であったが，外側関節裂隙は軽度の狭

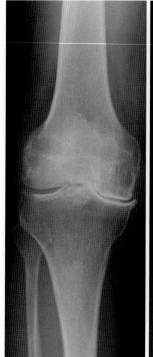 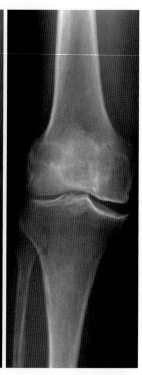

a. 立位正面像．内側関節裂隙は消失し，K-L分類gradeⅣである．

b. 外反ストレス像．FTA182°から176°までアライメントは改善した．軽度ながら外側関節裂隙の狭小化がみられる．

図1．症例1．86歳，男．術前単純X線像

小化がみられた（図1b）．Lachmanテストや前方引き出しテストで前方不安定性があり，術前MRIで前十字靱帯（ACL）の描出は不明瞭で，ACL機能不全と考えられた

Key words

unicompartmental knee arthroplasty, elderly people, complication, less invasive

*Surgical strategy using less invasive unicompartmental knee arthroplasty for elderly people with severe complications
**R. Yamagami, H. Inui, S. Taketomi（講師）：東京大学整形外科（Orthop. Surg., Sensory and Motor System Medicine, Surgical Sciences, Graduate School of Medicine, The University of Tokyo, Tokyo）.

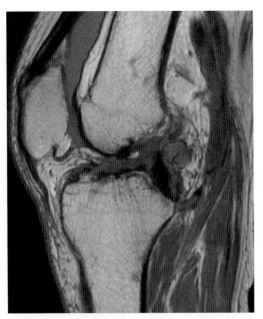

図 2. 症例 1. 術前 MRI T1 強調矢状断像. ACL の描出は不明瞭であり, ACL 機能不全と考えられる.

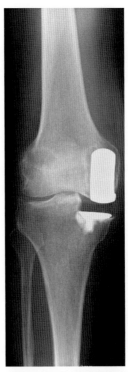

図 3. 症例 1. 術後単純 X 線正面像. 術中所見でも ACL 機能不全がみられたため, fixed bearing を用いた UKA を実施している.

（図 2）. 外反ストレスで外側関節裂隙の狭小化がみられること, ACL 機能不全があることから, 通常では TKA の適応と考えられる症例であったが, 年齢, 活動度, 既往症・合併症および疼痛が内側関節裂隙に限局していることを考慮し, fixed bearing を用いた UKA を行う方針とした. 術中所見で ACL は緊張・線維量とも不良であったため, 予定どおり fixed bearing UKA を実施した（図 3）. 術当日は集中治療室（ICU）管理としたが, その後合併症はなく, 術後 16 日に T 字杖歩行で退院した. 術後 4 年半経過時点で, Knee Society Score 疼痛スコア（KSS pain）50 点（まったく痛みなし）, 日本整形外科学会膝疾患治療成績判定基準（JOA スコア）90 点で, 軽いハイキングも行えるなど臨床成績は良好であった. さらに, 術後単純 X 線像でも外側関節裂隙狭小化の進行やインプラントの弛緩はなく, 経過良好であった.

症例 2. 77 歳, 女. 左膝 OA 例.

既往に大腸癌などに対する複数回の腹部手術, それによる両下肢リンパ浮腫, 狭心症, 糖尿病, 慢性腎不全, 高血圧があった. 術前単純 X 線像では, K-L 分類 grade Ⅳの膝 OA がみられた（図 4）. ROM は伸展 −5°, 屈曲 110°であり, 疼痛は内側が主体であるが, 外側や膝蓋大腿関節にもみられた. 術前外反ストレス X 線撮影で外側関節裂隙の狭小化がみられた. Lachman テストや前方

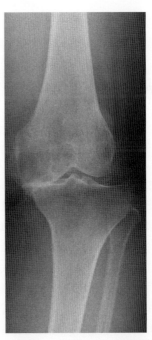

図 4. 症例 2. 77 歳, 女. 術前単純 X 線立位正面像. 内側関節裂隙の消失がみられ, K-L 分類 grade Ⅳの膝 OA である.

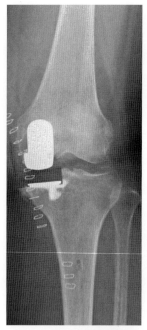

図5. 症例2. 術後単純X線正面像. Fixed bearing を用いた UKA を実施している.

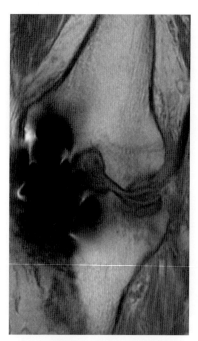

図6. 症例2. 術後6週MRI T1強調矢状断像. 大腿骨外側顆および脛骨外側顆に骨髄内信号変化がみられ, 骨壊死が示唆される.

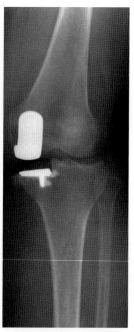

図7. 症例2. 術後1年単純X線立位正面像. 大腿骨外側顆に陥凹がみられるが, 外側関節裂隙狭小化の進行はみられない.

引き出しテストで前方不安定性があり, MRI での ACL の描出は不明瞭であった. 膝全般に及ぶ疼痛, 外反ストレスX線撮影における外側関節裂隙狭小化, ACL 機能不全などから, 通常では TKA 適応と考えられる症例であったが, 疼痛が主に内側であったことから, 全身状態および下肢リンパ浮腫に伴う出血リスクの軽減のため, 髄内ロッド使用を回避できる patient specific instrumentation (PSI) を用いた fixed bearing UKA を行う方針とした. リンパ浮腫への人工関節手術は相対的禁忌であるという報告や, 高率に合併症を生じるといった報告があるため, UKA に先立ち形成外科に依頼してリンパ管静脈吻合術を行い, 皮膚状態を改善させてから UKA に臨んだ. 術中所見で ACL が部分的に断裂していたため, 予定どおり fixed bearing UKA を行った (図5). 術後合併症はなく, 術後20日でT字杖歩行で退院した. 術後6週に大腿骨外側顆関節面に骨壊死を生じ, 同部位に痛みを伴った (図6) が経過観察のみで改善傾向を示し, 術後6ヵ月以降疼痛は消失した. 術後1年経過時点で, KSS pain 50点, JOA スコア 65点であり, 屋外歩行はほぼ車椅子であったものの, 屋内は独歩で疼痛なく行えていた. 単純X線像で外側関節裂隙狭小化の進行やインプラントの弛緩はなく, 経過良好であった (図7).

II. 考　察

通常であれば TKA が適応となりうる膝 OA を有する高齢者に対し, 侵襲の少ない UKA を選択し, 良好な成績を得た代表的な2例を提示した.

当院で行った TKA 171例, UKA 138例について調べた結果では, 周術期の推定出血量は TKA 775 ml, UKA 296 ml で有意に UKA 群が少なかった ($p<0.05$). また術後静脈血栓塞栓症の発生頻度は TKA 11.1％ (19例), UKA 4.3％ (6例) で有意に UKA 群が少なかった ($p<0.05$). 同様に乾は当大学関連病院で行われた UKA 計1,000例における合併症発生率 (術後最長11年, 平均約4年) について, 深部感染 0.2％, bearing 脱臼 1.1％, 外側 OA の進行 1.6％, 脛骨骨折 0.8％, TKA へのコンバート 1.1％と報告している[7]. また, 当院での80歳以上の UKA 術後患者34例の術後1年時の術後成績について, 日本語版膝外傷と変形性関節症評価点数 (Japanese Knee Injury and Osteoarthritis Outcome Score：J-KOOS) では pain 89点, symptom 88点, 日常生活動作 (ADL) 83点といずれも高値で, 60〜70歳代のそれ

と比較して遜色はなかった[7]．以上のようにUKAは低侵襲であり，高齢者においても良好な術後成績が期待できる．

われわれはUKAの原則的な手術適応として，関節症性変化が内側大腿脛骨関節に限局し，良好なROM（伸展制限15°以下，屈曲角度115°以上）を保ち，ACL機能が正常で，外反ストレスでアライメント矯正可能かつ外側関節裂隙狭小化がない症例と考えている．一方でACL機能不全の有無や膝蓋大腿関節症の有無がUKA術後成績に与える影響は，短期的には少ないとの報告がなされていることも事実である．BoissonneaultらはACL機能不全例に対して行ったUKAを，正常ACL例に対して行ったUKAと比較し，平均5年の経過観察では臨床成績とインプラント生存率に有意差がなかったと報告している[8]．またBeardらは膝前面痛や膝蓋大腿関節症の有無が術後2年の臨床成績に影響しなかったと報告している[9]．これらは患者の余命を考慮することで，UKAの適応の幅が広がる可能性を示唆している．

自験例では，いずれもACL機能不全および外反ストレスX線撮影における外側関節裂隙狭小化がみられた．われわれがUKAのインプラントとして使用しているOxford Uni（Zimmer Biomet社，Warsaw）では通常mobile bearingを用いるが，ACL機能不全によるmobile bearingの異常運動およびbearing脱臼のリスクが考えられる場合には，fixed bearingを選択することができる．また，外側関節裂隙狭小化がみられる場合には，術後に外側コンパートの負荷上昇を予防するため，挿入するbearingが厚くなりすぎないような工夫が必要である．われわれはナビゲーションを用いて下肢アライメントを確認しながら手術しているが，外側関節裂隙狭小化がある症例では，bearingを挿入したときに軽度の内反アライメントが残る程度をめざしてbearing厚を決定している．さらに自験例のうち症例2では，PSIを用いることで髄内ロッド使用を回避して出血量の低減をめざした．ほかにも，静脈血栓塞栓症のリスクが高くターニケット使用が困難な患者に対して，セメントレスインプラントを用いることで，ターニケット非使用下におけるセメント初期固定不良を回避した手術などもこれまで行ってきた．これらの症例のように，インプラントの特性を熟知することでUKAで対応可能な範囲はさらに広がるものと考える．

以上から，重篤な合併症を有する高齢者などの高リスク群では，先に述べた原則的な手術適応を外れていても，患者の全身状態や身体所見，余命，生活様式などを総合的に判断していくなかで，UKAは治療の選択肢の一つとして重要であると考えられた．

まとめ

ACL不全を伴う膝OAや，疼痛が膝蓋大腿関節や外側コンパートメントに及ぶ膝OAは，通常のUKA適応からははずれる．しかし，これらの要素が術後成績に与える影響は短期的には小さいため，重篤な合併症を有する高齢者においては，全身状態・身体所見などを考慮した総合的な判断のうえ，侵襲の少ないUKAを治療として選択しうる．

文献

1) 吉村典子：わが国における変形性関節症の疫学―大規模住民コホート研究ROADより．Clin Calcium 21：821-825，2011
2) 株式会社矢野経済研究所．<https://www.yano.co.jp/market_reports/C58103800>［Accessed 2017 Mar 28］
3) Joshi AB, Gill G：Total knee arthroplasty in nonagenarians. J Arthroplasty 17：681-684, 2002
4) Pagnano MW, McLamb LA, Trousdale RT：Total knee arthroplasty for patients 90 years of age and older. Clin Orthop 418：179-183, 2004
5) Duchman KR, Gao Y, Pugely AJ et al：Differences in short-term complications between unicompartmental and total knee arthroplasty；a propensity score matched analysis. J Bone Joint Surg 96-A：1387-1394, 2014
6) Fabre-Aubrespy M, Ollivier M, Pesenti S et al：Unicompartmental knee arthroplasty in patients older than 75 results in better clinical outcomes and similar survivorship compared to total knee arthroplasty；a matched controlled study. J Arthroplasty 12：2668-2671, 2016
7) 乾　洋：人工膝関節単顆置換術―どこで手術に踏み切るか．MB Orthop 30（2）：55-62，2017
8) Boissonneault A, Pandit H, Pegg E et al：No difference in survivorship after unicompartmental knee arthroplasty with or without an intact anterior cruciate ligament. Knee Surg Sports Traumatol Arthrosc 11：2480-2486, 2013
9) Beard DJ, Pandit H, Ostlere S et al：Pre-operative clinical and radiological assessment of the patellofemoral joint in unicompartmental knee replacement and its influence on outcome. J Bone Joint Surg 89-B：1602-1607, 2007

*　　　*　　　*

85歳以上の超高齢者における人工膝関節全置換術の治療成績——再置換術例も含めて

松本善企　平川雅士　長嶋　優　池田真一　津村　弘

はじめに

　超高齢社会を迎えたわが国では，平均寿命の延伸に伴い超高齢者に対する人工膝関節全置換術（TKA）の件数が年々増加傾向にある．しかし，超高齢者では変形性膝関節症（膝OA）に限らず，骨粗鬆症や脊柱管狭窄症など運動器の機能低下によるロコモティブシンドローム（ロコモ）や内科疾患の合併を有していることが多い．
　本稿では，当科で施行した85歳以上の超高齢者のTKAの術後成績について検討を行ったので報告する．

I．対象および方法

　2009年1月～2015年12月に当院で施行したTKAのうち，手術時の年齢が85歳以上で少なくとも術後1年以上の経過観察が可能であった11例11膝を対象とした．手術時平均年齢は87.9（85～95）歳で女性9例9膝，男性2例2膝であった．初回例は6例6膝，再置換例は5例5膝で，原疾患として初回例は6例すべてがOAであり，再置換5例はすべてインプラントの非感染性の弛みであった．使用機種は初回例6膝はすべてNexgen LPS-Flex（Zimmer-Biomet社，Warsaw）で，再置換例はNexgen LPS-Flex（Zimmer-Biomet社）2例，Nexgen RH Knee（Zimmer-Biomet社）1例，Nexgen Legacy Constrained Condylar Knee（LCCK：Zimmer-Biomet社）1例，Modular Rotating Hinge（Stryker社，Kalamazoo）1例であった．手術に際しては駆血帯を使用し，medial parapatellar approach，いわゆる従来法により展開した．膝蓋骨置換は全例に行い，各コンポーネントの固定には全例セメントを使用した．平均観察期間は57.5（28～90）ヵ月であった．

表1．既往症．なんらかの内科的合併症を有するものは11/11例（100%）あった．

	症例数
な　し	0　（0.0%）
高血圧症	5　（45.5%）
抗凝固薬内服	3　（27.3%）
脳梗塞	1
心房細動	2
悪性疾患	3　（27.3%）
肺　癌	1
大腸癌	1
前立腺癌	1
肺結核	1　（9.1%）
糖尿病	1　（9.1%）
高脂血症	1　（9.1%）
狭心症	1　（9.1%）
大腿骨頚部骨折	1　（9.1%）

　評価項目として，①既往症，②周術期合併症，③手術前・後の関節可動域（ROM），④単純X線像を用いた手術前・後の大腿脛骨角（FTA），⑤手術前・後のKnee Society Score（knee score, functional score）を調査した．

II．結　果

❶既 往 症（表1）

　高血圧症が5例，抗凝固薬内服3（脳梗塞1，心房細動2）例，悪性疾患3（肺癌1，大腸癌1，前立腺癌1）例，肺結核，糖尿病，高脂血症，狭心症，大腿骨頚部骨折がそれぞれ1例ずつあった．

Key words

TKA, very elderly patient, locomotive syndrome

*Total knee arthroplasty in the very elderly patients older than 85 years
**Y. Matsumoto, M. Hirakawa, Y. Nagashima, S. Ikeda, H. Tsumura（教授）：大分大学整形外科（Dept. of Orthop. Surg., Faculty of Medicine, Oita University, Yufu）．

表2. 周術期合併症

	症例数
な し	9 (81.8%)
誤嚥性肺炎	1 (9.1%)
膝蓋骨骨折	1 (9.1%)
術後せん妄	0 (0.0%)

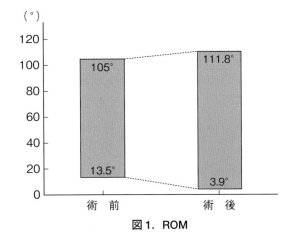

図1. ROM

❷周術期合併症（表2）

誤嚥性肺炎，膝蓋骨骨折が1例ずつあった．術後せん妄を生じた症例はなかった．

❸ROM（図1）

術前伸展−13.5°±7.4°，屈曲105.0°±29.7°であったのが，術後1年の時点で伸展−3.9°±3.8°，屈曲111.8°±25.9°と伸展・屈曲ともに改善傾向にあった．

❹FTA

術前184.6°±10.47°が術後1年で175.7°±3.1°と改善した．

❺Knee Society Score（図2）

術前・後の変化は，術前42.1±18.9であったknee scoreは術後1年で85.6±6.8，術前43.2±15.3であったfunctional scoreは術後1年で62.0±20.6とばらつきは大きかったが，おおむね良好な結果であった．

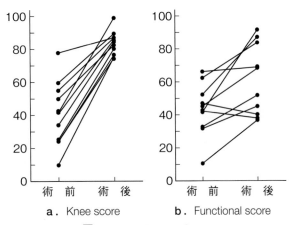

図2. Knee Society Score

Ⅲ. 考 察

日本人の平均寿命は2015年の厚生労働省の完全生命表によると，男性平均寿命80.75歳，女性86.99歳であり，超高齢社会を迎えたわが国では，その平均寿命の延伸に伴い，健康寿命を重要視する傾向がある．日本整形外科学会は2007年に，運動器の障害により要介護になるリスクの高い状態をロコモと定義し，その予防を提唱し，健康寿命の延伸，生活機能の向上に取り組んでおり，高齢者における膝OAもそのロコモの主要な要因の一つとしてあげられる．

超高齢者に対するTKAは諸家らの報告で疼痛，ADLの改善が得られ，おおむね良好な臨床成績が報告されている[1,2]．本研究でもほとんどの症例で術前の屈曲拘縮は改善し，これまでの諸家らの報告と同様に，85歳以上でも十分な歩行能力・階段昇降能力の獲得が期待できることから，本術式の有用性は十分あると考えられた．

一方，高齢者のTKAでは術前の併存疾患や術後の合併症が多いことが指摘されており[1]，術後の創治癒遷延が高率にみられたこと[3]や，せん妄などの周術期合併症に注意する必要があることが報告されている[4]．術前既往症が多いことに疑いの余地はなく，手術適応は個々の症例に応じて慎重に検討する必要があるとされる[5]．

また，わが国における85歳以上の報告では，佐柳ら[6]はKnee Society Scoreについて言及し，knee scoreで有意な改善がみられたが，functional scoreでは有意な改善はなかったことを報告し，その原因として高齢に伴う心肺機能，運動機能の予備力低下，意欲低下，全身合併症などが考えられると述べている．本研究でも，knee scoreに比してfunctional scoreはばらつきも大きく，改善率は低い結果となったが，同様の原因に加えて，本研究では再置換例も混同してまとめたことや，大学病院という特性から難治例が多く，術前長期にADL低下をきたしていたことなどが考えられた．

TKAの適応年齢の限界については，Laskin[7]は85歳以上，Pagnanoら[8]は90歳以上の症例について報告しているが，既往歴に注意し，患者が疼痛の緩和や生活の質（QOL）の回復を希望すれば，年齢の制限はないと述べている．当科でも単に暦年齢のみで手術適応の制限は設けておらず，手術が可能な全身状態であること，術後リハビリテーションに意欲的であることなどをその条件として総合的に検討を行い，慎重にその適応を決定している．

超高齢者では膝OAに限らず，骨粗鬆症や脊柱管狭窄症など運動器の機能低下によるロコモや内科疾患の合併を有していることが多く，手術にあたってはその対応が問題となるが，麻酔科のみならず，外科・内科も含めた集学的治療が必要とされる．本研究からも術前の全身状態を詳細に検討し，患者の意欲，家族の協力が十分あれば，決して超高齢者に対するTKAに消極的になる必要はないと考えられた．

まとめ

85歳以上の超高齢者においても，全身状態，周術期合併症に注意すればTKAは良好な結果を期待できる有用な手術方法であると考えられた．

文　献

1) Hilton AI, Back DL, Espag MP et al：The octogenarian total knee arthroplasty. Orthopedics 27：37-39, 2004
2) 日隈康雄，埜口貴弘，泊　一秀ほか：人工膝関節置換術の年齢上限に関する検討．JOSKAS 38：280-281, 2012
3) 曽田是則，奥原淳史，大坪　晋ほか：高齢者（80歳以上）に対する人工関節置換術の術後成績と問題点．臨整外 43：15-19, 2008
4) 清野大輔，今村史朗，福西成男ほか：80歳以上の高齢者に対する人工膝関節置換術の術後短期成績．中部整災誌 55：1079-1080, 2010
5) Biau D, Mullins MM, Judet T et al：Is anyone too old for a total knee replacement？ Clin Orthop 448：180-184, 2006
6) 佐柳潤一，西川昌孝，井内　良ほか：85歳以上の超高齢者に対する人工膝関節置換術の検討．中部整災誌 55：1079-1080, 2012
7) Laskin RS：Total knee replacement in patients older than 85 years. Clin Orthop 367：43-49, 1999
8) Pagnano MW, McLamb LA, Trousdale RT：Total knee arthroplasty for patients 90 years of age and older. Clin Orthop 418：179-183, 2004

*　　　*　　　*

中足趾節関節固定術を行った強剛母趾の1例

近藤直樹　植木将人　藤沢純一　遠藤直人

はじめに

保存的治療に抵抗し，中足趾節（MTP）関節固定術を要した強剛母趾の1例を経験したので報告する．

I．症例提示

症　例．80歳，女．
主　訴：右母趾MTP関節部歩行時痛．
既往歴：左三叉神経痛，糖尿病，高尿酸血症，高脂血症．当院神経内科で，クロナゼパム0.5 mg，アトルバスタチンカルシウム水和物10 mg，アロプリノール100 mg，シタグリプチンリン酸塩水和物50 mg，SG配合顆粒1 gを処方していた．

現病歴：2015年4月，右母趾MTP関節部の腫脹，疼痛および歩行時の疼痛を自覚した．関節内局所麻酔薬投与を二度受けだが，同部の疼痛は軽快しなかった．

初診時所見：MTP関節の可動域（ROM）は底屈10°（図1a），背屈5°（図1b）と高度に制限されていた．外反母趾および内反母趾変形はみられなかった（図1c）．手術前の日本足の外科学会スコア（母趾）は63/100点で

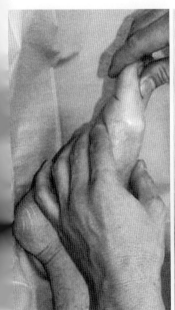 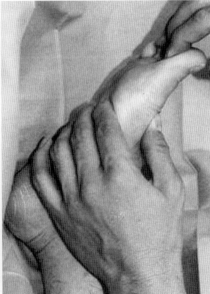 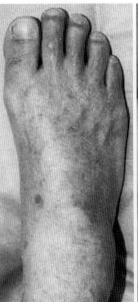 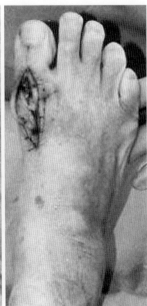

a．他動底屈10°　　b．他動背屈5°　　c．術前背底像　　d．術中背底像

図1．術前右足部外観所見．術前に比べ固定後の母趾の短縮は2〜3 mm程度である（d）．

Key words

hallux rigidus, super aged, MTP, arthrodesis, cup and cone reamer

*Severe hallux rigidus who received metatarsophalangeal joint arthrodesis；report of a case
**N. Kondo（講師），M. Ueki：新潟大学整形外科（Division of Orthop. Surg., Dept. of Regenerative and Transplant Medicine, Niigata University Graduate School of Medical and Dental Sciences, Niigata）；J. Fujisawa（特任講師）：同大学医歯学総合病院医師キャリア支援センター；N. Endo（教授）：同大学整形外科．

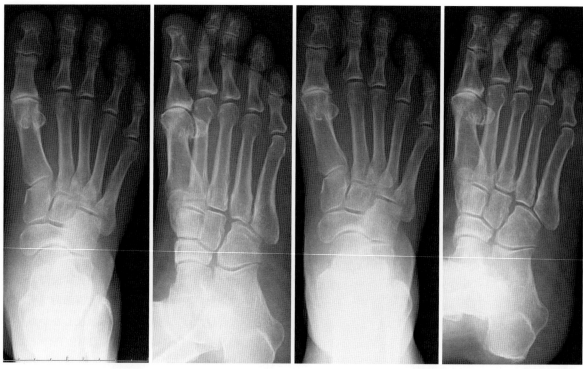

a. 2015年4月（手術前9ヵ月）前後像
b. 2015年4月（手術前9ヵ月）斜位像
c. 2015年10月（手術前3ヵ月）前後像
d. 2015年10月（手術前3ヵ月）斜位像

図2. 術前右足部単純X線像. 母趾MTP関節裂隙の狭小化が前後像（a），および斜位像（b）でみられる．第2～5趾の変形はみられない．

あった．

X線所見：単純X線像では，MTP関節の変形性関節症性変化がみられた（図2a, b）．第2～5趾のMTP関節の骨びらんや関節裂隙の狭小化はなかった．

血液検査所見：尿酸値4.2 mg/dlと正常範囲内，またリウマトイド因子<5 IU/ml，抗CCP抗体<0.5 U/ml，CRP 0.02 mg/dl，赤沈37 mm/時と関節リウマチ（RA）を疑わせる所見はなかった．

MRI所見：単純MRIでも骨腫瘍を含む腫瘤性病変はみられず，中足骨頭中央～底側に関節面の50%を占めるT1強調画像で低輝度，T2強調画像で高輝度の骨髄浮腫性変化があった．

以上の所見から，強剛母趾と診断した．Coughlin & Shurnas分類[1]では，背屈10°以下，底屈も10°以下であること，単純X線像における母趾中足骨頭扁平化，関節面全般にわたる裂隙の狭小化，骨硬化像，腓骨側種子骨の肥大化と骨棘形成，高度の疼痛から，gradeⅢと診断した．

保存的治療では軽快せず，半年間の経過でさらなる進行がX線学的にみられたことから（図2c, d），2016年1月にMTP関節固定術を施行した．

手術所見：母趾MTP関節で背側アプローチで関節包をV字状切開した．手術所見では，関節内の滑膜炎の所見はなかった．中足骨関節面中央～内側に変性所見がみられた．基節骨関節面も中央部～内側に広汎な変性所見があった（図3a）．Cup and cone reamer（MTP Reamer, DARCO社，Memphis）を用いて各々の関節面をリーミングし，軟骨下骨を露出した．脛骨側種子骨に骨棘があったため，切除した．各々の骨に横孔を作成後に0.55 mm径の軟鋼線を通し（図3b），MTP関節背屈10°として1.2 mm径のKirschner鋼線をクロスに刺入・固定し，軟鋼線を強固に締結した（図4a, b）．肉眼的にも短縮は2 mm程度にとどめられた（図1d）．

術後経過：術後2週で創治癒が良好であったため抜糸した．術後3週で足底板を装着して歩行訓練を開始し，歩行は安定して術後3ヵ月で骨癒合が得られた．正坐も可能となった．術後6ヵ月で足底板装着を中止した．2017年5月（術後1年4ヵ月）現在，固定部位の骨癒合を獲得している．単純X線像で固定材料の逸脱はなく（図4c, d），歩行時痛もなく経過良好である．日本足の外科学会スコア（母趾）は，歩行時の持続的な疼痛が消失し，屋外歩行も自立したことから78点に上昇した．

Ⅱ．考　察

強剛母趾は母趾中足趾節関節の変形性関節症（OA）をさす．母趾伸展時の疼痛とROM制限が特徴である[2]．臨

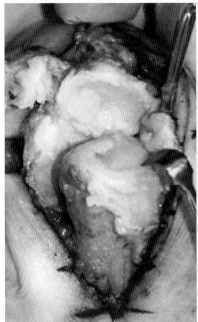 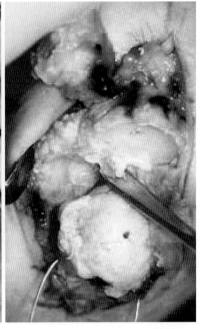

a. 母趾 MTP 関節面は中足骨側・基節骨側ともに変形性変化が，特に内側面で著明である．

b. Cup and cone reamer で軟骨下骨を露出させている．中足骨骨幹部には締結用ワイヤーが通されている．

図 3. 術中外観所見

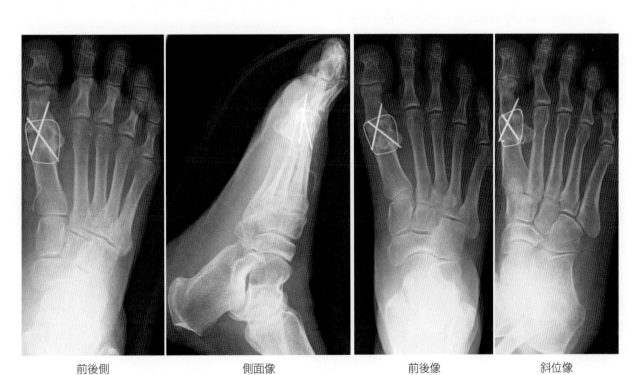

前後側　　　側面像　　　前後像　　　斜位像

a. 術直後．Kirschner 鋼線 2 本と締結用ワイヤーで強固に固定されている．

b. 術後 1 年 3 ヵ月．MTP 関節は骨癒合良好で固定が得られている．

図 4. 術後 X 線像

床症状，単純X線像での母趾MTP関節のOA所見，血液学的所見で高尿酸血症やRAといった膠原病疾患を除外できたこと，また骨腫瘍や関節近傍の腫瘍性病変をMRI検査で除外できたことから，強剛母趾と診断した．さらに本例の手術所見としては変形性関節症性変化であり，診断に相違はなかった．

強剛母趾に対する保存的治療としては，装具療法や，関節内のステロイド局所注射[3]があるが，いずれも効果は限定的である[2]．Solanらはメチルプレドニゾロン酢酸エステルとブピバカイン塩酸塩水和物を混合し，関節内に局所投与した強剛母趾37 MTP関節の経過を追跡した．X線学的に進行度が高いほど外科的治療にいたる割合が高く，進行度の低い強剛母趾にのみ使用すべきであると結論づけられている[3]．

本例では装具療法を提示したものの同意が得られなかった．また，MTP関節内へステロイドを二度局所注射したものの，治療に抵抗性であった．このため外科的治療を選択するにいたった．手術的治療としては，関節を温存する術式と関節を置換または固定する方法がある．関節を温存する術式としては，関節唇切除術（chilectomy）[4]やcapsular interposition arthroplasty法[5]などの方法があるが，本例では2回の関節内局所投与にもかかわらず疼痛が持続していること，一度の手術で改善をめざしたい目的があったことから，MTP関節固定術を選択した．MTP関節固定術は安定した成績が期待でき，骨癒合率は90％で得られたと報告されている[6]．MTP関節固定術は人工足趾関節置換術に比して，2年の経過で疼痛の軽減において優れており，さらに追跡された15年の長期経過でも疼痛の軽減は関節固定術で有意に得られており，また再置換率も有意に少なかったと報告されている[7]．

Cup and cone reamerを用いて足趾長の短縮を最小限に抑制でき，有用であったと思われる．中足骨骨切り術ではどうしても短縮が生じ，術後の足趾バランスが不良となり，術後に中足骨頭部痛（metatarsalgia）を生じる危険性がある．本例では，術後同側の第2～5足趾の中足骨頭部痛はなかった．術後3ヵ月で骨癒合が得られ，固定材料の弛みや逸脱はみられていない．歩行は全荷重で足底板装着で安定して獲得された．

超高齢社会を迎え，今後高度の強剛母趾例が増加してくることが予想される．高度な強剛母趾例に対してMTP関節固定術は有効な治療法の一つであるといえる．

まとめ

1）保存的治療に抵抗する高度の強剛母趾例の治療を経験した．

2）MTP関節固定術を施行した．Cup and cone reamerを用いることで母趾の短縮が最小限に抑制できた．

文献

1) Coughlin MJ, Shurnas PS：Hallux rigidus；grading and long-term results of operative treatment. J Bone Joint Surg **85-A**：2072-2088, 2003
2) Kunnasegaran R, Thevendran G：Hallux rigidus；non-operative treatment and orthotics. Foot Ankle Clin **20**：410-412, 2015
3) Solan MC, Calder JD, Bendall SP：Manipulation and injection for hallux rigidus；is it worthwhile？ J Bone Joint Surg **83-B**：706-708, 2001
4) Geldwert JJ, Rock GD, McGrath MP et al：Cheilectomy；still a useful technique for grade I and grade II hallux limitus/rigidus. J Foot Surg **31**：154-159, 1992
5) 仁木久照，栖崎和人，加藤晴康ほか：高度強剛母趾に対するcapsular interposition arthroplastyの治療経験．日足外会誌 **22**：78-85, 2001
6) Rammelt S, Panzner I, Mittlemeier T：Metatarsophalangeal joint fusion；why and how？ Foot Ankle Clin **20**：465-477, 2015
7) Stone OD, Ray R, Thomson CE et al：Long-term follow-up of arthrodesis vs total joint arthroplasty for hallux rigidus. Foot Ankle Int **38**：375-380, 2017

* * *

… 脊椎の変性疾患に対する高齢者治療

非リウマチ性歯突起後方偽腫瘍の疫学と発症要因

百貫亮太　高畑雅彦　織田　格　大嶋茂樹　金山雅弘
岩崎倫政

はじめに

❶ 非リウマチ性歯突起後方偽腫瘍の疫学

上位頚椎病変は従来，関節リウマチ（RA）や外傷，先天奇形によるものが多かったが，高齢人口の増加や革新的な RA 治療薬の開発などにより上位頚椎手術を必要とする病態は変遷しつつある．北海道内の関連 7 施設における過去 10 年間（2006～2015 年）の上位頚椎手術 218 例（男性 84 例，女性 134 例，平均年齢 65 歳）の疾患内訳を後ろ向きに調査したところ，RA 99 例（45.4％），先天奇形 17 例（7.8％），外傷 26 例（11.9％），その他 76 例（34.9％）であった．その他の内訳は，環軸椎亜脱臼 35 例，非リウマチ性歯突起後方偽腫瘍 25 例，頚椎後縦靱帯骨化症 8 例，腫瘍 3 例であった．次に，最近 5 年（2011～2015 年）とそれ以前の 5 年間（2006～2010 年）で比較してみると，RA の割合は 60/121 例（49.6％）から 39/97 例（40.2％）に減少していた．一方，その他の割合は 37/121 例（30.6％）から 39/97 例（40.2％）と増加しており（図 1），中でも非リウマチ性歯突起後方偽腫瘍が 9/121 例（7.4％）から 16/97 例（16.5％）へと倍増していた．

❷ 非リウマチ性歯突起後方偽腫瘍の発生要因に関する検討

前述の疫学的な調査結果は，外科的治療を要する上位頚椎病変の原因として非リウマチ性歯突起後方偽腫瘍が重要な位置を占めつつあることを示唆している．しかし，非リウマチ性歯突起後方偽腫瘍の病態にはいまだ不明な点も多く，治療法についてもまだ一定のコンセンサ

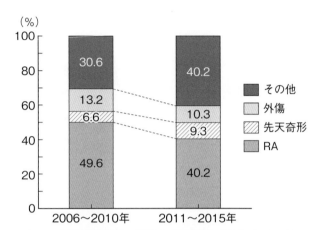

図 1．上位頚椎手術の原因疾患の変遷．最近 5 年間とそれ以前の 5 年間に北海道内関連 7 施設で行われた上位頚椎手術の原因疾患の内訳．RA の割合が減少し，その他の割合が増加している．

スが得られていない．渉猟しえた範囲では自然経過に関する報告はなく，軽度の脊髄症を呈する場合の治療方針に明確な根拠はない．すなわち，どのくらいの確率で麻痺が悪化するのか，あるいは自然軽快が期待できるのかが不明である．高度の脊髄障害を呈する場合には，手術的治療が選択されることが多いが，術式選択基準が明確でない．後頭頚椎固定術は，脊髄症の改善には比較的確実な方法と考えられ，固定術後に偽腫瘍の縮小がみられたという報告が多い[1~3]．環軸椎固定術と環椎後弓切除の併用でも偽腫瘍の縮小と症状の改善が得られたとする報告もある[4]．しかし近年，環椎後弓切除のみでも麻痺の改善や偽腫瘍の縮小が得られたとする報告もあ

Key words

retro-odontoid pseudotumor

*Clinical features and surgical outcomes of retro-odontoid pseudotumors occur in elderly
　要旨は第 46 回日本脊椎脊髄病学会において発表した．
**R. Hyakkan, M. Takahata（准教授）：北海道大学整形外科（Dept. of Orthop. Surg., Hokkaido University, School of Medicine, Sapporo）；I. Oda（理事），S. Oshima（診療部長）：北海道整形外科記念病院；M. Kanayama（副院長）：函館中央病院整形外科；N. Iwasaki（教授）：北海道大学整形外科．

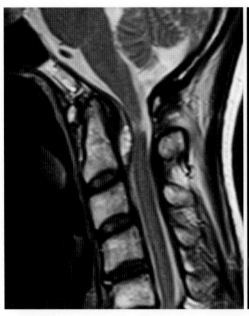

a. 術前　　　　　　　　　　　　　　b. 術後1年

図2. 症例. 56歳, 女. 歯突起後方偽腫瘍 MRI T2 強調矢状断像. 術前 JOA スコアは 10 点で, 環椎後弓切除が行われ術後 JOA スコアは 15 点に改善した. 腫瘍縮小率 50%

り[5〜7]，病態によって適切な術式が異なる可能性がある．

そこで筆者らは，頚髄症により手術的治療を要した非リウマチ性歯突起後方偽腫瘍 22 例の臨床的特徴から発症要因を検討した．

I. 対象および方法

2006〜2015 年に北海道大学病院および北海道内関連 6 施設で手術的治療を受けた非リウマチ性歯突起後方偽腫瘍のうち，術後 1 年以上経過観察が可能であった 22 例を後ろ向きに調査した．患者内訳は男性 15 例，女性 7 例，平均年齢 75（56〜87）歳，平均経過観察期間 26（12〜75）ヵ月であった．対象患者選択基準は，①MRI 矢状断像で歯突起後方に T1 強調画像で低信号，T2 強調画像で低信号〜高信号の最大前後径 5 mm 以上の腫瘍があること，②その腫瘍により頚髄症を呈していることとした（図 2）．RA，透析の既往のあるもの，外傷によるものは除外した．

病態を調査するため，術前 X 線機能写で有効残余脊柱管径（space available for spinal cord：SAC），環椎歯突起間距離（atlas-dens interval：ADI）および頚椎アライメントを計測し，環椎低形成（環椎高位の中間位 SAC ≦ 14 mm）や環軸椎亜脱臼（前屈位 ADI ≧ 4 mm）の有無を評価した．さらに術前 CT で後頭環椎関節あるいは中下位頚椎の強直の有無を評価した．

手術成績は，術前および最終経過観察時の日本整形外科学会頚髄症治療成績判定基準（JOA スコア），MRI 矢状断像での腫瘍縮小率［（術前腫瘍最大前後径−術後腫瘍最大前後径/術前腫瘍最大前後径）×100］で評価した．麻痺の改善は，平林法による JOA スコア改善率を用いて評価した．

II. 結　果

非リウマチ性歯突起後方偽腫瘍の発症要因を検討するため，はじめに環軸関節不安定性の有無について検討した．術前単純 X 線前屈位側面像の ADI は平均 2.6（1.5〜6.0）mm で，4.0 mm 以上の環軸椎亜脱臼は 5/22 例（23%）にしかみられなかった．次に環軸関節に対するストレス増大を示唆する間接的要因として隣接椎間（後頭環椎および軸椎下）の強直の有無を調査したところ，後頭環椎関節の関節癒合を 6/22 例（27%）［図 3］，中下位頚椎の 4 椎間以上の強直［びまん性特発性骨増殖症（diffuse idiopathic skeletal hyperostosis：DISH）］が 7/22 例（32%）にみられた．もっともよくみられた特徴の一つは，発育性脊柱管狭窄であり，中間位の SAC は平均 15.4（9.0〜25.5）mm であった．これは X 線像で計測された SAC であり，偽腫瘍によりさらに有効脊柱管前後径は狭小化していることになる．環椎高位の SAC 14.0 mm 以下を環椎低形成と定義した場合には，6/22 例（27%）が該当した．3 例で中下位頚椎の後弯変形がみられた．

術式は，O-C2 固定 12 例（55%），C1-C2 固定 5 例（23%），環椎後弓切除（除圧）のみ 5 例（23%）であった．O-C2 固定の 10/12 例，C1-C2 固定の 3/5 例が環椎

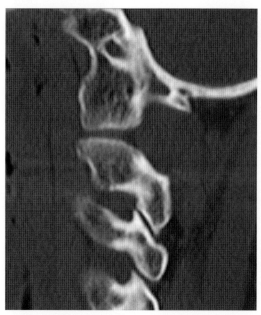

図3. 症例. CT矢状断像. 後頭環椎関節が癒合している.

後弓切除を併用していた. 術式ごとのJOAスコア改善率平均はそれぞれ57.2%, 49.4%, 41.0%であり, 術式間に統計学的な有意差はなかった. MRI T2強調矢状断像での腫瘍前後径の縮小率は, O-C2固定52.6%, C1-C2固定34.5%, 環椎後弓切除(除圧)のみ39.2%と, O-C2固定で縮小率が高かった.

III. 考 察

本結果から, 歯突起後方偽腫瘍の発生要因としては, 従来考えられてきた環軸椎不安定症を呈する症例は5/22例とむしろ少なく, 中下位頚椎の強直や後頭環椎関節の強直を併存する症例が約半数程度にみられた. この結果は, Chikudaら[2]の歯突起後方偽腫瘍には隣接椎間の強直合併例が多かったとする報告内容と合致する. すなわち環軸関節支持機構への応力集中が, 歯突起後方偽腫瘍の発生に関連することを示唆している. 特筆すべきは環軸関節支持機構への応力集中の原因がさまざまであり, それぞれ術式を選択するうえで重要な判断材料となりうる点である. 環軸椎不安定症が主たる要因になっている場合, 固定術のよい適応である. しかし, この場合でも後頭頚椎固定と環軸椎固定術のどちらを選択すべきかについての根拠は示されていない. 一方, 環軸椎不安定症を伴わない中下位頚椎強直例では, 後頭頚椎固定術を行うと可動域制限により頚椎機能が大きく障害されることを考慮する必要がある.

頚髄症を発症する非リウマチ性歯突起後方偽腫瘍の発症背景には, 人種的な背景や高齢化人口の増加といった本邦特有の要因が関与しているかもしれない. 頚髄症を発症して手術が必要となった偽腫瘍患者は高齢男性が多く, また, これまでの報告の多くが本邦からのものである. これは, 日本人に発育性脊柱管狭窄が多いことや, 日本人高齢男性における高いDISH有病率が関与していると考えられる. 本邦における疫学的な研究によると, DISH有病率は中高年以降増加し, 80歳以上の男性の有病率は40%と報告されている[8]. 環椎低形成例が多いことは, 環椎後弓切除による脊柱管拡大が有効とする報告を支持する結果ともいえる.

術式別の臨床成績については, O-C2固定が麻痺の改善や腫瘍縮小率により良好な結果をもたらす傾向があったが, 除圧術のみでもおおむね良好な治療効果が得られていた. 本病態に対してはO-C2固定が従来より行われ, 本疾患の主な治療方法となっている. Chikudaら[2]は10例の環軸椎不安定症のない症例に固定術が有効であったことを報告している. 近年, 環椎後弓切除の報告も散見され, Kakutaniら[6]は環軸椎不安定性のない7例に対してC1後弓切除術を行い, 偽腫瘍が縮小し, 環軸椎不安定性の増悪はなかったと報告している. Takemotoら[7]は, 環軸椎不安定性が軽度の偽腫瘍10例に対して環椎後弓切除を行い, 術後, 腫瘍の増大がみられたのは1例のみで, 臨床的に問題となる環軸椎不安定症の発生はなかったと報告している. このことから環軸椎不安定症がない患者においては, 環椎後弓切除も治療選択の一つとなりうることが示唆された.

非リウマチ性歯突起後方偽腫瘍に対しては, 偽腫瘍の縮小や脊髄障害の回復には後頭頚椎固定術が優れるが, 除圧だけでも脊髄障害の回復が得られる症例があること, 中下位頚椎強直例では後頭頚椎固定により頚椎機能が著明に制限されること, 罹患患者の多くが高齢であり手術の低侵襲化が必要なケースがあることなどから, それぞれの病態や患者背景に応じて術式を検討する必要がある.

まとめ

1) 非リウマチ性歯突起後方偽腫瘍は環軸関節支持組織の変性やストレス集中などによって発症すると考えられるが, その要因は環軸椎不安定性や中下位頚椎の強直(DISH), 後頭環椎癒合などさまざまである.

2) 偽腫瘍による頚髄症を呈する症例の多くが発育性脊柱管狭窄を合併している.

3) 手術的治療を行う際には, これらの発症要因や患者背景を考慮して術式選択をする必要がある.

文 献

1) Yamaguchi I, Shibuya S, Arima N et al : Remarkable reduction or disappearance of retroodontoid pseudotumors after occipito-cervical fusion ; report of three cases. J Neurosurg Spine **5** : 156-160, 2006
2) Chikuda H, Seichi A, Takeshita K et al : Radiographic analysis of the cervical spine in patients with retro-odontoid pseudotumors. Spine **34** : E110-E114, 2009
3) Lagares A, Arrese I, Pascual B et al : Pannus resolution after occipitocervical fusion in a non-rheumatoid atlanto-axial instability. Eur Spine J **15** : 366-369, 2006
4) Jun BY : Complete reduction of retro-odontoid soft tissue mass in os odontoideum following the posterior C1-C2 transarticular screw fixation. Spine **24** : 1961-1964, 1999
5) Suetsuna F, Narita H, Ono A et al : Regression of retroodontoid pseudotumors following C-1 laminoplasty ; report of three cases. J Neurosurg Spine **5** : 455-460, 2006
6) Kakutani K, Doita M, Yoshikawa M et al : C1 laminectomy for retro-odontoid pseudotumor without atlanto-axial subluxation ; review of seven consecutive cases. Eur Spine J **22** : 1119-1126, 2013
7) Takemoto M, Neo M, Fujibayashi S et al : Clinical and radiographic outcomes of C1 laminectomy without fusion in patients with cervical myelopathy that is associated with a retro-odontoid pseudotumor. Clin Spine Surg **29** : E514-E521, 2016
8) Kagotani R, Yoshida M, Muraki S et al : Prevalence of diffuse idiopathic skeletal hyperostosis (DISH) of the whole spine and its association with lumbar spondylosis and knee osteoarthritis ; the ROAD study. J Bone Miner Metab **33** : 221-229, 2015

*　　　*　　　*

高齢者のmidcervical central cord syndromeに対する頚椎前方固定術

寺井秀富　玉井孝司　中村博亮

はじめに

本邦では頚椎症性脊髄症に対する手術として，後方アプローチによる椎弓形成術が選択されることが多い．前方固定術と比較して重篤な合併症が少ないこと，良好で安定した手術成績が得られること，developmental canal stenosisを基盤とした多椎間狭窄の症例が多いことなどがその理由であろうと考えられる．しかし，75歳前後の高齢者の病態をよく観察すれば，C3/C4単椎間の前方固定術を選択すべき症例が数多く存在することに気づくはずである．

I. 高齢者にみられるmidcervical central cord syndrome

Midcervical central cord syndrome (MCCS) は1995年，本邦のNakajimaらによってC3/C4高位における正中型頚椎椎間板ヘルニアの特徴的な病態（numb and clumsy hands）として報告されたのが最初である[1]．MCCSでは一般的なミエロパチーでみられる手指の巧緻運動障害や歩行障害のほかに，髄節症候（segmental sign）では説明のつかない手掌や足底に限局したしびれ，母指探し試験における拙劣さ，立体認知覚異常といった特異なミエロパチー症状がみられる[2]．MCCSは原著に報告されているようなC3/C4高位での中心性椎間板ヘルニアだけでなく，すべりに伴うC3/C4高位での椎間不安定性によっても同様の症状がみられる．

II. 高齢化と頚椎可動域（ROM）の変化

頚椎のROMは若年では下位頚椎でもっとも大きいが，加齢変性に伴い下位頚椎のROMは減少していき，70歳代では中位頚椎のROMがもっとも大きくなる[3]．これが高齢者においてC3/C4高位の椎間板ヘルニアや椎間不安定性が多くみられることに関係している．中島らの報告例では，8例中7例が50歳前後の比較的若年の患者であったが，当時の報告から20年以上経過し75歳以上の患者が一般的になった現在，MCCSを呈する患者に遭遇する機会は確実に増加している．

III. 高齢者MCCSの臨床的特徴と画像所見

通常の頚椎症性脊髄症では手指のしびれなどの感覚障害が先行し，重症化に伴って巧緻運動障害や歩行障害へと症状が悪化していくことが知られており，外傷などの要因がない限りミエロパチーの進行は比較的緩徐である．しかし，高齢者のMCCSでは症状の出現から歩行不能にいたるまで数ヵ月以内と比較的短期間であることが多い．特に椎間板ヘルニアが原因である場合にはこの傾向が強い．

単純X線動態撮影における下位頚椎のROMの消失，C3/C4での不安定性の増強（すべりや椎間関節の開大），MRIにおけるC3/C4高位での椎間板ヘルニア，椎間板膨隆，黄色靭帯の肥厚が画像上の特徴である．高齢者MCCSではMRIで下位頚椎にも狭窄像がみられることが多い．しかし，それらは頚椎不撓化の過程において形成されたと考えられる静的な狭窄であり，症状に関与しているとは考えにくい．C3/C4病変はC4以下の頚椎不撓化に伴う自然発生的な隣接椎間障害と考えれば理解しやすい．

Key words

midcervical central cord syndrome, anterior cervical discectomy and fusion, myelopathy, C3/C4, elderly

*Anterior cervical discectomy and fusion (ACDF) for midcervical central cord syndrome in elderly patients
要旨は第31回北米脊椎外科学会（NASS）において発表した．
**H. Terai（准教授），K. Tamai, H. Nakamura（教授）：大阪市立大学整形外科（Dept. of Orthop. Surg., Osaka City University Graduate School of Medicine, Osaka）.

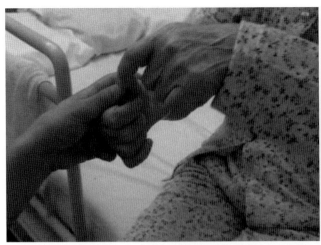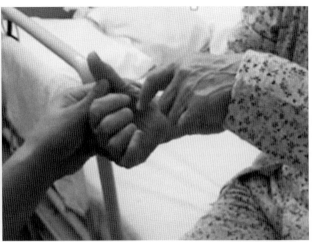

a. まずは開眼状態で固定肢の母指を探索肢でつまんでもらう.

b. 次に閉眼状態で同様に行う. MCCSでは母指の位置を探すような動きをみせる. これを測定異常という.

図1. 母指探し試験. 右上肢を固定肢とし, 左上肢を探索肢としている.

Ⅳ. MCCSの特徴的な所見

❶母指探し試験

検者は患者の母指を立たせるようにして一側の上肢を固定し, 反対側の母指と示指で固定された母指をつまむように命じる. 開眼状態では容易につまむことができるが, 閉眼状態になると測定異常を生じ, うまくつまめなくなる. この場合, 探索指ではなく固定された側の筋固有覚に異常があると考えられる (図1). このほかに指鼻試験でも測定異常が観察される.

❷特徴的な感覚障害

指先や手掌に強くみられる手袋型分布のしびれが特徴である. 足底にしびれがみられることもある. 下位頸椎の障害では髄節性の感覚低下がみられることが多いが, C3/C4高位より上位の障害では体部位局在性の感覚障害がみられる. C3/C4高位では後索内の上行性線維が下位頸髄レベルにおける髄節性分布から上位頸髄～大脳レベルにおける体性局在分布へ移行するという説や, 頸髄後索内には従来の髄節性の走行分布と異なる体性局在性の走行分布があるという説がある[4].

❸立体認知覚異常

皮膚表面に与えられる識別性触覚 (2点識別覚や皮膚描画覚) は比較的保たれるが, 閉眼状態で触っているものの立体的形状の認知が高度に障害される. 具体的にはポケットの中にあるコインの大きさがわからない, うまく取り出せないといった症状がこれにあたる.

❹偽性アテトーゼ

開眼状態では空中で手指を伸展させて保持することができるが, その位置を保つように命じたまま閉眼させるとあたかもピアノを弾いているかのように各指がばらばらに中手指節関節で屈曲・伸展してしまう (piano playing finger). 手指の深部感覚障害と考えられる.

Ⅴ. 手術適応

MCCSを呈するC3/C4高位での頸椎椎間板ヘルニア, C3のすべり, C3/C4での椎間不安定性が前方固定術のよい適応である. C3/C4高位での黄色靱帯の肥厚 (あるいはバックリング) は, 高齢のMCCS患者では一般的な画像所見であり, 前方固定によって安定化して経年的に菲薄化していくため後方から摘出する必要はない. MRIでC3/C4高位より下位に狭窄がみられていても動的要素の関与がない場合には, 椎弓形成術などの脊柱管拡大術ではなく前方固定術を行う. その理由として, MCCSでは前方からの脊髄圧排や動的要素がより強く病態に関与していると考えられるからである. すぐに手術を施行できない場合には, 頸椎カラーを装着させてC3/C4における不安定性を抑制するとMCCSの症状が緩和することがある.

Ⅵ. 手術方法

体位をとる際には頸部を十分に伸展させて固定し, 執刀前にイメージで高位を確認しておくとよい (図2). C3/C4椎間板へは頸動脈三角内に舌骨高位の横皮切をおいて進入する (図3). 声帯よりも頭側での操作となるため進入側は左右どちらでもよい. 右利きの術者であれば

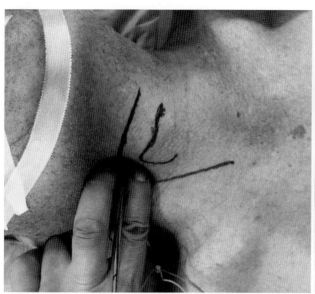
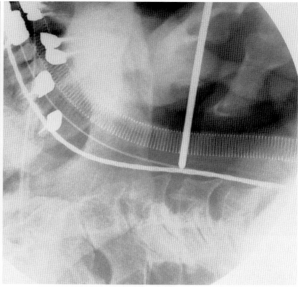

a．外観所見 　　　　　　　　　　　　　　　　　　b．透視像

図2．**術前の高位確認．** C3/C4は舌骨高位に位置する．示指と中指の先端で爪側で咽頭を，指腹側で頚動脈を圧排しながら椎体前面を触れる．必ず2本の指で行い，その間に目標がくるようにする．実際に椎体前面に到達する際の経路となる．

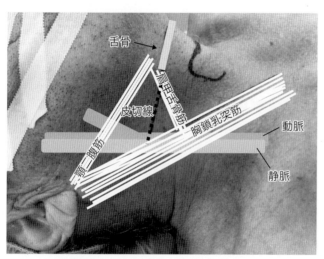

図3．**頚動脈三角と皮節位置．** 皮切は頚動脈三角内に舌骨高位の横皮節をおく．頚動脈三角とは顎二腹筋，肩甲舌骨筋，胸鎖乳突筋で囲まれた部分で，胸鎖乳突筋側に頚動脈鞘を含む．

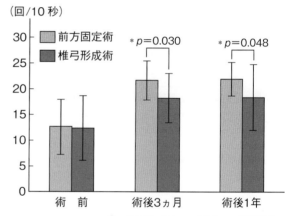

図4．**10秒テスト．** 術前，術後3ヵ月，術後1年の10秒テストの結果．椎弓形成術施行群よりも前方固定術施行群のほうが術後早期から10秒テストの早い回復が得られた．

右側から進入するほうが手術を行いやすい．またC3/C4高位では椎体の前面は食道ではなく咽頭後壁になることに注意する．頚長筋膜椎前葉を縦切開し，吸収糸をかけておき最後に修復する．術中は開創器を含めて頚長筋膜内で操作すれば安全である．椎間板切除前に再度高位の確認を行う．

Ⅶ．治療成績

2008〜2012年にC3/C4が責任高位と考えられる頚髄症45例に対して施行した前方固定20例（前方固定術群：平均年齢74.6歳，男性12例，女性8例），椎弓形成25例（椎弓形成術群：平均年齢72.3歳，男性23例，女性3例）の術前，術後3ヵ月，術後1年の10秒テストの回数（図4），術後2年までの日本整形外科学会頚髄症治療成績判定基準（JOAスコア）［図5］を示す．10秒テストの回数ならびにJOAスコアの改善率は前方固定術群で有意に優れていた．どちらの群でも下位頚椎におけるROMは低下しており，C3/C4高位での椎間可動性が

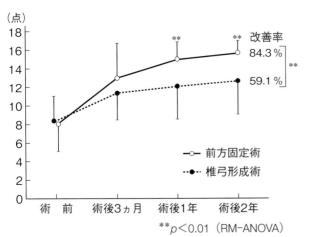

図5. JOAスコア. 前方固定術施行群のほうが椎弓形成術施行群よりもJOAスコアの改善はよかった. 最終JOAスコア改善率は前方固定群84.3%, 椎弓形成群58.1%である.

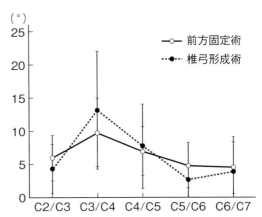

図6. 各椎間でのROM. 前方固定術群（平均年齢74.6歳）, 椎弓形成術群（平均年齢72.3歳）ともに, 高齢者ではC3/C4における椎間可動性がもっとも大きいことがわかる. 前方固定術群では下位頚椎との差が顕著であり, 椎間不安定性の関与が示唆される.

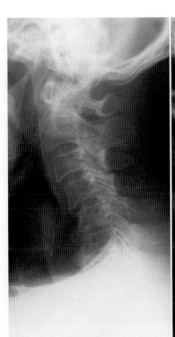

a. 術前X線像

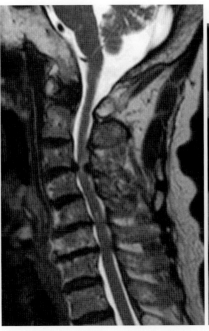

b. 術前MRI. C3/C4高位における前後からの脊髄圧排が著明である. C4以下の高位にも狭窄がみられる.

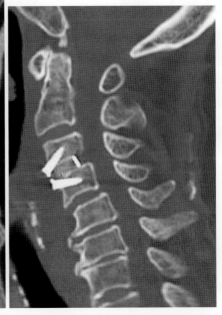

c. 術後CT. C3/C4高位単椎間の前方固定術（腸骨移植, 椎体間ケージ）を施行している. 術後早期に症状改善がみられた.

図7. 症例1. 84歳, 女. 画像所見

もっとも高かった（図6）.

Ⅷ. 症例提示

症例1. 84歳, 女.

初発症状（手のしびれ）出現から1ヵ月で歩行困難のため車椅子生活となった. MRIではC3/C4高位における前後からの脊髄圧排が著明であった. C4以下の頚椎高位では, すでに高度の変性がみられ, 髄内輝度変化を伴った軽度の狭窄もみられた（図7a, b）. 典型的なMCCSの症状を呈しており, C3/C4単椎間の前方固定術を施行した（図7c）. 術前は巧緻障害のためまったく使用できなかった箸の使用が, 術後すぐに可能となり独歩

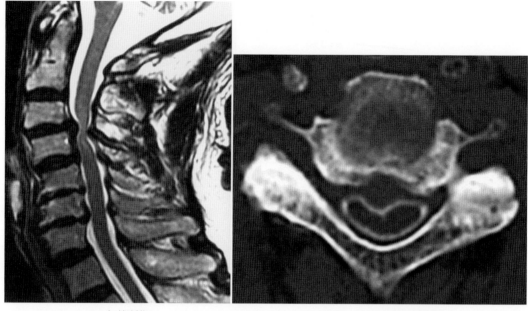

MRI 矢状断像　　　　　　　　　　　　C3/C4 ミエロ CT 横断像

a. 術前 MRI（左）とミエロ CT（右）．MRI 矢状断像では黄色靱帯の肥厚も同時に認められることが一般的である．

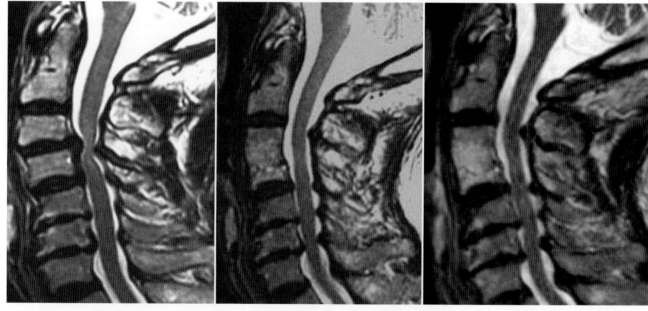

術　前　　　　　　　　　　　術後 2 年　　　　　　　　　　　術後 7 年

b. 術前後の MRI 変化．C3/C4 単椎間の前方固定術（腸骨移植，Croward 変法）を施行している．当該椎間の黄色靱帯は菲薄化している．術後 7 年で隣接椎間の変性は進行しているが，脊髄圧排症状はない．

図 8. 症例 2. 70 歳，男．MRI．C3/C4 の正中型ヘルニア

で退院した．

症例 2. 70 歳，男．

両三角筋筋力の低下，手掌の強いしびれ，歩行障害が特徴的な MCCS であった．初発から 3 ヵ月以内でほぼ独歩不可能になった．MRI では C3/C4 高位における正中型の椎間板ヘルニアがあった（図 8a）．C3/C4 前方固定術により症状はただちに改善した．経年的に C3/C4 高位の黄色靱帯は菲薄化した（図 8b）．

症例 3. 71 歳，女．

手指巧緻性障害が主訴であった．単純 X 線像で C4/C5 の癒合と C3 の前方すべりがみられた（図 9a，b）．術前 JOA スコアは 11 点であったが，術後 3 ヵ月で 16 点に回

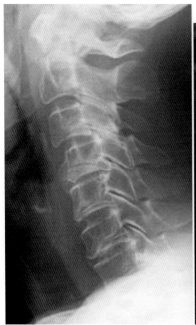 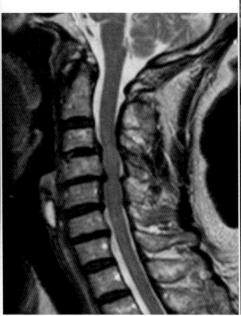 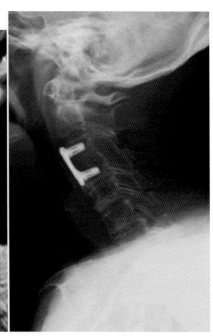

a. 術前 X 線像

b. 術前 MRI. C4/C5 高位での狭窄がみられるが, 椎間の動きはすでになく静的狭窄の状態であり症状には関係ないと考えられる.

c. 術後 X 線像. C3/C4 単椎間の前方固定術（腸骨移植, プレート固定）を施行している. 術後早期に巧緻性障害は改善し, 手掌のしびれも消失した.

図 9. 症例 3. 71 歳, 女. C3 の前方すべりを呈している. このような場合にも MCCS の症状を呈する.

復し, 術後 5 年まで維持されていた（JOA スコア改善率 83%）［図 9c］. C3/C4 の椎間不安定性が MCCS の原因であったと考えられた一例である.

IX. 考 察

本邦では developmental canal stenosis を伴った多椎間狭窄例や頚椎椎間板ヘルニアでも, 頚椎アライメントが良好な頚髄症では後方手術が選択されることが多い. 60 歳前後の比較的年齢の若い患者の病態を考えたときには正しい選択といえるが, 75 歳前後の高齢者の頚髄症の病態は若年者とは異なる. Developmental canal stenosis を有する場合には 60 歳前後で発症し, その責任病巣も下位頚椎であることが多い. しかし, 75 歳前後の高齢者では下位頚椎は不撓化し, developmental canal stenosis よりも前方からの圧排や不安定性が病態に関与するようになる. 高齢者において下位頚椎の ROM 減少を代償するため C3/C4 高位の変性が多くなることは, すでに 2000 年前後に本邦の Tani や Mihara らによって報告されており[5,6], このような病態では前方からの圧排要因や不安定要因を除去できる前方固定のほうが有利であると考えられる. 実際にわれわれのデータでも頚椎症性脊髄症の手術例の平均年齢が 62 歳であったのに対し, C3/C4 が責任高位である脊髄症の平均年齢は 73 歳であり,

通常の頚髄症よりも 10 歳以上高齢であった.

C3/C4 高位での頚髄症患者が前述したような特徴的所見をすべて有しているわけではないが, どれか一つでも当てはまるようであれば MCCS の病態を疑ってみる. 通常の髄節症候に即さない病変は false localizing sign と呼ばれ, 上位頚髄の圧排で認められることが多いが, MCCS の症候も近いものがあり, 診断には知識と経験が必要である. C3/C4 高位の頚髄症では, ほかの高位の頚髄症と比較してふらつきが多いことや%肺活量（% vital capacity）が低下するなどの特徴もみられる[7].

頚椎前方固定術では窒息などの致死的合併症の可能性や隣接椎間障害の問題が議論され, それが理由で忌避されているようである. 多椎間の前方固定では合併症のリスクも高くなるであろうが, 単椎間の固定術では解剖と手技に習熟していれば手術合併症はほとんどない. 解剖学的にも C2/C3 は強固であるため, 隣接椎間障害の懸念はほとんどない. 以上のような理由から高齢者にこそ病態に即して早期の症状回復が得られる前方固定術を選択すべきであると考える[8].

ま と め

1）75 歳以上の高齢者にとって, 症状からの早期回復は術後の日常生活動作を維持するうえできわめて重要

である．

2）C3/C4に起因するMCCSでは頸椎前方固定術のほうがより病態に即した治療であり，症状の回復も早い．

3）適応を決定するにはMCCSの病態を理解し，頸椎前方手技に習熟する必要がある．

文　献

1) Nakajima M, Hirayama K：Midcervical central cord syndrome；numb and clumsy hands due to midline cervical disc protrusion at the C3-4 intervertebral level. J Neurol Neurosurg Psychiatry **58**：607-613, 1995
2) 中島雅士：Midcervical central cord syndrome—C3/4椎体間正中型椎間板ヘルニアによるnumb and clumsy hands. 脊椎脊髄 **12**：831-836, 1999
3) Liu B, Wu B, Van Hoof T et al：Are the standard parameters of cervical spine alignment and range of motion related to age, sex, and cervical disc degeneration？ J Neurosurg Spine **23**：274-279, 2015
4) 亀山　隆：圧迫性頸髄症における手指のしびれ（自覚的異常感覚）の責任病巣はどこか？―日常臨床的観察からの考察．脊椎脊髄 **25**：971-980, 2012
5) Tani T, Yamamoto H, Kimura J：Cervical spondylotic myelopathy in elderly people；a high incidence of conduction block at C3-4 or C4-5. J Neurol Neurosurg Psychiatry **66**：456-464, 1999
6) Mihara H, Ohnari K, Hachiya M et al：Cervical myelopathy caused by C3-C4 spondylosis in elderly patients；a radiographic analysis of pathogenesis. Spine **25**：796-800, 2000
7) Toyoda H, Nakamura H, Konishi S et al：Does chronic cervical myelopathy affect respiratory function？ J Neurosurg Spine **1**：175-178, 2004
8) Tamai K, Terai H, Suzuki A et al：Anterior cervical discectomy and fusion provides better surgical outcomes than posterior laminoplasty in elderly patients with C3-4 level myelopathy. Spine **42**：548-555, 2017

＊　　　＊　　　＊

高齢者頚髄症に対する頚椎前方手術の成績

猪瀬弘之　湯浅将人　平井高志　吉井俊貴　川端茂徳　大川　淳

はじめに

近年の社会の高齢化に伴い，本邦では65歳以上の高齢者人口はすでに全人口の1/4を超え，今後も高齢者の割合は飛躍的に増加していくと考えられている．頚髄症は巧緻機能障害や歩行障害などを生じ，高齢者においても生活の質（QOL）および日常生活動作（ADL）を著しく悪化させる．しかしながら頚髄症を発症した場合には，保存的治療の効果が得られにくく，かつ自然経過において悪化傾向がみられるため，その治療においては可能な限り手術が施行されるべきであると考えられる．

頚髄症に対する手術法として，前方法と後方法が存在する．術式の選択についてはいまだ議論が存在するところであるが，後弯症例[1]，後縦靱帯骨化症のうち占拠率が高い症例[2]，前方圧迫が優位な症例[3]などにおいては後方法の手術成績が不良であり，前方法が後方法と比較して手術成績がよいという報告が多い．したがって，これらの症例においては頚椎前方手術が可能な限り高齢者に対しても適応されるべきであると考えられる．

しかしながら，高齢者の頚髄症に対する前方手術の手術成績についての報告は，手術前・後の合併症が多いと危惧されるためか，後方法の報告と比較して少ない[4～6]．特に，これまでの高齢者の頚椎前方手術の報告については，ほぼ60～70歳をカットラインとしており，75歳以上の高齢者のみを対象とした報告はほとんどない．本研究の目的は，75歳以上の高齢者頚髄症に対する前方手術の治療成績と問題点について検討することである．

I．対象および方法

2008～2015年に当院で頚髄症の診断で頚椎前方除圧固定術を施行した75歳以上の18例を対象とした．手術時年齢は平均78.9歳で男性9例，女性9例，術後平均経過観察期間は平均39.9ヵ月であった．対照群として，2011～2015年に50歳代で頚髄症の診断で頚椎前方除圧固定術を施行した31例を対象とした．手術時年齢は平均55.5歳で男性23例，女性8例，術後平均経過観察期間は平均38.8ヵ月であった．これらの2群間で除圧椎間数，手術時間，術中出血量，術前・後の日本整形外科学会頚髄症治療成績判定基準（JOAスコア）の推移および平林法による改善率，術中・術後合併症を比較した．なお，高齢者群のうち3例は認知機能の低下により退院後半年以内に経過観察不能となった．統計学的検定にはWilcoxon検定およびFisher正確検定を用い，$p<0.05$を有意差ありと判断した．

II．術式の選択

われわれは基本的に後弯例，後縦靱帯骨化症における占拠率が高い症例，単椎間の頚椎椎間板ヘルニアは前方法の適応と考えており，全身状態や患者の理解力が許せば，高齢者においても可能な限り前方法を選択している．手術としては除圧した後に，人工骨もしくは腓骨の移植とプレート固定を行っている[7]．術後3ヵ月はオルソカラー固定を行っている．安静度としては，手術当日は30°まで，翌日は90°までのベッドアップを許可し，術後2～3日でドレーンを抜去し，離床としている．

Key words
anterior decompression and fusion, cervical myelopathy, elderly patient

表1. 高齢者群と対照群の demographic data

	高齢者群（n=18）	対照群（n=31）	p値
男/女	9/9	23/8	
年齢（歳）	78.9±3.6	55.5±3.0	p<0.0001
手術椎間数	2.0±1.1	2.2±1.1	NS
出血量（ml）	169±324	160±260	NS
手術時間（分）	238±128	265±117	NS
入院期間（日）	33.8±14.8	21.5±7.3	p<0.01
経過観察期間（月）	39.9±32.2	38.8±17.5	NS

表2. 術前・後の神経学的評価と成績

JOAスコア	高齢者群	対照群	p値
術前（点）	8.4±3.2	12.3±2.4	p<0.01
退院時（点）	9.8±2.8	13.6±2.1	p<0.01
最終経過観察時（点）	12.3±2.6	15.0±2.3	p<0.01
退院時改善率（％）	14.8±22.7	27.6±35.8	NS
最終経過観察時改善率（％）	40.3±35.0	58.3±37.8	NS

III. 結　果

　術前のJOAスコアは高齢者群において有意に低かった（表1）．手術椎間数，出血量，手術時間は両群間で有意差がなかった（表1）．高齢者群においては，C3/C4，C4/C5高位が責任高位である症例が多かった（高齢者群88.9％，対照群71.8％）．いずれの群においても退院時点に術前と比較してJOAスコアが有意に改善したが，対照群と比較すると高齢者群において有意に低値であった（表2）．合併症の発生した症例数については有意差はなかったものの，高齢者群において合併症を生じた患者数が多かった（対照群21.9％，高齢者群44.4％）．特に，対照群ではみられなかった術後せん妄が高齢者群においては3例（16.7％）でみられた（表3）．術後のC5麻痺は両群ともに2例ずつ発生した．なお，術後合併症に起因した死亡例はなかった．入院期間は高齢者群において有意に長かった（表1）．また，最終経過観察時においても両群でJOAスコアは術前と比較して有意に改善しており，神経学的な改善は維持されていたが，両群間で比較すると高齢者群で有意に低値であった（表2）．その一方で，改善率については退院時，最終経過観察時いずれにおいても高齢者で低い傾向を認めたものの，両群間で有意差はなかった（表2）．

IV. 考　察

　本研究においては，高齢者頚髄症はC3/C4，C4/C5高位が責任高位であることが多かった．これはHayashiらの報告と同様であり[8]，静的な圧迫に加えて動的な圧迫が高齢者の頚髄症発症に強く関与していると考えられ，除圧のみでなく，固定術の併用は合理的な選択であると考えられた．また，高齢者においては術前および術後のJOAスコアが若年者と比較して低値であり，高齢に伴う虚弱による障害がもともと関与していること，頚髄症による障害が残存しやすいことなどが示唆された．これまで，高齢であることが頚椎手術後の成績不良因子となるか否かについては意見が分かれるところであった[9~11]．本結果からは，高齢者群においても頚椎前方手術によりJOAスコアは術後に有意に改善し，JOAスコア改善率についても若年群と比較して有意差はなく，高齢者においても頚椎前方手術は有用であった．したがって，手術適応の高齢者頚髄症患者が手術を施行されなかった場合，JOAスコアが10.7点から2年で7.7点に低下していたとの報告[12]などもふまえれば，高齢者においても手術適応の頚髄症を呈した場合には可能な限り手術が施行されるべきである．ただし，高齢者群において合併症が多い傾向が存在した．本研究期間において，呼吸器・循環器系の合併症の発生については高齢者と若年者で有意差はなかったが，高齢者に特有な合併症として，術後せん妄（16.7％）が存在した．

　せん妄は，脳機能の失調によって起こる，注意の障害を伴った軽い意識のくもりを基盤とする症候群と定義され，大腿骨頚部骨折術後の48～55％に生じることが報告されている[13]．Kawaguchiらは70歳以上の脊椎手術を施行された患者の12.5％に術後せん妄が生じたこと[14]，森田らは前方法で21.1％に術後せん妄が生じたこと[15]を報告しており，これらは本研究とほぼ同様の頻度であり，頚椎前方手術後にも一定の頻度で術後せん妄が生じることが確認された．幸いにも本研究期間においては術後せん妄のために移植骨の脱転を生じ，再手術にまでいたった患者は存在しなかったが，せん妄を生じた患者において移植骨のsubsidenceは2例（66.7％）に発生した．したがって，頚椎前方手術後には頚部の安静を守り，呼吸器・循環器系合併症の発生について適切にモニター

表3. 合併症の種類と頻度

	高齢者群	対照群
術中合併症（例）	硬膜損傷1，下咽頭損傷1	硬膜損傷3
術後合併症（例）	術後せん妄3，C5麻痺2，移植骨subsidence 2，喉頭浮腫1，不整脈1，尿路感染1，嚥下障害1，血腫1	C5麻痺2，肺炎2，血腫1

するうえで，せん妄の予防および対策は特に重要であると考えられた．これまでにせん妄を発症するリスク因子として，高齢，身体疾患の重症度，認知機能障害，術前の電解質異常・脱水・低栄養，術後のヘモグロビン（Hb），ヘマトクリット（Ht）低値などがあげられている[13,14]．しかしながら，現時点では術後せん妄の出現を正確に術前に予測することは困難である．したがって，超高齢社会を迎えた本邦では，高齢者の安全な周術期管理のために術後せん妄予防のための戦略の確立は喫緊の課題であろう．そして，発症後の対策として，当院では2014年3月よりせん妄患者に対してせん妄対策リエゾンチームによる治療介入を行い，症例に応じた投薬や環境調整などにより一定の成果を得ている．

まとめ

1）75歳以上の高齢者頚髄症に対する頚椎前方手術の成績について検討した．

2）高齢者群において合併症の発生率は若年者と比較して高い傾向にあり，入院期間も若年者より長かったが，JOAスコア改善率については若年者と有意差はなく，頚椎前方手術によって得られる神経学的改善は良好であった．

文献

1) Suda K, Abumi K, Ito M et al：Local kyphosis reduces surgical outcomes of expansive open-door laminoplasty for cervical spondylotic myelopathy. Spine 28：1258-1262, 2003
2) Sakai K, Okawa A, Takahashi M et al：Five-year follow-up evaluation of surgical treatment for cervical myelopathy caused by ossification of the posterior longitudinal ligament；a prospective comparative study of anterior decompression and fusion with floating method versus laminoplasty. Spine 37：367-376, 2012
3) Hirai T, Okawa A, Arai Y et al：Middle-term results of a prospective comparative study of anterior decompression with fusion and posterior decompression with laminoplasty for the treatment of cervical spondylotic myelopathy. Spine 36：1940-1947, 2011
4) Chen J, Liu Z, Zhong G et al：Surgical treatment for cervical spondylotic myelopathy in elderly patients；a retrospective study. Clin Neurol Neurosurg 132：47-51, 2015
5) Mochizuki M, Aiba A, Hashimoto M et al：Clinical outcomes of anterior decompression and arthrodesis with a dynamic cervical plate for cervical myelopathy in elderly patients. J Spine Res 19：534-538, 2008
6) 大川　淳，山浦伊裟吉：高齢者の頚髄症の観血的治療―とくに前方法を中心に．別冊整形外科 12：82-85, 1987
7) Yoshii T, Hirai T, Sakai K et al：Anterior cervical corpectomy and fusion using a synthetic hydroxyapatite graft for ossification of the posterior longitudinal ligament. Orthopedics 40：E334-E339, 2017
8) Hayashi H, Okada K, Hashimoto J et al：Cervical spondylotic myelopathy in the aged patient；a radiographic evaluation of the aging changes in the cervical spine and etiologic factors of myelopathy. Spine 13：618-625, 1988
9) Nagashima H, Dokai T, Hashiguchi H et al：Clinical features and surgical outcomes of cervical spondylotic myelopathy in patients aged 80 years or older；a multicenter retrospective study. Eur Spine J 20：240-246, 2011
10) Lu J, Wu X, Li Y et al：Surgical results of anterior corpectomy in the aged patients with cervical myelopathy. Eur Spine J 17：129-135, 2008
11) Matsuda Y, Shibata T, Oki S et al：Outcomes of surgical treatment for cervical myelopathy in patients more than 75 years of age. Spine 24：529-534, 1999
12) 林　協司，小宮節郎：高齢者の頚椎症・頚髄症の保存療法と自然経過．MB Orthop 20（13）：25-29, 2007
13) 服部英幸：高齢者の術後せん妄．臨精医 42：327-334, 2013
14) Kawaguchi Y, Kanamori M, Ishihara H et al：Postoperative delirium in spine surgery. Spine J 6：164-169, 2006
15) 森田　修，山崎昭義：高齢者頚椎症性脊髄症（CSM）の治療成績と問題点―前方法と後方法を比較して．整・災外 50：971-976, 2007

* * *

高齢者の頚椎症性脊髄症に対する内視鏡下椎弓形成術の有用性

上田康博　村上英樹**

[別冊整形外科 72：88～91, 2017]

はじめに

わが国では2025年問題と称されるように超高齢社会が到来し，高齢者の頚椎変性疾患の手術例が増えている．頚椎症性脊髄症に対する治療としては従来からの頚椎椎弓形成術[1,2]がgold standardであるが，近年は脊椎内視鏡手術の発展により，低侵襲な内視鏡下頚椎椎弓形成術（cervical microendoscopic laminoplasty：CMEL）[3~5]が普及しつつある．本稿ではCMELの方法を紹介し，高齢者（75歳以上）の頚椎症性脊髄症に対するCMELの治療成績と合併症を後ろ向きに調査し，椎弓形成術と比較した有用性を検討したので報告する．

I. 手術適応および方法

❶手術適応

CMELのよい適応は頚椎後屈に伴う脊髄の圧迫が生じる病態であり，主に後方からの脊髄圧迫要素が中心の頚髄症，すなわち頚椎症性変化に伴うピンサーメカニズム，黄色靱帯骨化症や石灰化症などである．脊髄全体の後方シフトが必要な病態，すなわち連続型や混合型の後縦靱帯骨化症，また前方要素が主病態である占拠率の大きな椎間板ヘルニアなどは適応外である．

❷手術方法

目標とする椎間の傍正中を小皮切し，ダイレーターを順次挿入した後，円筒型レトラクターを椎弓間上に設置する．側面透視下に高位を確認し，腰椎における片側進入両側除圧と同様に進入側の椎弓～棘突起基部～対側の椎弓を，黄色靱帯の付着範囲を目安に骨切除する．骨性

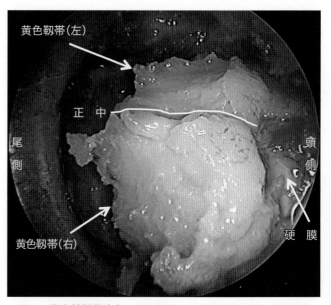

図1. 術中鏡視像(1). 黄色靱帯の付着範囲を目安とした骨切除により，左右の黄色靱帯が後方に浮上し，硬膜と黄色靱帯の拍動が確認できる．

除圧により黄色靱帯が後方に浮上して拍動が確認可能となり，左右の黄色靱帯を切除することで硬膜管の外側縁まで除圧を行う（図1, 2）．同一皮切で2～3椎間の除圧が可能である．連続した複数椎間除圧の際は完全な椎弓切除は行わず，椎弓を残しておくことがC5麻痺の軽減に有効とされている[5]（図3）．

II. 対象および方法

対象は2014年4月～2016年10月に75歳以上の高齢者の頚椎症性脊髄症に対してCMELを行い，術後6ヵ月

Key words
cervical spondylotic myelopathy, elderly patient, cervical microendoscopic laminoplasty

*Clinical outcomes of microendoscopic laminoplasty for elderly patients with cervical spondylotic myelopathy
要旨は第20回日本低侵襲脊椎外科学会において発表した．
**Y. Ueda（医長）：福井県立病院整形外科（☎910-8526　福井市四ツ井2-8-1；Dept. of Orthop. Surg., Fukui Prefectural Hospital, Fukui）；H. Murakami（准教授）：金沢大学整形外科．

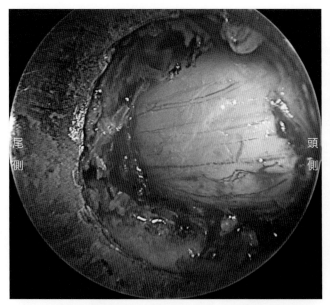

図2. 術中鏡視像(2). 黄色靱帯を切除して硬膜管の外側縁まで除圧することで，硬膜管の拍動が確認可能となる.

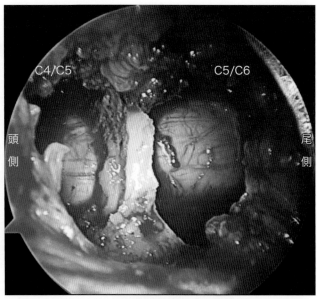

図3. C4/C5, C5/C6に対するCMEL施行例の術中鏡視像. 連続した2椎間の除圧の際は，その間に位置する椎弓（C5）が全切除とならないよう，椎弓を残しつつ除圧を行う.

以上の経過観察が可能であった10例（CMEL群）とした．対照群として正中縦割による椎弓形成術を行った12例（LP群）と比較した．手術時平均年齢はCMEL群78.6（75～82）歳，LP群77.8（75～83）歳であった．術後の平均経過観察期間はCMEL群13.6（6～24）ヵ月，LP群18.2（6～33）ヵ月であった．両群の手術椎弓数，手術時間，術中出血量と術後ドレーンの出血量，術後48時間以内の鎮痛薬使用回数，術後7日および14日のC反応性蛋白（CRP）値，術後の歩行開始日，周術期の合併症の有無，術前および追跡調査時の日本整形外科学会頚髄症治療成績判定基準（JOAスコア：17点法）を検討した．

後療法は両群ともにドレーン抜去後に離床・歩行を許可した．LP群では術後2週間を目安にソフトネックカラーを装着したが，CMEL群では装具は使用しなかった．

統計学的検討は独立した2群間の差の検定にはMann-Whitney U 検定を，対応のある2群間の差の検定にはWilcoxon signed-rank検定を用い，$p<0.05$ を有意差ありとした．

III. 結　果

手術椎弓数はCMEL群が平均2.6 ± 0.5（2～3）椎弓，LP群は平均3.9 ± 0.5（3～5）椎弓であり，LP群で有意に多かった．平均手術時間はCMEL群137 ± 33分，LP群158 ± 33分であり，有意差はなかった．術中の平均出血量はCMEL群24 ± 14 ml，LP群95 ± 31 ml，術後のドレーン出血量はCMEL群58 ± 40 ml，LP群287 ± 94 mlであり，いずれもCMEL群が有意に少なかった．術後の鎮痛薬使用回数は平均でCMEL群0.5 ± 0.5回，LP群2.8 ± 0.5回であり，CMEL群が有意に少なかった．平均CRP値は術後7日ではCMEL群1.2 ± 0.8 mg/dl，LP群3.1 ± 2.0 mg/dlであり，CMEL群が有意に低かったが，14日ではCMEL群0.3 ± 0.3 mg/dl，LP群0.7 ± 0.8 mg/dlであり，有意差はなかった．術後の歩行開始日は平均でCMEL群3.1 ± 1.4日，LP群5.7 ± 2.0日であり，CMEL群で有意に早かった．両群とも硬膜損傷など術中の合併症はなかった．術後の合併症としてCMEL群で尿路感染1例，LP群で尿路感染1例，一過性の上肢の根性疼痛1例があった．JOAスコアの平均点は術前と調査時でCMEL群が8.8 ± 2.8点から12.4 ± 2.8点に，LP群は8.5 ± 2.8点から12.6 ± 1.7点といずれも有意に改善していたが，両群間での差はなかった．

IV. 症例提示

症　例．78歳，男．頚椎症性脊髄症．

四肢のしびれ，痙性歩行を呈しJOAスコアは11点であった．頚椎MRIではC4/C5，C5/C6の変性に伴う脊髄圧迫があり，C4/C5では脊髄内に信号変化がみられた（図4）．右側進入でC4/C5，C5/C6のCMELを行った．術後，脊髄症状は徐々に改善し，術後12ヵ月のJOAスコアは14.5点に改善した（図5）．

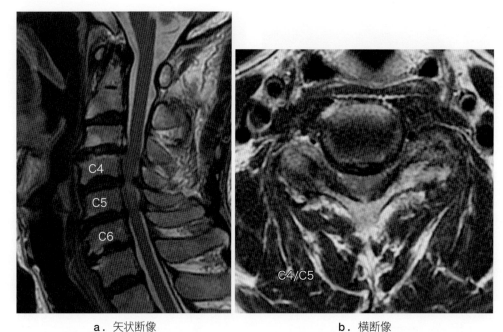

a. 矢状断像　　　　　　　　　　　　b. 横断像

図4. 症例. 78歳, 男. 術前 MRI T2 強調画像. C4/C5, C5/C6 の変性に伴う脊髄圧迫があり, C4/C5 では脊髄内の信号変化がある.

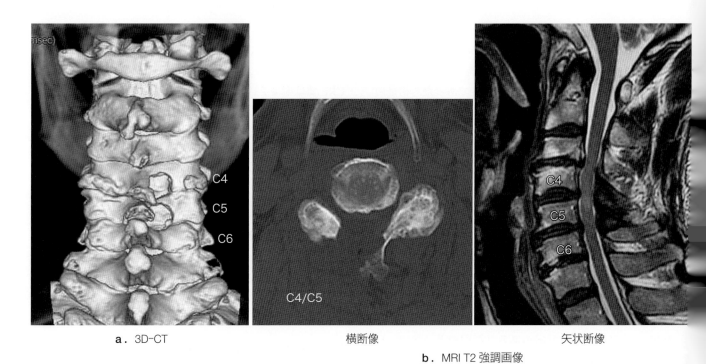

a. 3D-CT　　　　　　　横断像　　　　　　矢状断像
　　　　　　　　　　　　　　b. MRI T2 強調画像

図5. 症例. 術後画像所見. C5 椎弓を残しつつ C4/C5, C5/C6 椎間で除圧されていることが確認できる.

V. 考　察

頚椎症性脊髄症に対する椎弓形成術[1,2]は安定した術後成績が報告されているが, 問題点として傍脊柱筋への侵襲や術後の軸性疼痛があげられる. これまでに後方支持組織である傍脊柱筋や項靱帯を温存するために, さまざまな工夫がなされてきた[6~8]. CMEL は除圧のメカニズムから椎弓形成術に比べ適応は限定されるが, 筋への侵襲が軽微であり軸性疼痛の予防が期待できる術式である[3~5]. 本術式は椎弓形成術と比べ短期～中期成績は同等であり, 頚部愁訴や術後の可動域制限, 頚椎アライメントへの影響が少ないとされる[3,4]. また, その低侵襲性

から軸性疼痛の予防以外に感染しにくいことも期待される．本研究でも短期ではあるがCMELは椎弓形成術と同等の術後成績が得られ，術中および術後の出血量や術後の鎮痛薬使用回数，術後7日のCRP値は低侵襲性を反映した結果が得られた．術後の疼痛が少ないことから高齢者においても早期離床が可能であったものと考える．

頚椎症患者に限らず高齢者では高血圧や心疾患，呼吸器疾患をはじめ内科的疾患を高率に有するため，周術期合併症が問題となることが多い[3,9]．CMELは低侵襲性により出血量や鎮痛薬の使用量が少なく早期離床を可能にすることから，術後せん妄や肺炎，尿路感染など周術期合併症の予防にもつながることが期待される．椎弓形成術に比べ適応となる病態が限定されるものの，その低侵襲性から併存疾患を高率に有し，心肺機能も含め予備能力の低下している高齢者やハイリスク患者に対しても有用な術式であると考える．

CMELをはじめ頚椎内視鏡手術は有用な低侵襲手術であるが，手術手技としては腰椎よりもさらに繊細な操作を必要とする．本術式は険しいlearning curveの存在が指摘され，脊髄高位の手術であることからひとたび合併症を起こすと腰椎の比ではないため，内視鏡脊椎手術に十分熟練した術者が行うべきである[5,10]．

まとめ

頚椎症性脊髄症に対する内視鏡下椎弓形成術は，適応に限定はあるものの成績は従来からの椎弓形成術と遜色なく，より低侵襲であることから高齢者においても選択しうる有用な術式と考えられた．

＊　　　＊　　　＊

文　献

1) Hirabayashi K, Watanabe K, Wakano K et al：Expansive open-door laminoplasty for cervical spinal stenotic myelopathy. Spine 8：693-699, 1983
2) Tomita K, Kawahara N, Toribatake Y et al：Expansive midline T-saw laminoplasty (modified spinous process-splitting) for the management of cervical myelopathy. Spine 23：32-37, 1998
3) Minamide A, Yoshida M, Yamada H et al：Efficacy of posterior segmental decompression surgery for pincer mechanism in cervical spondylotic myelopathy；a retrospective case-controlled study using propensity score matching. Spine 40：1807-1815, 2015
4) Minamide A, Yoshida M, Yamada H et al：Clinical outcome of endoscopy-assisted cervical laminoplasty for elderly patients with cervical spondylotic myelopathy. J Spine Res 2：190-197, 2011
5) 中川幸洋：頚部脊髄症に対する内視鏡下椎弓形成術（CMEL）．脊椎脊髄 28：799-807，2015
6) Hosono N, Sakura H, Mukai Y et al：C3-6 laminoplasty takes over C3-7 laminoplasty with significantly lower incidence of axial neck pain. Eur Spine J 15：1375-1379, 2006
7) Shiraishi T：A new technique for exposure of the cervical spine laminae；technical note. J Neurosurg 96 [Suppl 1]：122-126, 2002
8) 南部浩史，金粕浩一，久門　弘ほか：内視鏡補助下T-saw椎弓形成術．J Spine Res 3：1178-1183，2012
9) 丹野隆明，安宅洋美，品田良之ほか：高齢者における頚椎症性脊髄症の特徴および脊柱管拡大術の成績．整形外科 57：1557-1562，2006
10) 吉田宗人：腰椎椎間板ヘルニアに対する後方進入内視鏡下手術のスキル形成．日整会誌 79：833-839，2005

80歳以上の高齢者に対する脊椎疾患の手術的治療と周術期合併症

山下正臣　大鳥精司**

はじめに

本邦において人口の高齢化は急速にすすんでおり，平均寿命は80歳を超えた．多くの人が80年以上にわたり運動器を使用することになり，結果として運動器の変性疾患が増加している．脊椎疾患も例外ではない．それに付随して脊椎疾患に対する手術件数も増加し，特に高齢者の比重が増加している．一方で，あらゆる手術には合併症が存在し，脊椎の手術における合併症は創の表層感染など軽微なものから硬膜損傷，硬膜外血腫，神経損傷，深部感染症，大血管損傷や死亡例など重篤なものまでさまざまである．

本稿では，80歳以上の高齢者に対する脊椎手術における手術成績や周術期合併症などについて，Japan Association of Spine Surgeons with Ambition (JASA) で行った多施設共同研究としての全国調査をもとに解説する．また，当院における80歳以上の高齢者に対する脊椎手術に対する取り組みと，考えさせられた症例について紹介する．

I. 対象および方法

JASAに参加する各調査施設(27大学とその関連病院)で行われた80歳以上の高齢者に対する脊椎手術において，術後1年以上経過している症例に対して患者背景，手術方法，術後成績，周術期合併症について後ろ向きに調査した．

II. 結果および考察

回収データは，262(男性121，女性141)例，平均年齢82.7(80〜91)歳で，手術時の診断部位は，頚椎68例(26%)［変性疾患59例，靱帯骨化症6例，ほか3例］，胸椎15例(6%)［外傷関連7例，靱帯骨化症4例，ほか4例］，腰椎179例(68%)［変性疾患163例，外傷関連10例，ほか6例］で，術式は除圧術と除圧固定術がそれぞれ67(頚椎21，胸椎3，腰椎43)%，33(頚椎5，胸椎3，腰椎25)%であった．本結果は，過去の報告[1,2]と疾患の内訳，術式の割合［固定術(30〜34%)，非固定術(66〜70%)］ともほぼ同等の割合であった．既往症は全例の73%にみられ，高血圧が最多で45%，糖尿病12%，狭心症，高脂血症と続き，複数の既往症を有する症例が44%あった(図1)．80歳以上の調査[3〜6]で，既往症に高血圧57〜72%，糖尿病11〜15%がみられ，複数の既往症をもつ症例が30%あったという報告もあり，80歳以上では高血圧と糖尿病が多く複数の既往症をもつことが示唆された．

手術成績について，術前・後のvisual analogue scale (VAS)による疼痛の評価を行った．頚椎の手術において，頚部痛3.6から2.8に，上肢痛は3.2から2.2に改善したが，有意な改善は上肢痛のみであった．腰椎の手術においては，固定術，非固定術それぞれ腰痛が7.3から2.4，5.5から2.7に有意に改善した．下肢痛はそれぞれ7.3から2.4，7.4から2.5に有意に改善し，固定術の有無で疼痛の改善に差はなかった．また，術前と比較して術後どう感じるかという調査票において，「たいへんよく

Key words

spine surgery, over 80 years, complication

*Result of spine surgery in elderly patients in Japan
要旨は第45回日本脊椎脊髄病学会，第89回日本整形外科学会学術総会，第25回日本脊椎インストゥルメンテーション学会において発表した．

**M. Yamashita(医長)：JCHO船橋中央病院整形外科（〒273-8566　船橋市海神6-13-10；Dept. of Orthop. Surg., JCHO Funabashi Central Hospital, Funabashi）；S. Ohtori(教授)：千葉大学整形外科．

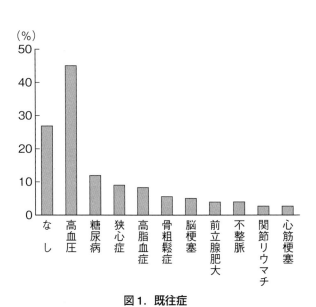

図1. 既往症

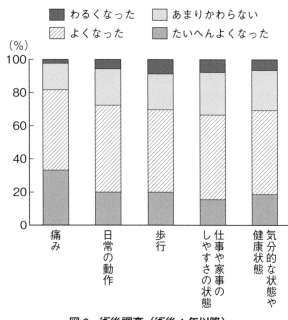

図2. 術後調査（術後1年以降）

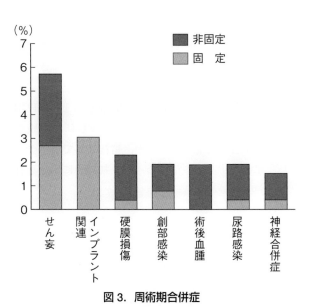

図3. 周術期合併症

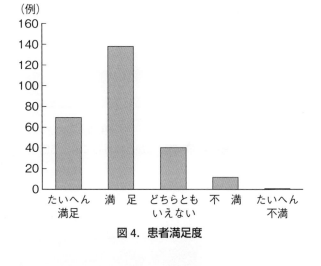

図4. 患者満足度

なった」または「よくなった」と回答した割合は，痛み82％，日常動作72％，歩行70％，仕事や家事のしやすさ67％，気分的な状態や健康状態70％であった（図2）．したがって，80歳以上であっても良好な手術成績を期待できることが示唆された．

周術期合併症は29％にみられ，内訳はせん妄が約6％と最多で，インプラント関連の問題が3％，硬膜損傷2.3％，創部感染，術後血腫，尿路感染が1.9％であった（図3）．固定術の有無で合併症の発生に差はなかった．術後1年以上経過後に死亡した症例が6例あった（平均術後2.7年）．80歳以上の調査[3〜6]で，せん妄8〜13％，感染2〜8％であり，全年齢での調査[1,2]ではせん妄0.3〜0.5％，感染0.9〜1.1％であり，80歳以上ではせん妄が10倍以上，感染が2倍発生することが示唆された．

患者満足度の調査では，79％が「たいへん満足」または「満足」と回答していた（図4）．腰椎の手術を行った65歳以上の患者満足度は75〜81％[7,8]で，80歳以上の高齢者の満足度は65％[9]であり，本調査では過去の報告と同等の満足度が得られていた．

同じ状況で手術をすすめられたら受けるか，との質問には，65％が「受ける」または「おそらく受ける」と回答しており，手術に期待していた結果を得られたものと思われる．一方で，15％は「受けない」または「おそらく受けない」と回答していた（図5）．手術に対する満足

度が低い症例では当然の回答と思われるが，手術に対しては満足していた症例も多数含まれており，手術時の平均年齢が82.7歳であることを考慮すれば，1年以上経過しての調査時には少なくとも83.7歳となっており，さらに高齢になって手術を受けるだけの自信がなくなったことも一因と考えられた．

III. 症例提示

症例1．88歳，女．

1年半前から続く巧緻運動障害と歩行障害，頻尿を主訴に手術目的に紹介されて受診した．精査の結果，頚椎症性脊髄症による症状と腰部脊柱管狭窄症による下肢症状を合併していた．MRIでC3/C4レベルでのくも膜下腔の消失，椎間板と黄色靱帯による脊髄の圧迫と同部位脊髄の信号変化があった（図6）．まず頚椎病変の手術をすすめたところ，本人はもともと手術目的で紹介されており手術を受ける気になっていたが，家族に癌でなく命にかかわる病気でもないのにこの年齢で手術をするのか，と反対されたため手術は見合わせることとした．

その後，月に1回程度の経過観察を行っていた．徐々に悪化して初診から6ヵ月で手術を希望した時には，すでに自力歩行不能で立位保持もやっとという状態になっていた．手術を施行したが改善はなく施設入所となった．

症例2．88歳，男．

腰部脊柱管狭窄症による両下肢痛と間欠跛行，筋力低下［前脛骨筋徒手筋力テスト（MMT）3～4程度］があり，紹介されて受診した．MRIでL4/L5レベルで硬膜管が著しく狭窄し（図7），下肢痛による歩行障害が強く手術をすすめたが，もともと腎不全と心不全があったため手術は希望せず，通院が困難であると前医への紹介を希望したため転医した．1年後，痛くて外出もできない状態では生きていてもつまらない，と手術希望で再診したが，さらに筋力低下がすすんでいた（前脛骨筋 MMT3）．手術を行い，下肢痛は改善したもののしびれは残存した．自力歩行が可能となったが，術後2年で心不全が悪化し，車椅子中心の生活となった．初診時に手術を行っ

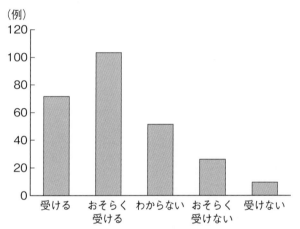

図5．同じ状況で手術を受けるかとの質問に対する回答

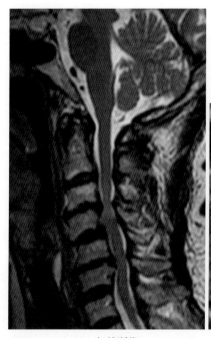
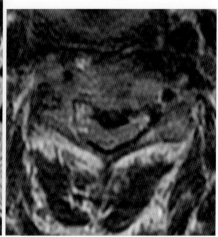

　　a．矢状断像　　　　　　　　b．C3/C4 横断像

図6．症例1．88歳，女．術前MRI

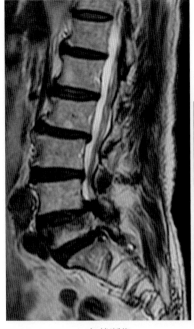
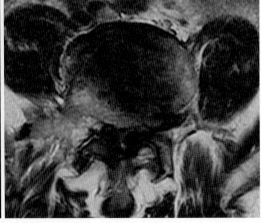

a．矢状断像　　　　b．L4/L5 横断像

図7．症例2．88歳，男．術前MRI

ていれば痛みのない生活を1年はやく送れていた可能性があり，本人の希望とはいえ悔やまれた．

IV．当院での取り組み

高齢者の脊椎手術の場合，もともとの既往症によるリスクに加え活動水準が高くない場合も多い．また，癌などの悪性疾患と違い生命の問題に直結することはまずない．一方で手術合併症のなかには死亡の危険性が1,000例に1～2例の割合で存在する[1,2]．

症例1のように本人の希望があっても家族が反対する場合もある．その場合，高齢者は成人であり認知症がなければ本人のみの承諾で手術を行っても問題はないかもしれないが，当院では行わないようにしている．また症例2のように，本人が高齢であることと既往症を認識して手術をあきらめているケースもある．この場合には，ある程度時間をかけて具体的に手術をした場合としない場合について説明しているが，最後は本人の希望を優先している．

当院で80歳以上の高齢者で手術希望がある場合は，まず本人の活動水準と既往症を確認し，術前検査として，胸部X線像，血液検査，心電図，心エコー，呼吸機能評価を行っている．女性で骨粗鬆症の治療が行われていない場合には，骨密度と採血を行い手術前に骨粗鬆症の治療を開始する．また，必ず入院させて脊髄造影を行い，手術時のせん妄の指標としている．その際に腎不全があればクレアチニンクリアランス，糖尿病の既往や血糖が高値の場合には糖尿病食での血糖の7検査（毎食前・後と眠前）も行っている．必要に応じ麻酔科，循環器内科，糖尿病内科などにコンサルトしているが，最終的には，本人だけでなく家族にも手術希望があり合併症を含めた危険性を理解していることを前提としている．

まとめ

1）80歳以上の脊椎手術では，既往症は高血圧，糖尿病が多く，周術期合併症では高齢のため術後せん妄が6%と最多で感染は1.9%であった．

2）重篤な合併症がなく，保存的治療に抵抗している場合には，高齢であっても希望があれば手術を選択でき，固定術の有無で術後成績と周術期合併症に差がないことから，症例に応じて適切な手術を選択できる可能性が示唆された．

本研究に協力いただいたJASA参加施設の先生方にこの場を借りて深謝する．

文献

1) Nohara Y, Taneichi H, Ueyama K et al : Nationwide survey on complications of spine surgery in Japan. J Orthop Sci **9**：424-433, 2004
2) 今城靖明，田口敏彦，米 和徳ほか：日本脊椎脊髄病学会脊椎脊髄手術調査報告 2013. J Spine Res **4**：1367-1379, 2013
3) Shabat S, Arinzon Z, Folman Y et al : Long-term outcome of decompressive surgery for lumbar spinal ste-

nosis in octogenarians. Eur Spine J **17**：193-198, 2008
4) Nanjo Y, Nagashima H, Dokai T et al：Clinical features and surgical outcomes of lumbar spinal stenosis in patients aged 80 years or older；a multi-center retrospective study. Arch Orthop Trauma Surg **133**：1243-1248, 2013
5) Rihn JA, Hilibrand AS, Zhao W et al：Effectiveness of surgery for lumbar stenosis and degenerative spondylolisthesis in the octogenarian population；analysis of the Spine Patient Outcomes Research Trial (SPORT) data. J Bone Joint Surg **97-A**：177-185, 2015
6) Li G, Patil CG, Lad SP et al：Effects of age and comorbidities on complication rates and adverse outcomes after lumbar laminectomy in elderly patients. Spine **33**：1250-1255, 2008
7) Sanderson PL, Wood PL：Surgery for lumbar spinal stenosis in old people. J Bone Joint Surg **75-B**：393-397, 1993
8) Katz JN, Stucki G, Lipson SJ et al：Predictors of surgical outcome in degenerative lumbar spinal stenosis. Spine **24**：2229-2233, 1999
9) Galiano K, Obwegeser AA, Gabl MV et al：Long-term outcome of laminectomy for spinal stenosis in octogenarians. Spine **30**：332-335, 2005

*　　　*　　　*

80歳以上の高齢者に対する脊椎固定術

石川慶紀　宮腰尚久　島田洋一**

はじめに

超高齢社会のさなか，2015年には団塊世代も高齢者に達し，4人に1人以上が高齢者という状況になった[1]．先進国のなかでも，日本の高齢化率（27.3％）は，イタリア（22.7％）やドイツ（21.4％）を抑えて世界1位と報告されている（2016年）．秋田県の高齢化率は32.6％（2014年）であり，日本で1位の超高齢県である[2]．いわば世界で1位の超高齢県でもあり，先進国の未来像を映し出す地域ともいえる．

現在の平均寿命は男女ともに80歳を超え，健康な高齢者や後期高齢者，超高齢者が増加してきた．それに加えて，手術の手技や麻酔の安全性の向上により，80歳以上の患者に対する手術の需要は年々増加しているといえる．秋田県では農村地区が多く，特に高齢者の脊椎変形が問題となることが多い．脊椎の固定術なしでは脊柱アライメントの維持ができず，立位すらままならないという症例も見受ける．生活の質（QOL）に関連する脊柱アライメント不良も加齢により増加することを考えると，80歳以上であっても脊椎固定術の選択を余儀なくされることがある[3,4]．

一方で，高齢者での脊椎固定術における合併症のリスクは37％と報告されており，非高齢者に比べて高率となる[5]．インストゥルメントの利点は数多くあるが，同時に手術の侵襲も大きくなり，その適応を考えるためには，治療成績について熟知する必要がある．しかし，固定範囲や併存症の影響，合併症の観点から，どの程度までの手術侵襲が可能であるかは不明な点が多いのが現状である．

そこで本稿では，過去10年間に胸腰椎後方固定術を実施した80歳以上の患者を対象に，固定椎間数や併存症，合併症，術後改善率などについて調査を行った．

I．対象および方法

2004年以降に秋田脊椎グループ（ASG）の関連病院で脊椎固定術を行った80歳以上の患者101例のうち，手術固定範囲が胸椎，腰椎，仙椎骨盤を含む86（男性39，女性47）例を対象とした．平均年齢は82（80～90）歳で，85歳以上の超高齢者を9例含んでいた．平均術後経過観察期間は58（6～116）ヵ月，罹患高位は腰椎74例，胸椎12例であった．疾患内訳は，腰椎すべり症34例，骨粗鬆症性椎体圧潰26例，腰部脊柱管狭窄症13例，腰椎変性側弯症8例，腰椎椎間板ヘルニア5例であった．

検討項目としては，手術椎間，固定椎間，手術時間，出血量，入院期間，術前・後の日本整形外科学会腰痛疾患治療成績判定基準（JOAスコア），併存症，合併症の評価を行った．さらにJOAスコア改善率に影響する因子を検出するために，関連する因子の統計学的な評価を行った．統計処理には，対応のないt検定を使用し，相関に関してはそれぞれ，PearsonとSpearmanの相関解析を用い，$p<0.05$を有意と判定した．

II．結　果

平均すると，手術椎間は2.5（1～7）椎間，固定椎間は2.3（1～7）椎間，手術時間は212（75～500）分，出血量は437（5～2,917）mlであった．手術時間と固定椎間（$r=0.696$），手術時間と出血量（$r=0.674$），固定椎間と出血量（$r=0.531$）の間には有意な正の相関があった（す

Key words

octogenarian, spinal instrumentation, complication, JOA recovery rate

*Surgical treatment with spinal instrumentation for the elderly over 80 years old
　要旨は第87回日本整形外科学会学術総会において発表した．
**Y. Ishikawa, N. Miyakoshi（准教授），Y. Shimada（教授）：秋田大学整形外科（Dept. of Orthop. Surg., Akita University Graduate School of Medicine, Akita）．

表1. 手術時間と固定椎間・出血量の関連

	手術時間	固定椎間	出血量
手術時間	—	0.696	0.674
固定椎間		—	0.531

数値はすべて Pearson 相関係数で $p<0.0001$

表2. 術後合併症と頻度（重複含む）

	症例数（%）
せん妄・精神症状	24 (27.9)
手術創部感染	11 (12.8)
深部静脈血栓症	8 (9.3)
転倒	5 (5.8)
尿路感染	4 (4.7)
神経因性膀胱	4 (4.7)
その他（DIC，消化管出血など）	25 (29.0)
合計	39 (45.3)

表3. JOA スコア改善率と各因子の関連

	p 値	相関係数
性	0.3631*	
年齢	0.7203§	−0.010
併存症数	0.1112§	−0.178
認知症	0.0772*	
うつ・神経症	0.6123*	
脳血管疾患	0.6970*	
不整脈	0.7899*	
手術椎間	0.0573§	−0.214
後方固定椎間	0.0283§	−0.247
出血量	0.1434§	−0.168
手術時間	0.0185§	−0.268
術後合併症	0.0014§	−0.357
せん妄	0.0119*	

*対応のない t 検定，§Spearman 相関解析

べて $p<0.0001$）［表1］．

平均入院期間は 52（17〜170）日，術前・後の JOA スコアの平均は，それぞれ術前 9.7（0〜23）点，術後 16.5（5〜27）点であり，改善率は 33%（−11〜89%）と低値であったが，有意な改善がみられた．平均併存症数は 4.6（0〜10）疾患で，認知症，うつや神経症，脳血管疾患，不整脈が多かった．合併症は，全体でみると 39 例（45.3%）と少なくはなく，せん妄などの精神症状 24 例（27.9%），手術創部感染 11 例（12.8%），深部静脈血栓症 8 例（9.3%），転倒 5 例（5.8%）などであり，disseminated intravascular coagulation（DIC）が 1 例（1.2%）あったが，死亡例はなかった（表2）．

性別，年齢，併存症数，認知症，うつや神経症状，脳血管疾患，不整脈，手術椎間，固定椎間，出血量，手術時間，術後合併症，せん妄について JOA スコア改善率との関係を統計学的に評価すると，関連する因子としては固定椎間（$r=-0.247$, $p=0.0283$），手術時間（$r=-0.268$, $p=0.0185$），術後合併症（$r=-0.357$, $p=0.0014$），せん妄（$p=0.0119$）が有意な因子として検出された（表3）．

III. 考 察

日本人の平均寿命は，2060 年には男性で 84 歳，女性で 90 歳を超えると予想されている[1]．そのようななか，いかに運動機能を維持しつつ，健康寿命をまっとうするかが重要となると考える．高齢者の運動能力の低下は，生命予後に影響するといわれている[6]．さらに非手術例での予後は，約 8 割で不変もしくは悪化するとの報告もある[7]．手術手技や麻酔管理の安全性の向上によるためか，併存症の数は JOA スコア改善率に影響しないという結果であった．しかし術前の併存症が 3 疾患以上の場合は，術後の合併症が高率になるとの報告もあるので注意が必要である[8]．

JOA スコア改善率に関しては，33% と低い値ではあったが，有意に改善した．宮口らは 80 歳以上の脊柱管狭窄症での手術改善率は，36.8% 程度であったと報告しており，同様にあまり高くはない[9]．高齢になるに従って多くなるといわれるせん妄が，その原因の一つとして考えられる[10]．せん妄の発生因子は明らかにされていないが，本研究では，JOA スコア改善率に影響していた．80歳以上の自験例においては 27%，約 4 例に 1 例発生しており，その管理に関してはあらかじめ対応を予測し，転倒・骨折などの有害事象が続発しないような注意が必要である．その他の因子としては，手術時間や固定椎間が有意な因子であったが，これらは非高齢者でも同様の一般的な因子である．特に 80 歳以上の高齢者では，可能な限り短時間かつ短椎間固定での術式を検討するべきと考えられた．

まとめ

1）80 歳以上の患者では脊椎固定術による JOA スコア改善率は低かったものの，有意な改善を示していた．

2）合併症は軽症も含めると約 45% にみられたが，重

篤なものは少なく，死亡例はなかった．

3）全身状態をしっかり評価し，併存症を考慮しつつも改善率を最大にするべく，短椎間固定，低出血量で，かつ，せん妄が生じた場合もうまくコントロールできるように，手術術式，周術期管理を計画することが手術成功の鍵と考えられた．

文　献

1) 総務省統計局. 〈http://www.stat.go.jp/index.htm〉［Accessed 2017 Jul 13］
2) 内閣府：平成28年版高齢社会白書. 〈http://www8.cao.go.jp/kourei/whitepaper/w-2016/zenbun/28pdf_index.html〉［Accessed 2017 Jul 13］
3) Bridwell KH, Glassman S, Horton W et al：Does treatment（nonoperative and operative）improve the 2-year quality of life in patients with adult symptomatic lumbar scoliosis；a prospective multicenter evidence-based medicine study. Spine **34**：2171-2178, 2009
4) Schwab F, Patel A, Ungar B et al：Adult spinal deformity-postoperative standing imbalance；how much can you tolerate？；an overview of key parameters in assessing alignment and planning corrective surgery. Spine **35**：2224-2231, 2010
5) Smith JS, Sansur CA, Donaldson WF Ⅲ et al：Short-term morbidity and mortality associated with correction of thoracolumbar fixed sagittal plane deformity；a report from the Scoliosis Research Society Morbidity and Mortality Committee. Spine **36**：958-964, 2011
6) 佐々木淳：生命予後を改善する身体活動・運動にせまる. Life Style Med **4**：48-54, 2010
7) 長友淑美，北薗　亨，菊野光郎ほか：高齢者部脊柱管狭窄症非手術例における臨床症状の変化. 整外と災外 **51**：19-20, 2002
8) Smith EB, Hanigan WC：Surgical results and complications in elderly patients with benign lesions of the spinal canal. J Am Geriatr Soc **40**：867-870, 1992
9) 宮口文宏，川内義久，鮫島浩司：80歳以上の腰部脊柱管狭窄症の術後成績. 整外と災外 **50**：46-48, 2002
10) Devlin JW, Fong JJ, Fraser GL et al：Delirium assessment in the critically ill. Intensive Care Med **33**：929-940, 2007

＊　　　＊　　　＊

80歳以上の高齢者腰部脊柱管狭窄例に対する後方除圧術の治療成績

大田　亮　田中信弘　安達伸生

はじめに

近年の急速な高齢者人口の増加に伴い，積極的な治療を希望する高齢者も増加してきている．また近年の麻酔技術の進歩や侵襲の少ない術式の開発などにより，高齢者に対する手術は増加傾向にある．

当科では，腰部脊柱管狭窄症に対して固定術を併用しない顕微鏡下あるいは内視鏡下後方除圧術を行っており，その低侵襲性や良好な術後成績について報告を行ってきた[1,2]．特に高齢者に対して除圧術を行うにあたり，詳細な身体所見や画像所見との対比，神経根ブロックの効果などを検討して責任病巣を同定し，除圧範囲を選択している．椎間不安定性に伴う症状を有する場合には固定術の併用も検討するが，腰椎変性すべり症であっても除圧により症状の改善が期待できる症例に対しては，固定術を併用していない．本研究の目的は，当科で腰部脊柱管狭窄症に対して手術を施行した80歳以上の高齢者の術後成績について検討を行うことである．

I．対象および方法

2000～2010年に腰部脊柱管狭窄症に対して手術を施行した534例のうち，80歳以上は79例であった．このうち術後6ヵ月以上経過観察が可能であった61例を対象とした．男性30例，女性31例で，術時年齢は80～93（平均83）歳であった．原疾患は腰部脊柱管狭窄症46例，腰椎変性すべり症15例であり，術後経過観察期間は6ヵ月～8年（平均1年11ヵ月）であった．術式は顕微鏡下後方除圧術59例，単椎間の内視鏡下後方除圧術2例であった．手術椎間は1椎間20例（33％），2椎間27例

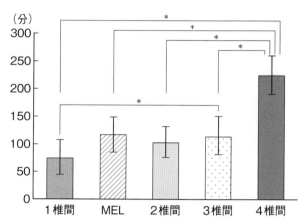

図1．手術時間．MEL：内視鏡下後方除圧術

（44％），3椎間12例（20％），4椎間2例（3％）であった．

これらの症例につき，手術時間，出血量，術前・後の日本整形外科学会腰痛疾患治療成績判定基準（旧JOAスコア：以下，JOAスコア），平林法による改善率，周術期合併症について検討を行った．また評価基準として，当科で採用してから術前・後に取得が可能であった5例の日本整形外科学会腰痛評価質問票（JOABPEQ），Short Form（SF）36の変化についても検討した．

II．結　果

手術時間は54～250（平均107）分，手術椎間数ごとに分けると4椎間手術では3椎間以下に比べ有意に手術時間が長かった（図1）．また1椎間と3椎間の顕微鏡下除圧術の間にも有意差があった．1椎間の顕微鏡下後方除

Key words

lumbar canal stenosis, elderly patient, microsurgical decompression

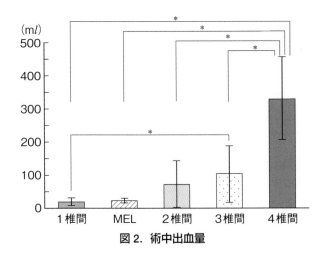

図2. 術中出血量

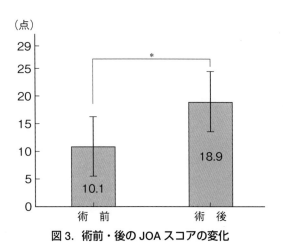

図3. 術前・後のJOAスコアの変化

表1. JOABPEQ

症例	疼痛関連障害		腰椎機能障害		歩行機能障害		社会生活障害		心理的障害	
	獲得点数	効果	獲得点数	効果	獲得点数	効果	獲得点数	効果	獲得点数	効果
1	14	なし	67	あり	29	あり	59	あり	47	あり
2	-14	なし	-17	なし	36	あり	21	あり	16	なし
3	29	あり	50	あり	36	あり	17	なし	20	あり
4	29	あり	0	なし	14	なし	14	なし	36	あり
5	29	あり	17	なし	0	なし	24	あり	19	なし
	平均 17.4	有効率 60%	平均 23.4	有効率 40%	平均 23	有効率 60%	平均 27	有効率 60%	平均 27.6	有効率 60%

圧術と1椎間の内視鏡下後方徐圧術，2椎間の顕微鏡下後方徐圧術の間には有意差はなかった．術中出血量は5〜420（平均79）mlで輸血を必要とした症例はなかった（図2）．手術椎間数ごとの検討では，手術時間と同様に4椎間手術で3椎間以下に比べ有意に多く，1椎間と3椎間の顕微鏡下除圧術の間にも有意差があったが，1椎間の顕微鏡下後方徐圧術と1椎間の内視鏡下後方徐圧術，2椎間の顕微鏡下後方徐圧術の間には有意差はなかった．

術前JOAスコアは-3〜11（平均10.1）点，術後JOAスコアは3〜27（平均18.9）点で，統計学的に有意に改善していた（図3）．平林法による改善率は-31〜89（平均43.1）%であった．手術椎間数による術前・後のJOAスコアおよび改善率には有意差はなかった．JOABPEQは，疼痛関連障害，歩行機能障害，社会生活障害，心理的障害の項目において，術前と比較して術後良好な改善がみられた（表1）．SF-36は，身体機能，身体的日常役割機能，体の痛み，心の健康の項目において術前と比較して有意な改善を得た．しかし術前・後ともに国民基準

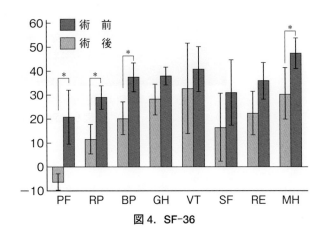

図4. SF-36

値より低い状態であった（図4）．

手術に際し，術前麻酔科受診によりAmerican Society of Anesthesiologists（ASA）分類class Ⅲと指摘された症例が4例あったが，術後集中治療室（ICU）で全身管理を必要とした症例はなかった．手術合併症は硬膜損傷2例，術後創部感染2例で，再手術は感染による1例と

III. 脊椎の変性疾患に対する高齢者治療 ◆ 2. 胸腰仙椎変性疾患 ◆ 1）変形性腰椎症・腰部脊柱管狭窄症

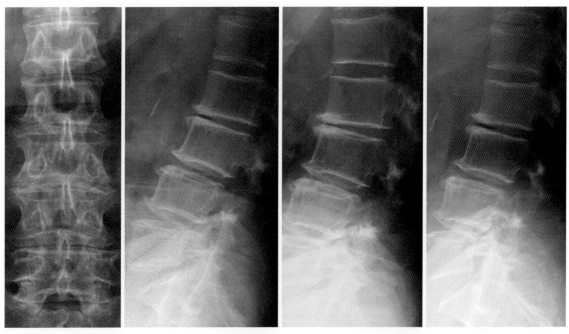

a．単純X線正面像　b．中間位単純X線側面像　c．屈曲位単純X線側面像　d．伸展位単純X線側面像

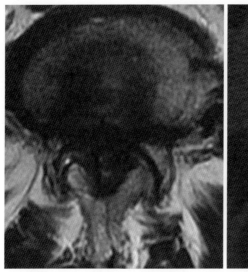

e．L4/L5 MRI T2強調横断像　　f．L4/L5 横断CTM

図5．症例．85歳．女．術前画像所見

他部位の狭窄の出現による除圧術を施行した2例に行った．

III．症例提示

症　例．85歳，女．

約1年前より出現した両下肢のしびれを主訴とした．近医で保存的治療を行ったが，立位の保持・歩行により出現する両下肢のしびれが徐々に増強し，紹介されて受診した．両下腿以下に安静時にもしびれを自覚し，立位の保持や歩行により両下肢全体のしびれが増強した．画像上L4後方すべりがみられ，L4/L5椎間板膨隆を伴う強い狭窄があった（図5）．手術を希望したため，顕微鏡下L4/L5後方除圧術を施行した．術前JOAスコアは11点であり，術前JOABPEQは疼痛関連障害14点，腰椎機能障害14点，歩行機能障害42点，社会生活障害32点，心理的障害42点であった．SF-36では身体機能（PF）0.1点，日常役割機能（身体）［RP］25.8点，体の痛み（BP）37点，全体的健康感（GH）38.4点，活力（VT）31.4点，社会生活機能（SF）32.5点，日常役割機能（精神）［RE］24.8点，心の健康（MH）31.1点であった．

術後，安静時の下肢のしびれは残存したが軽減し，立位の持続や歩行による下肢のしびれの増強もなくなっ

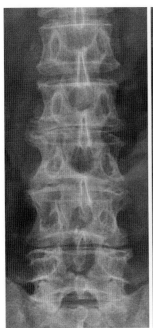 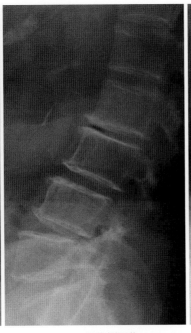 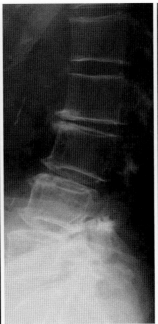 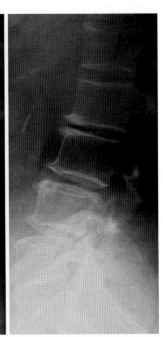

a．正面像　　　　b．中間位側面像　　　　c．屈曲位側面像　　　　d．伸展位側面像

図6．症例．術後1年単純X線像

た．術後1年でJOAスコアは21点まで改善し，改善率は56％であった．JOABPEQは疼痛関連障害100点，腰椎機能障害64点，歩行機能障害75点，社会生活障害73点，心理的障害49点であった．SF-36ではPF 39.8点，RP 42.4点，BP 43.4点，GH 46.5点，VT 44.1点，SF 52.2点，RE 44.7点，MH 47.7点であった．画像上の不安定性の増強はなかった（図6）．

IV．考　察

本研究では術前・後におけるJOAスコアは有意に改善し，少ない症例数ではあったがJOABPEQ，SF-36において心理面の改善が得られたことが特徴としてあげられる．高齢者はもともとの活動性が高くない例も多く，術後も著しい機能的な改善は得られないことが多い．しかし心理的な改善が得られたことは高齢者に対して手術を行う大きな意義の一つであると考える．

また顕微鏡視下あるいは内視鏡下後方除圧術は周術期に重篤な合併症なく手術を行うことが可能であった．術後再狭窄がみられた症例はなく，不安定性の増強を認めた症例もなかったことから，高齢者に対しても安全で有用な術式と考えられる．中山ら[3]は，非固定広範囲椎弓切除術で10年以上にわたる良好な成績につき報告しており，Takasoら[4]は75歳以上の高齢者に対して棘突起骨切り法を用いた後方除圧術を行い良好な成績が得られたと報告している．本検討では，1椎間の顕微鏡視下後方除圧術と比較して3〜4椎間の後方除圧術では有意に手術時間，出血量が増大していた．1椎間の顕微鏡視下後方除圧術と1椎間の内視鏡下後方除圧術，2椎間の顕微鏡視下後方除圧術の間には有意差はなく，顕微鏡視下あるいは内視鏡下後方除圧術は，術式を適切に選択すれば2椎間までの除圧術は出血量や手術時間などの侵襲を大きく増大させることなく可能であると考えられた．特に高齢者においては，画像上で多椎間狭窄がみられる症例も多く，侵襲を最小限にとどめるためにも障害高位，手術部位について慎重に検討を行うことが必要である[5]．

顕微鏡視下後方除圧術は，椎間関節を温存して黄色靱帯を切除できる術式であり，固定術を併用しないため低侵襲・低コストである．しかし顕微鏡視下で病態の詳細な観察が可能であっても，手術手技の習熟，黄色靱帯や椎間関節の解剖を熟知する必要がある[6,7]．

ま と め

1）80歳以上の高齢者腰部脊柱管狭窄症に対して施行した顕微鏡視下あるいは内視鏡下後方除圧術について検討した．

2）術後JOAスコアは有意に改善し，JOABPEQ，SF-36では特に心理面で有意に改善した．

3）高齢者の腰部脊柱管狭窄症に対する顕微鏡視下あるいは内視鏡下後方除圧術は，安全で有用な手術法であった．

文 献

1) 中西一義, 田中信弘, 山田清貴ほか：腰椎変性疾患に対する低侵襲手術の経験. 西日脊椎研会誌 32：210-213, 2006
2) 田中信弘, 藤本吉範, 大石芳彰ほか：腰椎変性すべり症に対する非固定時の成績からみた腰痛対策. 日腰痛会誌 10：69-74, 2004
3) 中山潤一, 井口哲弘, 栗原 章ほか：腰部脊柱管狭窄症に対する非固定広範囲椎弓切除術の術後10年以上の超長期成績. 臨整外 35：497-501, 2000
4) Takaso M, Watanabe T, Nakazawa T et al：Minimally invasive decompressive surgery using modified spinous process osteotomy for lumbar spinal stenosis in elderly patients 75 years of age or older. Kitasato Med J 38：140-151, 2008
5) Lee CK, Hansen HT, Weiss AB：Developmental lumbar spinal stenosis；pathology and surgical treatment. Spine 3：246-255, 1978
6) 馬場逸志, 山嵜 彩：変性すべり症に対する非固定術の長期成績. 関節外科 20：736-745, 2001
7) Okuda T, Baba I, Fujimoto Y et al：The pathology of ligamentum flavum in degenerative disease. Spine 29：1689-1697, 2004

*　　　*　　　*

高齢者（80歳以上）の腰椎変性すべり症に対する経筋膜的椎弓根スクリュー併用椎間関節固定術の臨床成績 —— その安全性と有用性*

高岡宏光　安宅洋美　丹野隆明　宮下智大　加藤　啓**

はじめに

近年高齢化の進行に伴い，高齢者に対する脊椎手術の割合も増加している．しかし若年者と比較すると周術期の合併症が懸念され，侵襲のある術式は回避される傾向にある．われわれは従来，腰椎変性すべり症に対し，あえてすべりの整復を目的とした椎体間固定を行わず，椎弓根スクリューシステムを用いて後側方固定術（PLF）を行うことで長期的にも良好な臨床成績を獲得できることを報告してきた[1]．さらに2009年よりPLFから椎間関節固定術（FF）へ固定術式を変更し，固定術の低侵襲化とその良好な臨床成績を報告してきた[2]．本研究の目的は80歳以上の高齢者に対するFFの臨床成績および合併症について調査し，本術式の低侵襲手術としての安全性と有用性について検討することである．

I．対象および方法

術式は両側椎間関節まで展開し，棘突起から移植骨を採骨して除圧椎間の開窓を行う．椎間関節のデコルティケーションを行い，局所骨を移植し，経筋膜的に経皮的PSシステム（PPS）を刺入する（図2c〜e参照）．対象は2009年10月〜2015年8月に本症に対して1椎間のPPS併用FFを施行後，1年以上経過観察可能であった手術時年齢80歳以上の16（男性7，女性9）例（O群）を対象とした．術後観察期間は平均37（12〜60）ヵ月，固定椎間はL3/L4が2例，L4/L5が14例であった．同時期に同手術を行った70歳未満の55（男性25，女性30）例（Y群）を対照群として比較・検討した．隣接に除圧を追加した症例はO群6例，Y群10例であった．両群において，性別，経過観察期間，固定椎間に有意差はなかった（表1）．検討項目は，術前合併症，手術時間，術中出血量，周術期合併症，日本整形外科学会腰痛評価質問票（JOABPEQ）を用いた術後1年時の臨床成績，骨癒合率である．統計学的検定ではMann-Whitney U 検定およびStudent t 検定を用い，$p<0.05$ を有意差ありとした．

表1．患者背景

	O群（16例）	Y群（55例）	p 値
性（男/女）	7/9	25/30	NS
平均年齢（歳）	82.4（80〜91）	60（41〜69）	
経過観察期間（月）	30（12〜60）	41（12〜87）	NS
固定椎間（例）	L3/L4：2，L4/L5：14	L3/L4：2，L4/L5：53	NS

Key words

degenerative lumbar spondylolisthesis, facet fusion, elderly patient

*Clinical results of facet fusion with percutaneous pedicle screw for degenerative lumbar spondylolisthesis in elderly patients over 80 years

**H. Takaoka, H. Ataka（脊椎センター長），T. Tanno（副院長）：松戸整形外科病院脊椎センター（☎ 271-0034　松戸市旭町1-161；Spine Center, Matsudo Orthopaedic Hospital, Matsudo）；T. Miyashita（センター長），K. Kato（医長）：国保松戸市立病院脊椎脊髄センター．

表2. 両群における術前合併症の内訳・比較

	O群（16例）	Y群（55例）	p値
高血圧（例）	8（50%）	15（27%）	NS
糖尿病（例）	2（13%）	8（15%）	NS
心疾患（例）	1（6%）	3（5%）	NS
呼吸器系統疾患（例）	1（6%）	5（9%）	NS
脳血管系疾患（例）	0（0%）	0（0%）	NS
関節疾患（例）	3（19%）	2（4%）	<0.05
合　計	12（75%）	33（60%）	NS

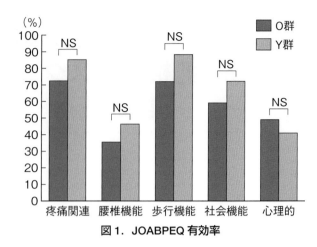

図1. JOABPEQ 有効率

II. 結　果

O群の75%，Y群の60%がなんらかの術前合併症を有していたが，心疾患，呼吸器系統疾患，脳血管系疾患合併率は両群間に有意差はなかった（表2）．しかしながら関節疾患においてO群で有意に合併率が高く（p=0.04）その内訳は全例変形性膝関節症（膝OA）であった．術前のJOABPEQでは心理的障害がO群で有意に低値であった．単椎間の除圧固定を行った症例の平均手術時間は，O群169分，Y群167分，平均術中出血量は87 ml，83 mlと有意差はなかった．周術期合併症はO群で術後一過性せん妄が2例あったのみで，術前合併症の悪化を含め重篤なものは皆無であった．

術後1年時の獲得点数はO群，Y群でそれぞれ，疼痛関連障害（40.1点，44.3点），腰椎機能障害（7.1点，14.7点），歩行機能障害（33.7点，58.4点），社会生活障害（25.3点，29.9点），心理的障害（15.5，17.2）であり，歩行機能障害においてO群が有意に低値であった（p=0.016）．有効率は疼痛関連障害（73.3%，86.2%），腰椎機能障害（35.7%，47.1%），歩行機能障害（73.3%，89.5%），社会生活障害（60.0%，73.7%），心理的障害（50.0%，42.1%）であり，両群間に有意差はなかった（図1）．

骨癒合率はO群16例中11例（68.8%）で，Y群55例中52例（94.5%）と比較して有意に骨癒合率が低かった（p=0.004）が，O群の骨癒合不全5例の椎間可動域（ROM）は，術前平均11.8°から術後1年時3.8°と制動されており，再手術を要するようなインプラントの弛み，脱転などはなく臨床成績は改善していた．O群の経過観察中，死亡1例（術後4年）骨粗鬆症性胸腰椎椎体骨折2例（術後1.5年と術後3年），上腕骨外科頚骨折1例（術後5年），人工膝関節全置換術1例（術後1年）を認めた．Y群の経過観察期間にはそのような症例は1例もなかった．

III. 症例提示

症　例．80歳，女（図2）．

主訴は左下肢痛であった．術前合併症はなかったが，young adult mean（YAM）値は53%の骨粗鬆症であった．動態撮影でL4/L5に前屈位後方開大があり，椎間ROM 16°の不安定性を有する腰椎変性すべり症を呈した．本術式施行後1年で，骨移植部の骨癒合は得られていなかったがL4/L5の椎間ROMは5°と術前よりも制動されており（図3），術後1年時のJOABPEQも疼痛関連障害，歩行機能障害，社会生活障害の3項目で治療効果ありと判定された（図4）．術後1年半で誘因なく骨粗鬆症性Th12椎体骨折を併発したが（図5），臨床成績に影響せず現在にいたっている．

IV. 考　察

日本脊椎脊髄病学会より報告されている脊椎手術は，80歳以上が10.0%と高齢者による手術がめずらしくなくなってきている[3]．それに伴い，近年80歳以上の高齢者に対する脊椎手術後臨床成績の報告が散見されている[4〜10]．岡田ら[9]は80歳以上と65歳以上80歳未満とで脊椎手術の術後全身合併症について検討しており，そのなかで頚椎椎弓形成術という一定の手術侵襲に限ると合併症発症率に有意差はなく，80歳以上であること自体が術後合併症の発症率に対する増悪因子にはならないと報告している．本研究においては80歳以上の高齢者は，70歳未満と比較して関節疾患の合併率が高く，術前の心理的障害，術後1年時の歩行機能障害の獲得点数，骨癒合率が有意に低かった．

80歳以上の高齢者に術前膝OA患者が多いことが，術後歩行能力に影響を与える一つの要因となったと考えられた．Ohtoriら[11]も腰痛・下肢痛のある患者において，

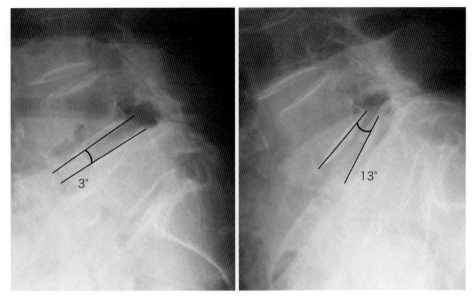

前屈位　　　　　　　　　　　　後屈位

a．術前X線側面像

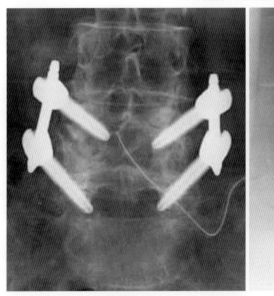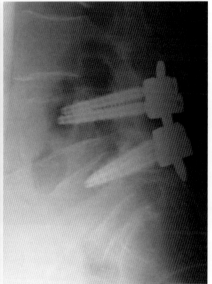

正面像　　　　　　　　　　　　側面像

b．術直後X線像

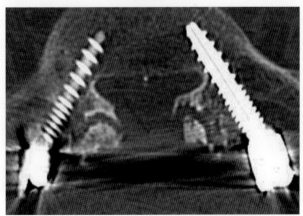

c．術直後CT横断像．椎間関節固定部

図2．症例．80歳，女．術前・後画像所見．YAM値53％

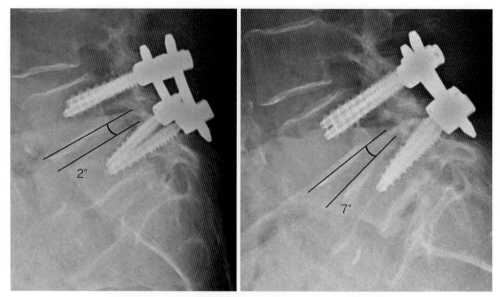

前屈位　　　　　　　　　　　　後屈位

a．X線側面像

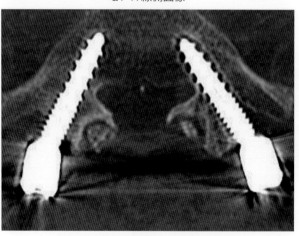

b．CT横断像．椎間関節固定部．椎弓根スクリューの弛みおよび癒合不全がある．

図3．症例．術後1年画像所見

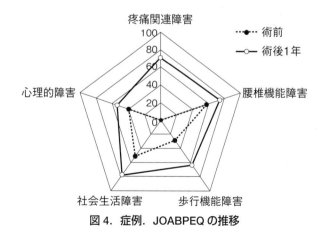

図4．症例．JOABPEQの推移

65歳以上は65歳未満と比較して歩行機能障害が有意に低値であったことを報告している．しかしながら本結果では有効率には有意差がなかったことから，80歳以上という高齢ゆえの歩行能力の低さを加味すると，O群においても良好な治療有効性が得られたと考えられた．

O群の術前の心理的障害は，加齢に伴う予備能力低下による手術への恐怖や不安，75％に合併症を有していたことなどが影響していると示唆された．

Hayashiら[4]は，80歳以上と80歳未満の2群間での後方経路腰椎椎体間固定術（PLIF）術後2年の成績を比較しており，骨癒合率は80歳以上が有意に低かったものの，80歳未満との臨床成績に差はなかったと報告している．骨癒合不全例においてMiyashitaら[2]は骨癒合が得られなかった場合でも，全例椎間関節ROMが有意に減

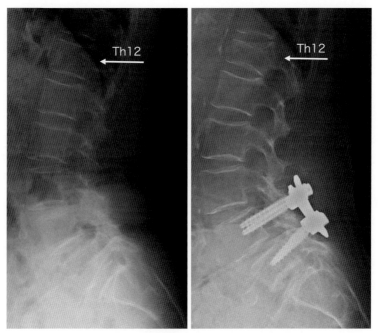

a. 術前　　　　　　　b. 術後1.5年
図5. 症例. 骨粗鬆症性Th12椎体骨折のX線側面像

少し，臨床成績も良好であったと報告している．本研究でも骨癒合率に有意差があったが，全例術前の前・後屈時のROMが制動されており，臨床成績もJOABPEQの有効率に有意差なく良好であった．

佐野ら[10]は高齢者に対して安全な脊椎手術を行うため，手術時間と出血量より手術侵襲の安全域を示す年齢別sliding scaleを提示している．本研究において，PPS併用FFは1椎間当たりおおむね3時間以内に行うことができ，輸血を必要とするような出血量もないため，高齢者に合併症発生率を増大するような術式ではないということが示唆された．

周術期合併症としては高齢者では術後せん妄が多いとの報告が多く[8,9]，発生率は10〜20%と報告されている[12]．長時間手術およびヘマトクリット低値はせん妄の発生率を増大させる可能性があるとの報告も散見される[13,14]．この観点からも手術時間の短縮，出血量の少ない術式は予防に重要であると考えられた．自験例でもO群で2例（13%）の術後せん妄がみられ，同様の発生率であった．2例ともに手術時間が3時間を超えた症例であった．せん妄状態では固定範囲の安静が保てない危険性をはらんでいるが，術後体動制限による心的ストレスも誘因とされ[15]，術後せん妄の発生予防策として当院ではドレーン抜去後，軟性コルセットを装着して自力体交を許可し，早期離床を図っている．

術後経過観察を行ううえで骨粗鬆症性椎体骨折の発生率が術後臨床成績を悪化させる要因になりうるという報告が多い[4,16]．Hayashiら[4]は80歳以上のPLIF患者の2年間の経過観察期間において26%発生し，臨床成績の悪化につながったと報告している．Toyoneら[16]は55歳以上のPLF，PLIF患者において術後10年間で15%骨粗鬆症性椎体骨折が発生し，罹患したうちの80%が術後2年間の間に発生したと報告している．特に閉経後女性においては脊椎固定術後2年間は椎体骨折のリスクを伴うと結論づけている．本研究でもO群において2例あったが，自験例は全例1椎間固定であったこと，経過観察期間が最長5年であったことから，これらの報告と比較すると低い罹患率であったと考えられた．今後さらに長期の経過観察が必要である．

Miyashitaら[2]は，たとえFFで骨癒合不全などで術後臨床成績が不良であった場合でも，PLFや椎体間固定の母床が残っており，サルベージ手術の治療計画が立てやすい点，椎弓開窓術に近い手技である点が特徴であると述べている．本法ではスペーサー併用椎体間固定に併発しうるスペーサー脱転・沈下，終板損傷などの心配はない．自験例でO群の癒合不全例でもPPS脱転までいたる症例はなかった．したがって，十分なインフォームド・コンセントのもとに，FFは高齢者への固定術の適応として安全に選択しうる術式であると考えられた．

本研究の限界として自験例のO群において術前合併症に心疾患，呼吸器系統疾患，脳血管系疾患が少なかったことより，手術そのものを自重するような重篤な合併症を有する例は本来の手術適応から除外された可能性が

否めない．しかしながら，本術式は加齢という全身の脆弱性に起因するリスクの高い80歳以上の高齢者においても周術期合併症がきわめて少なく安全に施行でき，低侵襲固定術として有用である．

まとめ

1）80歳以上と70歳未満の腰椎変性すべり症患者に対しPPS併用FFを施行した場合の手術成績および合併症について比較・検討した．

2）80歳以上の高齢者で術前合併症に関節疾患が有意に多く，歩行機能障害の獲得点数，骨癒合率が有意に低かったが，臨床成績はどちらも良好であった．

3）FFは安全かつ低侵襲の術式であり，固定術適応の高齢者患者に対しても選択しやすい術式と考えられた．

文献

1) Tanno T, Ataka H, Miyashita T et al：Long-term results of posterolateral fusion with a pedicle screw system for degenerative lumbar spondylolisthesis in relation to adjacent segment disease. 日脊会誌 **19**：617-621，2008
2) Miyashita T, Ataka H, Kato K et al：Good clinical outcomes and fusion rate of facet fusion with a percutaneous pedicle screw system for degenerative lumbar spondylolisthesis. Spine **40**：552-557，2015
3) 今城靖明，田口敏彦，米 和徳ほか：日本脊椎脊髄病学会脊椎脊髄手術調査報告2013．J Spine Res **4**：1367-1379，2013
4) Hayashi K, Matsumura A, Konishi S et al：Clinical outcomes of posterior lumbar interbody fusion for patients 80 years of age and older with lumbar defenerative disease：minimum 2 years' follow-up. Global Spine J **6**：665-672，2016
5) Crawford CH Ⅲ, Smail J, Carreon LY et al：Health-related quality of life after posterolateral lumbar arthrodesis in patients seventy-five years of age and older. Spine **36**：1065-1068，2011
6) Okuda S, Oda T, Miyauchi A et al：Surgical outcomes of posterior lumbar interbody fusion in elderly patients. J Bone Joint Surg **89-A**：310-320，2007
7) 世木直喜，片山良仁，岸田俊一ほか：80歳以上の高齢患者に対するMIS-PLIFの経験．J Spine Res **4**：888-890，2013
8) 堀内秀樹，尾形直則，森野忠夫ほか：80歳以上の高齢者に対する脊椎手術における合併症の検討．J Spine Res **3**：811-814，2012
9) 岡田龍哉，谷脇琢也，砥上若菜ほか：当科における超高齢者の術後全身合併症の検討．J Spine Res **3**：819-822，2012
10) 佐野茂夫：高齢者の脊椎instrumentation手術侵襲の安全域を示すsliding scaleと骨粗鬆対策について．脊椎脊髄 **20**：461-470，2007
11) Ohtori S, Ito T, Yamashita M et al：Evaluation of low back pain using the Japanese Orthopaedic Association Back Pain Evaluation Questionnaire for lumbar spinal disease in a multicenter study；differences in scores based on age, sex, and type of disease. J Orthop Sci **15**：86-91，2010
12) 佐藤信吾，吉田裕俊，北原建彰ほか：脊椎手術の術中，術後合併症の発生頻度．整形外科 **57**：1189-1194，2006
13) 石田和慶，山下敦生，山下 理ほか：術後せん妄．臨麻 **39**：1645-1654，2015
14) 千川隆志，中川偉文，遠藤 哲ほか：80歳以上の脊椎手術—周術期合併症と術後成績．J Spine Res **3**：815-818，2012
15) 中元耕一郎，玉置哲也，川上 守ほか：高齢者における脊椎手術後の精神症状．中部整災誌 **41**：343-344，1998
16) Toyone T, Ozawa T, Kamikawa K et al：Subsequent vertebral fractures following spinal fusion surgery for degenerative lumbar disease；a mean 10-year follow-up. Spine **35**：1915-1918，2010

* * *

頚椎と腰椎骨盤部の両方にアライメント異常をもつ変性疾患の治療

大江　慎　　戸川大輔　　長谷川智彦　　大和　雄　　吉田　剛
坂野友啓　　有馬秀幸　　安田達也　　松山幸弘

はじめに

　腰椎骨盤矢状面アライメント異常に伴う成人脊柱変形（ASD）が注目を集めるようになったが，これは腰椎骨盤アライメント異常が健康関連生活の質（QOL）を低下させるという報告がきっかけの一つと思われる[1]．しかし脊柱の変性は腰椎や骨盤と同様に頚椎でも生じ，頚椎アライメント異常（cervical deformity：CD）の概念も近年報告されている[2]．そして，腰椎骨盤アライメント異常が健康関連QOLを低下させるのと同様に，頚椎アライメント異常もまた健康関連QOLを低下させる[3]．さらにSmithらは，成人脊柱変形を合併している症例では53%で頚椎アライメント異常も合併していると報告している[4]．すなわち，ASDとCDの併存例はまれではなく，加齢に伴いその有病率は上昇すると考えられるが，日本人における有病率は不明である．また，そのような場合どちらの治療を優先すべきか苦慮する可能性がある．
　本稿では，当教室で行われている住民健診のデータからASDとCD併存例の有病率を非後期高齢者（75歳未満）と後期高齢者（75歳以上）に分けて明らかにし，当院で経験したASDとCDを合併した症例について報告する．

I．対象および方法

　愛知県北設楽郡東栄町で2016年に行われた住民健診（TOEI Study 2016）に参加し，立位単純全脊柱X線像が評価可能であった489（男性184，女性305）例を対象とした．平均年齢は74.2（40～95）歳であった．ASDは骨盤傾斜（pelvic tilt：PT）≧20°，sagittal vertical axis（SVA）≧40 mm，またはpelvic incidence-lumbar lordosis（PI-LL）≧10°のいずれかに合致するものと定義した．一方，CDはT1 slope-cervical lordosis（TS-CL）≧20°，CL≦-10°，またはC2～C7 SVA≧40 mmのいずれかに合致するものと定義した[2]．ASDもCDもない群はASD（-）CD（-）群，ASDがありCDがない群はASD（+）CD（-）群，ASDがなくCDがある群はASD（-）CD（+）群，ASDとCD両方を合併している群はASD（+）CD（+）群と定義した．
　X線パラメータの評価はC7-center sacral vertical line（C7 CSVL），C2～C7 sagittal vertical axis（C2～C7 SVA），CL，TS，thoracic kyphosis（TK：Th5～Th12を測定），LL，PT，PI-LL，SVAに加え，視線を評価するため頭蓋パラメータとしてchin brow vertical axis（CBVA：顎と前頭部を結んだ線と垂線がなす角），slope of the line of sight（SLS：眼窩前下縁と外耳道の頂点を結んだ線と水平線がなす角），slope of the McGregor line（McGS：McGregor線と水平線のなす角）を評価した（図1）[5]．

II．結　　果

　各アライメント異常の有病率を表1に示す．ASD（-）CD（-）群169例（35%），ASD（+）CD（-）群242例（49%），ASD（-）CD（+）群25例（5%），ASD（+）CD（+）群53例（11%）であった．年齢別でみてみるとASD（-）CD（-）群は非後期高齢者では125例（55%）であったが，後期高齢者では44例（17%）にすぎなかった．一方ASD（+）CD（+）群では非後期高齢者228例中14例（6%）に対して，後期高齢者では

Key words
adult spinal deformity, cervical deformity, cervical malalignment, geriatric

261例中39名（15％）と有意に有病率が高かった（p＝0.002）．

次に男女別の有病率では，ASD（−）CD（−）群は非後期高齢者では男性61％，女性51％で有意差はなかったが，後期高齢者では男性23％，女性13％と両方のアライメント異常をもつ可能性は男性で有意に低かった（p＝0.046）．ASD（＋）CD（−）群では非後期高齢者で男性26％，女性41％と有病率は女性で有意に高く（p＝0.019），後期高齢者でも男性48％，女性70％と有病率は女性で有意に高かった（p＝0.000）．一方，ASD（−）CD（＋）群は非後期高齢者では有意差はなかったが，後期高齢者では男性11％，女性4％と有病率は男性で有意に高かった．ASD（＋）CD（＋）群は非後期高齢者，後期高齢者いずれの検討でも男性女性間に有病率に有意差はなかった．

III．症例提示

症　例．79歳，女．

水平注視困難と歩行障害を主訴に来院した．20年前から腰痛と体幹バランスの保持困難が出現し，柔道整復師より施術を受けていた．2ヵ月前から腰痛に加え頚部後屈制限に伴う水平注視困難があったため来院した．身体所見では左凸の腰部隆起があったが，筋力低下や感覚障害といった神経学的異常所見はなかった．

受診時の全脊柱立位単純X線像（図2）では，正面像で胸腰椎移行部に左凸のCobb角80°（Th10〜L3）のカーブがあったがC7 CSVLは10 mmと代償されていた．側面像ではC7 SVA −91 mm，CBVA 30°，SLS 28°，McGS 30°，C2〜C7 SVA 72 mm，CL −54°，TS 13°，TS−CL 67°，TK 17°，LL −6°，PT 57°，PI−LL 55°であった．CDとASDの両方がみられたが頚部後屈制限による水平注視困難の訴えが腰痛よりも強く，C7垂線が大きく後方へ移動している原因は水平注視維持のための代償性変化ではないかと考え，まずハローベストにより頚椎アライメント異常の改善を試みた．

入院後2日でハローベストにて頚椎アライメントの調整を行った（図3）．正面像ではCobb角80°（Th10〜L3）と変化はなかったが，側面像ではC7 SVA 3 mm，CBVAは前頭部が撮影範囲に含まれていないため評価困難，SLS 9°，McGS 4°，C2〜C7 SVA 21 mm，CL −14°，TS 17°，TS−CL 31°，TK 11°，LL −4°，PT 58°，PI−LL 55°と，腰椎骨盤アライメントでは大きな変化はなかったが，頭蓋パラメータと頚椎パラメータ，そしてグローバルアライメントであるC7 SVAで大きな改善が

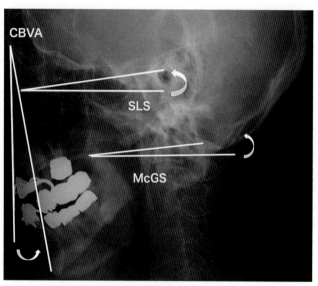

図1．視線を評価するための頭蓋パラメータ．CBVA：顎と前頭部を結んだ線と垂線がなす角，SLS：眼窩前下縁と外耳道の頂点を結んだ線と水平線がなす角，McGS：McGregor線と水平線のなす角．視線が下がる方向を正とする．

表1．健診参加者の年齢・男女別のアライメント異常有病率

	非後期高齢者（40〜74歳）				後期高齢者（≧75歳）			
	男（n＝88）[例]	女（n＝140）[例]	p値	全体（n＝228）[例]	男（n＝96）[例]	女（n＝165）[例]	p値	全体（n＝261）[例]
ASD（−）CD（−） n＝169（35％）	54（61％）	71（51％）	0.117	125（55％）	22（23％）	22（13％）	0.046*	44（17％）
ASD（＋）CD（−） n＝242（49％）	23（26％）	58（41％）	0.019*	81（36％）	46（48％）	115（70％）	0.000**	161（62％）
ASD（−）CD（＋） n＝25（5％）	3（3％）	5（4％）	0.949	8（4％）	11（11％）	6（4％）	0.013*	17（7％）
ASD（＋）CD（＋） n＝53（11％）	8（9％）	6（4％）	0.142	14（6％）	17（18％）	22（13％）	0.341	39（15％）

*$p<0.05$, **$p<0.01$

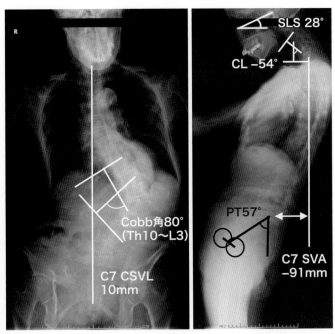

図2. 症例. 79歳, 女. 来院時立位全脊柱X線像. 冠状面のアライメントは代償されているが, 矢状面アライメントはC7垂線が大きく後方へ移動している.

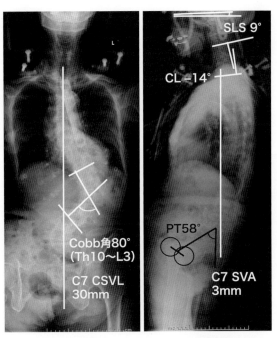

図3. 症例. ハローベスト着用後の立位全脊柱X線像. 腰椎骨盤アライメントは大きな変化はないが, C7 SVAと頭蓋頸椎アライメントの改善がみられる.

得られ独歩可能となった. 手術による固定術を行うことも検討されたが本人や家族と相談し, 手術は行わずいったん入院後15日でハローベストを除去した.

ハローベスト除去後の全脊柱X線側面像はC7 SVA 19 mm, CBVAは前頭部が撮影範囲に含まれていないため評価困難, SLS 7°, McGS 3°, C2〜C7 SVA 32 mm, CL −15°, TS 21°, TS−CL 36°, TK 9°, LL −16°, PT 63°, PI−LL 69°と, 各アライメントで大きな悪化がなかったため自宅退院となった (図4).

入院後1年の全脊柱X線像の各パラメータは正面像でC7 CSVL 59 mm, Cobb角 97°(Th10〜L3), 側面像ではC7 SVA 87 mm, CBVA 21°, SLS 25°, McGS 16°, C2〜C7 SVA 61 mm, CL −31°, TS 30°, TS−CL 61°, TK 18°, LL −17°, PT 65°, PI−LL 74°と, グローバルアライメントや各パラメータの悪化はなかったが水平注視も独歩も可能であった (図5). しかし, SVAの増大や腰椎骨盤アライメントの悪化が強く, 今後はこれらの悪化に注意が必要である.

IV. 考　察

Smithら[4]はASDを合併する症例におけるCDの合併率が53%であったと報告しているが, 本研究では18%(53/295例)と大きな違いはなかったが, Smithらの研究においてCDの定義はCD<0°としており, 本研究と

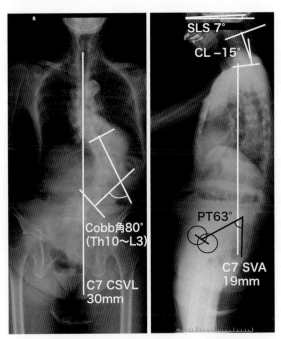

図4. 症例. ハローベスト除去後立位全脊柱X線像. ハローベストをはずしてもC7 SVAと頭蓋頸椎アライメントは良好に保たれ水平注視可能である.

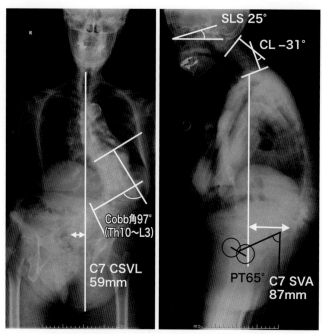

図5. 症例. 入院後1年立位全脊柱X線像. 冠状面と矢状面における腰椎骨盤アライメントが悪化し，C7垂線は大きく前方へ移動している．頭蓋頸椎アライメントも悪化しているが，水平注視も独歩も可能である．

定義が若干異なることが原因として考えられた．また，全体のデータでみた場合に，ASDとCD両方を合併している確率は40〜74歳では6%であったが，75歳以上となると2倍以上（15%）に有病率が増加し，後期高齢者で両アライメント異常を合併している可能性は決して少ないとはいえない．わが国の高齢化率は上昇傾向にあり，今後ASDとCD両方を合併した症例に遭遇する機会は増加すると考えられた．

本例のようにASDとCDが合併した場合，いずれのアライメント異常でも水平注視や歩行障害を引き起こす可能性があるため，どちらの治療を優先すべきか苦慮することがある．対策としては保存的治療による治療効果を評価することが重要である．すなわち原因としてASDが疑われればコルセットや体幹ギプス，CDが疑われればネックカラーやハローベストを用い，症状の変化を評価することで病態が把握可能となる．本例ではハローベストを着用することでグローバルアライメントや頭蓋頸椎アライメントが改善し，歩行も水平注視も可能となったためCDが症状の主因であろうと考えられた．さらにハローベストをはずした後も，アライメントは保たれていて保存的治療の効果は装具除去後もしばらく続く可能性が示唆された．しかし，ハローベストを除去して1年後の全脊柱X線像では，特にグローバルアライメントと腰椎骨盤アライメントの悪化が進行していた．日常生活が保たれていて，本人の希望もあり保存的に経過をみているが今後注意が必要である．

ま と め

1）後期高齢者では腰椎骨盤アライメント異常と頸椎アライメント異常の合併が15%に認められた．

2）両アライメント異常が合併した場合，どちらの治療を優先すべきか苦慮する場合があるが，まず保存的治療を行い，その治療効果で判断可能である．

文献

1) Glassman SD, Bridwell K, Dimar JR et al：The impact of positive sagittal balance in adult spinal deformity. Spine **30**：2024-2029, 2005
2) Passias PG, Soroceanu A, Smith J et al：Postoperative cervical deformity in 215 thoracolumbar patients with adult spinal deformity. Spine **40**：283-291, 2015.
3) Oe S, Togawa D, Nakai K et al：The influence of age and sex on cervical spinal alignment among volunteers aged over 50. Spine **40**：1487-1494, 2015
4) Smith JS, Lafage V, Schwab FJ et al：Prevalence and type of cervical deformity among 470 adults with thoracolumbar deformity. Spine **39**：E1001-E1009, 2014
5) Lafage R, Challier V, Liabaud B et al：Natural head posture in the setting of sagittal spinal deformity；validation of chin-brow vertical angle, slope of line of sight, and McGregor's slope with health-related quality of life. Neurosurgery **79**：108-115, 2016

* * *

骨粗鬆性椎体骨折を生じた高齢者治療の問題点と治療法

檜山明彦　酒井大輔　加藤裕幸　田中真弘　佐藤正人　渡辺雅彦

はじめに

わが国は高齢化社会の到来により,骨粗鬆症の有病率はすでに1,300万人といわれている[1].骨粗鬆症に合併する骨折の中で,椎体骨折はもっとも頻度の高い骨折である.

本稿では,高齢者の骨粗鬆性椎体骨折(osteoporotic vertebral fractures:OVF)の治療法と問題点について,その経験を含めて報告する.

I. 骨粗鬆性椎体骨折を取り巻く背景

OVF患者は急性期には疼痛のために体動困難が生じる.これまでは一定期間の安静治療や装具治療などの保存的治療によって椎体変形は残存するが疼痛は軽減し,日常生活動作(ADL)には支障が生じないと考えられていた.しかしながら,種市らは脊椎骨折後に通常の骨癒合が得られず,椎体骨折自体の35％が進行性に椎体が圧潰し,13％が偽関節になったと報告している[2].偽関節の定義についてはこれまでに確立されたものがないが,椎体内のクレフト像をさすことが多く,その出現時期については,はやい症例では受傷後2〜3週より出現し,遅い症例では6ヵ月を過ぎてから出現すると報告されている.そのためおおむね偽関節が完成する時期としては3〜6ヵ月ころとされる[3].偽関節例では,陥入骨片による脊髄圧迫や椎体不安定性によって遷延する背部痛がみられるとともに椎体圧潰の進行により,下肢の神経学的異常(遅発性麻痺)が生じることがある.高齢かつ骨粗鬆症患者ゆえに発生する病態であることから,多くはOVFの画像所見と神経症状,さらには全身状態を考慮して治療選択を行うのが原則である(図1).しかし,これら椎体圧潰後の遅発性麻痺に対する治療法については,いまだ脊椎外科医のなかでも議論されるところである.以下,治療法と問題点について記述する.

II. 経皮的椎体形成術(BKP)

高齢者に対するインストゥルメンテーションを用いた

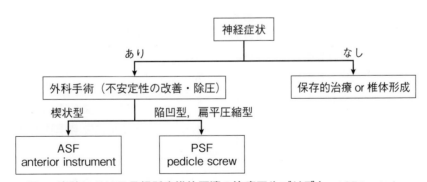

図1. 当院における骨粗鬆症椎体圧潰の治療アルゴリズム. ASF:anterior spinal fusion(前方固定術),PSF:posterior spinal fusion(後方固定術)

Key words

osteoporotic vertebral fracture, elderly patient, spinal deformity

*Problems and treatments of elderly patients with osteoporotic vertebral fractures
**A. Hiyama(講師), D. Sakai(准教授), H. Kato(講師), M. Tanaka, M. Sato(教授), M. Watanabe(主任教授):東海大学整形外科(Dept. of Orthop. Surg., Surgical Science, Tokai University, School of Medicine, Isehara).

脊椎固定術は，骨脆弱性による固定力不足や，心・腎・肝含めた全身合併症を有する症例が多いことから，手術侵襲の大きさが問題となる．そこで近年では早期の椎体安定化と遅発性神経麻痺予防のため，経皮的椎体形成術が普及してきた．そのうち ballon kyhoplasty（BKP）は，米国で急速な広がりをみせ 2011 年 1 月より本邦でも保険承認が得られ，近年その臨床成績が報告されている．OVF 患者における BKP 治療の利点は即時的な疼痛改善や，骨折椎体高の整復，さらには局所の後弯矯正があげられる．

BKP はこれまでの polymethylmethacrylate（PMMA）を用いた椎体形成術と比較し，バルーンを挿入後に加圧・膨隆させることで骨折を整復して空洞を作成する術式であることから，セメントを圧力なく充填できるためセメントの椎体外漏出や静脈内への流入が少ないとされる[4]．しかしながら，BKP 後の隣接椎体骨折（続発性骨折）は術後 1〜3 ヵ月以内におおむね 10〜30％程度に生じることが問題となっており，その危険因子としては，椎間板内へのセメント漏出，骨セメント注入量などが指摘されている[5]．

また高齢者の高度脊柱後弯変形を伴う OVF 例では，BKP のみで脊椎アライメントの矯正や維持は困難であり続発性椎体骨折も多いことが知られているが，それでも有意な除痛効果と歩行能力の改善が得られたとの報告もあり[6]，後弯例にどこまで適応があるかについては今後さらなる検討が必要である．

III．ハイドロキシアパタイトを用いた椎体形成併用後方固定術

OVF による症状の多くは胸腰椎移行部での骨折による麻痺であることから，治療の際に考慮すべきは，患者背景はもちろんのこと胸腰椎移行部における前方支持の破断と前方からの脊髄圧排，さらには骨脆弱性があげられる．これらのことから，前方法による脊髄の直接的な除圧と破壊された前方支柱の再建が利にかなっていると考えられる．しかしながら，1 椎体に限らず多椎体圧潰があり，骨密度や骨質が低い症例では前方法単独での手術は困難である．さらに高齢患者では周術期合併症のリスクや後方法と比較して適応例が少なく習熟度が低いこと，さらには前方法の手技上の煩雑さが問題となる．

椎体形成術（VP）+ 後方固定術（PSF）は比較的低侵襲であることや後方支持組織の安定化と同時に圧潰した椎体内支持を得ることができ，手術成績も安定していることが多施設から報告されている[7,8]．このような背景から，われわれもこれまで多くの症例で VP を併用した PSF を行い，その術後成績は比較的良好であった．しかしながら，自験例のなかには椎体内に挿入したハイドロキシアパタイト（HA）ブロックの椎体外逸脱や術後のインプラントの脱転，さらには骨折部での矯正損失例が少数みられた．高齢者においてどの程度までの後弯変形（矯正損失）が許容されるかはいまだ明らかにされておらず，後弯変形が許容されるのであれば VP + PSF 術は汎用性が高く有用な術式であると考えている．

IV．骨粗鬆性椎体圧潰に対する手術的治療

胸腰椎移行部に重度な局所後弯（局所後弯 20°以上）を呈し，頑固な腰背部痛を呈した OVF 例に対しては，脊柱短縮術や後方進入椎体摘出術（posterior vertebral column resection：PVCR）を併用した矯正固定術を行ってきた．

2005〜2013 年に当院で OVF に対し脊柱短縮術を施行した患者は 10（男性 3，女性 7）例，平均年齢 75.3 歳であった（図 2）．受傷椎体は，Th9 が 1 例，Th10 が 1 例，Th11 が 1 例，Th12 が 3 例，L1 が 4 例であった．骨折〜手術の期間の平均は 7（3〜9）ヵ月であった．平均観察期間は術後 3 ヵ月に死亡した 1 例を除き 34.5 ヵ月であった．全例 2 above 2 below 以上の固定を行い，平均手術時間 236（202〜270）分，平均出血量 389（90〜1138）mlであった．術後の日本整形外科学会腰痛疾患治療成績判定基準（JOA スコア）改善率は 77.7％であり，比較的良好な成績であった．

2014 年ころからは，脊柱後弯が遺残する外傷後後弯変形による頑固な背部痛や下肢症状を有する高齢者に対して PVCR などの椎体骨切りを駆使した固定術を行ってきた．PVCR では後方要素切除，骨折椎体上下の椎間板切除，椎体後壁を含む骨折椎体切除，さらにその後の前方再建後に後弯矯正を後方単独で行えることがメリットであるが，最大の欠点としては骨切りに伴う出血や硬膜外静脈叢からの出血量増加がある．

V．骨粗鬆性椎体圧潰後の脊柱矢状面アライメント不良に対するPVCR 併用矯正固定術

一般に OVF により生じた脊柱変形（特に後弯症）では頑固な背部痛もさることながら，体幹バランスの悪化による歩行障害や胃食道逆流症が生活の質（QOL）低下の大きな要因となっていることが報告される．近年では，OVF の手術でも局所だけにとらわれず，全体の脊椎バランスを考慮して手術を行うことが，患者の QOL を改善して生命予後まで期待できるといわれている．

OVF を合併した脊柱矢状面アライメント不良例に対して，われわれは Scoliosis Research Society（SRS）-

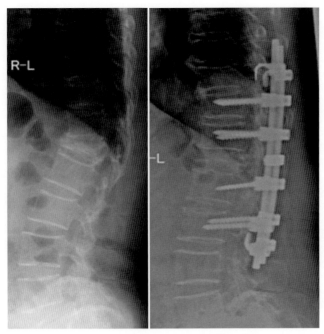

a. 腰椎X線側面像

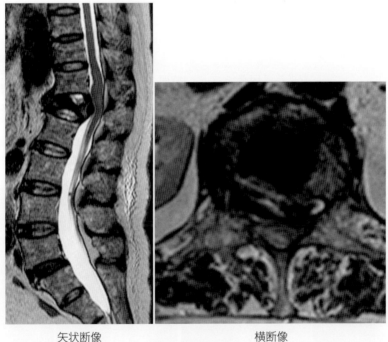

b. 術前腰椎MRI

図2. 症例1. 75歳, 女. 画像所見. 転倒後, 近医でTh12圧迫骨折の診断で保存的治療を施行された. 受傷後5ヵ月で両大腿部痛, 排尿障害がみられた. 骨折椎体での局所後弯があり, 硬膜嚢の圧排があった. 短縮術を行い, 術後JOAスコアは11点中6点が11点に改善している.

Schwab分類のsagittal modifierを参考に矯正目標値を設定している[9]. 一般的な基本手術は, 椎弓根スクリュー単独では矯正時に骨脆弱性によるスクリュー脱転のリスクがあるため, 固定頭側端（UIV）には必ず左右トランスバースフックを併用し, 適宜椎弓にsublaminar wireを使用することを基本としている. また固定尾側端（LIV）の決定に際しては, 骨盤までの長範囲固定による合併症や偽関節となるリスク, ADLが制限されるなど

Ⅲ．脊椎の変性疾患に対する高齢者治療　●　2．胸腰仙椎変性疾患　●　2）変形性胸椎症・骨粗鬆症やびまん性特発性骨増殖症（DISH）に関連した病態

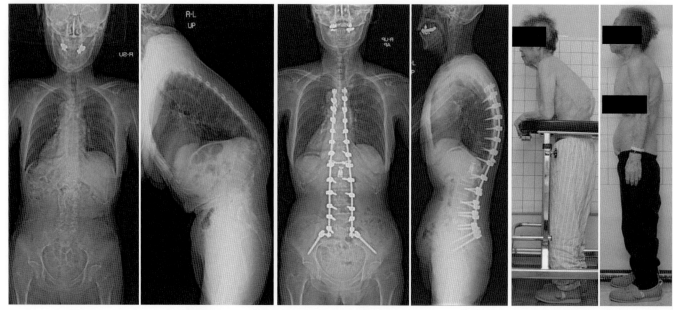

正面像　　　　　側面像
a．術前立位全長X線像．SVA 244.9 mm, LL－17.8°, PI 39.5°, PT 14°, T1 slope 52.1°, TPA 36.2°．術前の矢状面バランスは前方にシフトしている．

正面像　　　　　側面像
b．術後1年立位全長X線像．矢状面バランスはSVA 31.1 mm, LL 41.5°, PT 16.7°, T1 slope 27.0°, TPA 17.4°であった．脊柱と骨盤のアライメントは改善し，矢状面バランスは良好である．

c．外観所見．術前（左），歩行器によりかかるようにしないと歩行できなかった．また背部の局所後弯部に表皮剥離がみられ，創保護を行っている．術後（右），介助なしで自力歩行が可能である．

図3．症例2．89歳，女．画像所見．10ヵ月前に転倒後，L1 圧迫骨折の診断で保存的治療中に徐々に局所後弯と脊柱変形をきたし，著明な痛みによる運動障害と下肢感覚障害を呈した．SVA：sagittal vertical axis, LL：lumbar lordosis（L1-S1），PI：pelvic incidence, PT：pelvic tilt, TPA：T1 pelvic angle

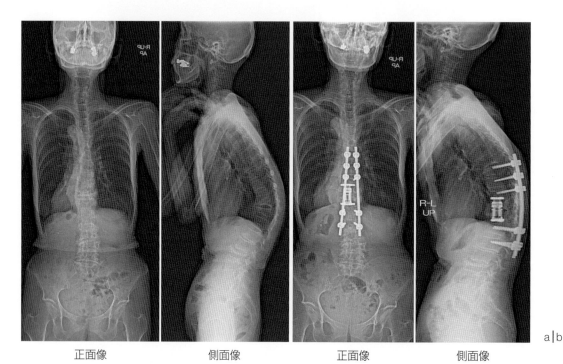

正面像　　　側面像　　　　　正面像　　　側面像

a．術前．局所後弯44°, SVA 50 mmである．
b．術後．椎体骨折後の局所後弯変形に対して2椎体切除後，X-core（18×35-55 mm）で椎体置換術を施行した．術後の局所後弯は13°に改善し，背部痛は軽減している．

図4．症例3．72歳，女．立位全長X線像．Th11-Th12 の圧迫骨折で保存的治療を行ったが，背部痛が強く，長時間の立位維持が困難となっていた．

の理由からLIVはL5にすべきとの報告もあるが[10,11]，仙骨を含めないことが高齢者にとって大きな意義があるのかと考えL5/S1間には必ず後方から両側椎体間固定を行い，仙骨アンカーにはS1スクリューはbicortical固定とし，仙骨翼－腸骨（S2 alar iliac）スクリューか腸骨（iliac）スクリューを必ず挿入している．脊柱骨切りの際には，チタンメッシュケージの沈下を防ぐために骨性終板の破壊を起こさないように軟骨終板のみを剝離することが重要であり，上下の椎間板を正確に同定する必要がある．われわれはこの際にコッドマンディセクター（ジョンソン・エンド・ジョンソン社，東京）やCobb脊椎用エレバトリウムを使用し，上下の椎間板を慎重に剝離するよう心がけている．上下椎間板切除を行った後に骨折椎体の処置やその後の前方再建に入る．前方再建には移植骨を詰めたケージを挿入するが，骨癒合の観点からはできるだけ大きいケージを左右から挿入することが求められる．しかしL1より尾側では神経根を温存するため，ケージ挿入の際に十分なスペースが足りないことがある．その際には骨折椎体局所でインプラントの高さを調整できるexpandableケージが有用と考え，使用している．次に矯正操作の際には，左右ともに同じ弯曲に曲げた5.5 mmチタンロッドを使用し，適宜LIVからカンチレバーテクニックを使用して頭側の椎弓根スクリューに締結していく．その際にsublaminar wireは順次ロッドに締結しながらロッドを押し込むようにして矯正を行う．その後PVCRを行った椎体上下のスクリュー間に圧迫力をかけて局所後弯を矯正するが，OVF例では骨脆弱性が著明であり，過度の圧迫力をかけると椎体内にケージの沈下（cage subsidence）を生じることや，椎弓根骨折が生じることが危惧される．そのため適切な長さのケージを選択し，過度の圧迫力をかけないことが高齢OVF患者のPVCR併用矯正固定術では重要と考えている（図3）．

Ⅵ．X-coreを用いた前後合併手術（XLIF椎体切除術）

最近では高齢者のOVFに対して，X-core 2（NuVasive社，San Diego）を用いた椎体置換術（前方法）を行い，後日後方からの脊椎固定術を併用している（図4）．X-coreは従来の椎体置換用ケージよりも終板設置面積が大きく椎体間の安定性に優れており，さらにXILF開窓器を用いて低侵襲での前方椎体置換が可能であることから高齢者にとって有用な術式と考えられる．しかしながら，対象例のなかにはcage subsidence例も発症しており，本術式については骨癒合率含め今後の長期成績評価がまたれる．

まとめ

高齢者の骨粗鬆症性椎体骨折に対する治療法や各問題点について詳述した．

文献

1) 骨粗鬆症の予防と診療ガイドライン作成委員会（編）：骨粗鬆症の予防と診療ガイドライン2015年版，ライフサイエンス出版，東京，2015
2) 種市 洋，金田清志，小熊忠教ほか：骨粗鬆症椎体圧潰（偽関節）発生のリスクファクター解析．臨整外 37：437-442，2002
3) 浜田佳考，辺見達彦，坂本林太郎ほか：画像診断による骨粗鬆性脊椎骨折の予後．整・災外 41：1547-1554，1998
4) Lieberman IH, Dudeney S, Reinhardt MK et al：Initial outcome and efficacy of "kyphoplasty" in the treatment of painful osteoporotic vertebral compression fractures. Spine 26：1631-1638, 2001
5) Spross C, Aghayev E, Kocher R：Incidence and risk factors for early adjacent vertebral fractures after balloon kyphoplasty for osteoporotic fractures；analysis of the SWISS spine registry. Eur Spine J 23：1332-1338, 2014
6) 嶋勇一郎，山下彰久，渡邊哲也ほか：高度の脊柱後弯変形を伴う骨粗鬆性椎体骨折に対するBKPの成績．整・災外 65：548-551，2016
7) 星野雅洋，大森圭太：骨粗鬆性椎体骨折後遅発性障害に対する手術的治療―後方インストゥルメントを併用したハイドロキシアパタイトブロックによるkyphoplasty. 別冊整形外科 52：110-116，2007
8) 森野忠夫，尾形直則，鴨川淳二ほか：骨粗鬆性圧迫骨折後偽関節に対するHA blockを用いたkyphoplastyにinstrumentationを併用した脊椎固定術．中部整災誌 50：981-982，2007
9) Schwab F, Ungar B, Blondel B et al：Scoliosis Research Society-Schwab adult spinal deformity classification；a validation study. Spine 37：1077-1082, 2012
10) Charosky S, Guigui P, Blamoutier A：Complications and risk factors of primary adult scoliosis surgery；a multicenter study of 306 patients. Spine 37：693-700, 2012
11) Edwards CC, Bridwell KH, Patel A et al：Long adult deformity fusions to L5 and the sacrum；a matched cohort analysis. Spine 29：1996-2005, 2004

* * *

高齢者（75歳以上）の骨粗鬆症性椎体骨折に対する椎体不安定性の定量評価に基づいた最適な治療アルゴリズムの確立に向けた試み

船山　徹　塚西敏則　安部哲哉　伊澤成郎　柴尾洋介
山崎正志

はじめに

骨粗鬆症性椎体骨折に対する標準的な保存的治療はいまだに存在しない[1]．これまでわれわれは，早期除痛と日常生活動作（ADL）/生活の質（QOL）の改善および難治例をつくらないことを目標に原則的に2週間の厳密な床上安静の後にJewett型硬性体幹装具下に離床する，当大学方式の統一プロトコル[2,3]による入院保存的治療の有用性と治療成績を報告し，大部分の症例は保存的治療が奏効するが，約10％は保存的治療抵抗性で手術にいたる症例が存在することを指摘した．またわれわれは初診時の診断に用いる動態撮影[4]を利用し，体位による椎体

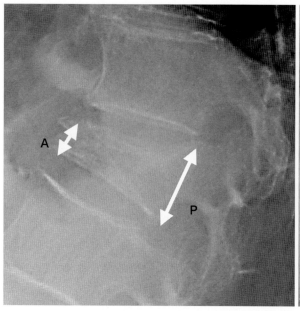
a．立位

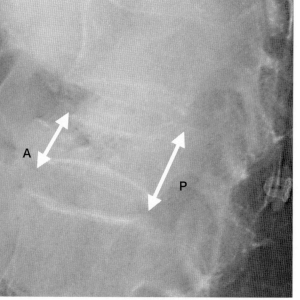
b．仰臥位

図1．椎体圧潰率および椎体不安定性の定義．椎体圧潰率（％）＝（1－A/P）×100，椎体不安定性＝立位椎体圧潰率－仰臥位椎体圧潰率

Key words

osteoporotic vertebral fracture, over 75 years, vertebral body instability, dynamic loading radiograph

*Establishing optimal treatment for osteoporotic vertebral fracture aged over 75 years based on quantitative evaluation of vertebral body instability using dynamic loading radiographs

**T. Funayama（講師）：筑波大学整形外科（Dept. of Orthop. Surg., Faculty of Medicine, University of Tsukuba, Tsukuba）；T. Tsukanishi：県北医療センター高萩協同病院整形外科；T. Abe（講師）：筑波大学整形外科；S. Izawa：県北医療センター高萩協同病院整形外科；Y. Shibao：つくばセントラル病院整形外科；M. Yamazaki（教授）：筑波大学整形外科．

（本稿は「船山　徹ほか：初診時単純X線動態撮影による椎体不安定性の定量評価に基づいた骨粗鬆症性椎体骨折の最適な治療法確立に向けた試み．日農医誌 65：932-939, 2017」の内容を一部修正・加筆したものである．）

高齢者（75歳以上）の骨粗鬆症性椎体骨折に対する椎体不安定性の定量評価に基づいた最適な治療アルゴリズムの確立に向けた試み

表1. 椎体不安定性の定量評価に基づいた選択的治療法の臨床成績

椎体不安定性	CT所見*（例）	MRI所見**（例）	手術移行例（例）	3ヵ月後骨癒合（例）	受傷前ADLを再獲得した症例数	治療開始時EQ-5D効用値（平均）	受傷後3ヵ月EQ-5D効用値（平均）	治療開始時VAS（平均）	受傷後3ヵ月VAS（平均）
5%まで (n=5)	0 (0%)	1 (20%)	0 (0%)	5 (100%)	5 (100%)	0.418	0.744	62.5	12
5%〜20% (n=23)	8 (35%)	7 (30%)	1 (4%)	17 (74%)	12 (52%)	0.322	0.625	68	14
20%以上 (n=5)	3 (60%)	3 (60%)	5 (100%)	5 (100%)	2 (40%)	0.32	0.488	81	7.5

*CT所見：椎体後壁損傷あり，**MRI所見：T2強調椎体内限局性高輝度変化もしくは広範性低輝度変化あり

圧潰率の差を定量評価して「椎体不安定性」（図1）と定義したところ，椎体不安定性が5%未満とわずかな症例では全例保存的治療で骨癒合が得られ安静期間を短縮できる可能性を報告し[5]，椎体不安定性が20%以上と大きい症例では保存的治療の限界があることを報告してきた[6]．

これらの先行研究で得られた新知見をふまえ，現在われわれは高齢者（75歳以上）の骨粗鬆症性椎体骨折に対して，受傷後3ヵ月における疼痛およびADL/QOLの改善状況に着目し，当大学方式の保存的治療を基本にしつつも初診時の動態撮影による椎体不安定性の定量評価に基づいた選択的治療法を考案し，試みている．

I．対象および方法

軽微な外傷で受傷し2週間以内に治療開始となった75歳以上の骨粗鬆症に伴う新規椎体骨折患者のうち，明らかに続発性骨粗鬆症と考えられる既往歴がある症例を除外した33例を研究対象とした．骨折椎体はTh7：1例，Th8：1例，Th10：2例，Th11：1例，Th12：8例，L1：6例，L2：6例，L3：3例，L4：5例であった．複数同時骨折例は4例あった．

椎体不安定性の値により三つの治療法を適用した．すなわち動態撮影における椎体不安定性が5%までの症例は明確な安静期間を設けずコルセット完成（約1週間）とともに離床を許可した．なお疼痛が軽度で入院治療の同意が得られなかった場合は外来通院で治療した．椎体不安定性が5〜20%の症例は，当大学方式[2,3]に準じ，入院して2週間の厳密な床上安静期間を設けコルセット下に離床をすすめた．椎体不安定性が20%以上の症例は2週間の入院床上安静後，コルセット下に離床しても，疼痛が残存してリハビリテーションがすすまず，ADLが回復しない場合は保存的治療継続を断念し，手術的治療［経皮的椎体形成術（balloon kyphoplasty：BKP）］へ治療法を変更した．なお外固定は全例Jewett型硬性コルセットを採用した．

疼痛評価はvisual analogue scale（VAS）［100点満点］を用い，ADL評価は障害高齢者の自立度判定基準，QOL評価はEuro Qol（EQ-5 D）日本語版を用いて効用値換算表で点数化した（最低−0.111〜最高1.000点）．保存的治療抵抗性のCTおよびMRI所見[7]として，CTで椎体後壁損傷があるものを「CT所見」，MRI T2強調画像で椎体内限局性高輝度変化もしくは広範性低輝度変化があるものを「MRI所見」と定義して調査した．骨癒合の定義は動態撮影で椎体不安定性が消失したもの，もしくはCTで隣接椎体と骨性架橋で癒合したものとした．なお受傷後3ヵ月のVASおよびEQ-5 Dにおける効用値をTukey Kramer法を用いて三つの治療法で比較・検討した（有意水準 $p<0.05$）．

II．結　　果（表1）

椎体不安定性が5%までの症例は33例中5例（15%）であった．CT所見のあった症例はなく，MRI所見があった症例が1例（20%）のみであった．5例中1例は外来通院で治療した．受傷後3ヵ月で全例骨癒合が得られ，受傷前のADLを再獲得できていた．EQ-5 Dの効用値およびVASも大きく改善していた．

椎体圧潰率の差が5〜20%の症例は33例中23例（70%）であった．CT所見のあった症例は23例中8例（35%），MRI所見があった症例が7例（30%）あった．23例中1例のみさらなる疼痛改善を希望し，受傷後6週でBKPを行った．本例は受傷時CT所見およびMRI所見の両方を認めていた．受傷後3ヵ月で17例（74%）で骨癒合が得られた．受傷後3ヵ月の時点で12例（52%）の症例で受傷前のADLを再獲得できていた．EQ-5 Dの効用値およびVASは大きく改善していた．代表例を図2に示す．

椎体圧潰率の差が20%以上の症例は33例中5例（15%）であった．CT所見およびMRI所見は5例中そ

Ⅲ．脊椎の変性疾患に対する高齢者治療　　2．胸腰仙椎変性疾患　　2）変形性胸椎症・骨粗鬆症やびまん性特発性骨増殖症（DISH）に関連した病態

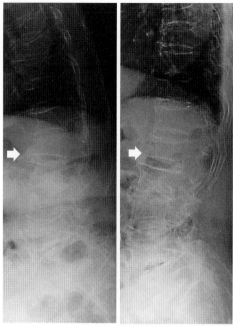
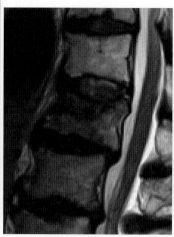
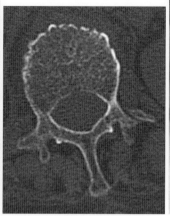
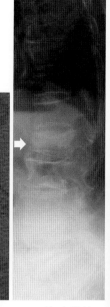

a．立位X線像　　b．仰臥位X線像　　c．MRI T2強調画像．椎体内限局性高輝度変化や広範性低輝度変化はない．　　d．CT．椎体後壁損傷はみられない．　　e．治療開始後3ヵ月X線像．骨癒合が得られている．

図2．椎体不安定性5～20％の代表例．86歳，女． 矢印：L1．立位（a）および仰臥位（b）による動態撮影では椎体不安定性は8％とわずかである．

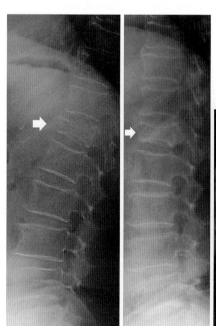
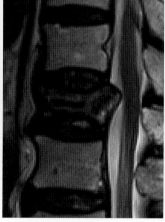
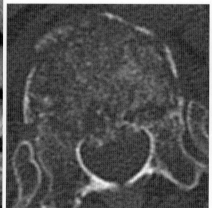
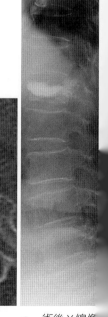

a．立位X線像　　b．仰臥位X線像　　c．MRI T2強調画像．椎体は広範囲に低輝度変化を呈している．　　d．CT．椎体後壁損傷がみられる．　　e．術後X線像

図3．椎体不安定性20％以上の代表例．86歳，女． 矢印：Th12．立位（a）および仰臥位（b）による動態撮影では椎体不安定性は22％である．保存的治療抵抗性で疼痛が遷延したため，治療開始後5週でBKPを行っている（e）．

れぞれ3例（60％）にあった．全例離床後疼痛が遷延し，手術的治療を希望したため受傷後平均4.5週でBKPが行われた．受傷後3ヵ月時点で全例（100％）で骨癒合が得られ，遷延治癒や偽関節および遅発性麻痺の発生といった難治例の発生はなかった．しかし受傷後3ヵ月で受傷前のADLを再獲得できていたのは2例（40％）にとどまっていた．なおEQ-5Dの効用値およびVASは改善していた．代表例を図3に示す．

受傷〜受傷後3ヵ月におけるEQ-5Dの効用値およびVASはいずれも3群間で有意差がなかった．

III. 考　察

本結果より，初診時の単純X線動態撮影による椎体不安定性の定量評価に基づき，椎体不安定性が20％までの症例では1例のBKPにいたった症例を除き，おおむね満足できる成績であることがわかった．椎体不安定性が5％未満で軽度の場合，安静期間は不要もしくはコルセット完成までの約1週間で十分であることが示唆された．なおBKPにいたった1例はCTおよびMRIともに保存的治療抵抗所見がみられていた．このような症例では注意が必要であり，動態撮影による椎体不安定性の定量評価と，CTやMRIによる保存的治療抵抗性因子の関係性を明らかにする必要があると考えられた．

一方，椎体不安定性が20％以上の症例では離床後疼痛が遷延し，全例手術を希望した．そこで比較的早い段階で手術介入することで疼痛は早期に改善し，受傷後3ヵ月の時点で全例骨癒合を得ることができたため，本骨折の最悪の転帰である遷延治癒や偽関節および遅発性麻痺にいたった症例は皆無であった．ただし受傷後3ヵ月の時点ではADL改善にはまだ乏しく，受傷前のADLを再獲得するには3ヵ月以上の経過が必要であると考えられた．

近年は活動性の高い高齢者が増え，ADLを維持・向上するための治療に対するニーズが高まっており，われわれ整形外科医はそれに応えていく使命がある．近年BKPが健康保険適用となり，保存的治療抵抗性の急性期骨粗鬆症性椎体骨折に対する第一選択として本邦でも急速に普及しつつある．骨粗鬆症性椎体骨折はすべて保存的治療，手術は遷延治癒や偽関節になってから，という従来の固定概念を捨て，高齢者の早期除痛とADL/QOLの改善を優先的に考えたテーラーメイドの治療を取り入れるべきである．初診時から保存的治療抵抗性が強く予想されるような椎体不安定性の大きい症例では，早期から積極的に手術介入を試みてもよいと考える．

本研究はまだ試みの段階であり，治療を標準化するには今後症例数を増やすとともにCT所見やMRI所見を総合的に検討していく必要がある．

まとめ

1）われわれが考案した初診時X線動態撮影による椎体不安定性の定量評価に基づいた治療法選択により，早期除痛とADLの改善および難治例をつくらないといった骨粗鬆症性椎体骨折の治療目標をほぼ達成できた．

2）特に初診時から保存的治療抵抗性が予想される症例では，比較的早期の手術介入が望ましい．

文　献

1) 大川　淳：臨床骨折の治療．椎体骨折診療ガイド，椎体骨折評価委員会（編），ライフサイエンス出版，東京，p108-110, 2014
2) 俣木優輝，竹内陽介，安部哲哉ほか：高齢者の骨粗鬆症性椎体骨折に対する入院保存治療の成績と画像所見．臨整外 49：929-934, 2014
3) 柴尾洋介，安部哲哉，竹内陽介ほか：高齢者の骨粗鬆症性胸腰椎椎体骨切の初期入院安静を含む保存治療の臨床成績．臨整外 52：81-86, 2017
4) Niimi R, Kono T, Nishihara A et al：Efficacy of the dynamic radiographs for diagnosing acute osteoporotic vertebral fractures. Osteoporos Int 25：605-612, 2011
5) 熊谷　洋，都丸洋平，船山　徹：単純X線動態撮影で初診時に診断が困難であった新鮮骨粗鬆症性椎体骨折の臨床的特徴—診断可能例との比較．骨折 37：958-961, 2015
6) 新井規仁，船山　徹，井汲　彰：骨粗鬆症性椎体骨折の初診時画像所見における保存治療抵抗性因子の検討．骨折 38：914-916, 2016
7) Tsujio T, Nakamura H, Terai H et al：Characteristic radiographic or magnetic resonance images of fresh osteoporotic vertebral fractures predicting potential risk for nonunion. Spine 36：1229-1235, 2011

*　　　*　　　*

日本およびスウェーデンにおける びまん性特発性骨増殖症の有病率

平澤敦彦　若尾典充　神谷光広　竹内幹伸　Yohan Robinson
Claes Olerud　出家正隆

はじめに

びまん性特発性骨増殖症（diffuse idiopathic skeletal hyperostosis：DISH）は1975年にResnickらによって提唱された脊椎および脊椎以外に特徴的な骨増殖をきたす変性疾患である[1]．特に脊椎では前縦靱帯に強直をきたし，軽微な外傷であってもいわゆるreverse Chance骨折と呼ばれる不安定な骨折型となり，保存的治療に抵抗して遅発性麻痺を生じる場合がある．このような特徴から，DISHに伴う脊椎骨折には受傷早期から手術的治療を考慮する必要がある．しかし，軽微な外傷での受傷の場合，単純X線像では不安定骨折との診断にいたらず保存的治療が行われ，遅発性麻痺を合併する症例も散見される．このような状況の原因として，一般整形外科医のDISHに対する認識不足が考えられる．DISHはイヌにおいて犬種により有病率に違いがあるといわれており[2]，国外からのヒトのDISH有病率の報告では白人種に多く，アジア人種や黒人種には少なく人種による差があるといわれていた[3～5]．しかしKagotaniらの報告によると，日本人の有病率は決して低くはない[6]．われわれもまた骨化が詳細に評価できるCTを用いて日本での有病率の調査を行い，同様に高い有病率であった（表1）[7]．しかし，われわれの報告はこれまでの報告と違うモダリティであり，報告者の違いによる検者間誤差がリミテーションとなっている．DISH罹患の人種による影響を検討するため，同様の調査をスウェーデンでも行った．

I．対象および方法

1年間にウプサラ大学病院救急外来で外傷検索のため全身CTを撮影された患者を対象とした．すべてのCTはマルチディテクターCTが用いられた．40歳未満，90歳以上，過去に脊椎手術を受けている患者は除外した．

表1　各調査方法におけるDISH有病率（文献7より引用改変）

報告者（年）	DISH有病率（男/女）[%]	調査方法	対象数	平均年齢（歳）	人種
Resnickら（1976）[9]	12/0	解剖	215	75（46～94）	白人系
Cassimら（1990）[3]	3.8/4.2	胸部X線像（側面）	1,500	―（40以上）	黒人系
Weinfeldら（1997）[4]	25/15	胸部X線像（正面/側面）	1,363	―（50～90）	多人種
Kimら（2004）[5]	5.4/0.8	胸部X線像（側面）	3,595	64.3（50～99）	アジア系
Westerveldら（2008）[10]	22.7/12.1	胸部X線像（正面/側面）	501	66.6（50～91）	西欧系
Kagotaniら（2014）[6]	22.0/4.8	全脊椎X線像（正面/側面）	1,647	65.3（23～94）	アジア系
Hirasawaら（2016）[7]	23.3/10.9 38.7/13.9	胸腹部X線像（正面） 胸腹骨盤CT	558	66.7（40～89）	アジア系

Key words

prevalence, diffuse idiopathic skeletal hyperostosis, Japan, Sweden

*Prevalence of diffuse idiopathic skeletal hyperostosis in Japan and Sweden
　要旨は第46回日本脊椎脊髄病学会において発表した．
**A. Hirasawa, N. Wakao（講師），M. Kamiya（准教授），M. Takeuchi（講師）：愛知医科大学病院脊椎脊髄センター（Spine Center, Aichi Medical University Hospital, Nagakute）；Y. Robinson（准教授），C. Olerud（教授）：ウプサラ大学整形外科；M. Deie（主任教授）：愛知医科大学整形外科．

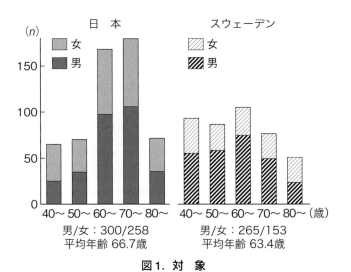

図1. 対象

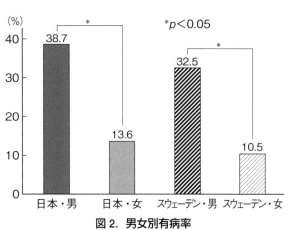

図2. 男女別有病率

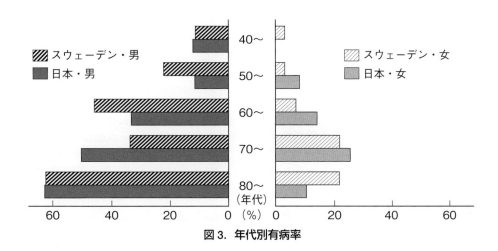

図3. 年代別有病率

性別と年代別に有病率を算出した．DISH は Resnick が提唱した診断基準に準じて判定した．仙腸関節のびらんや癒合がある対象は強直性脊椎炎（ankylosing spondylitis：AS）と判定した．再構築した CT 矢状断像で判定した．DISH の判定は筆頭筆者がすべて行った．これらのデータとわれわれの日本での調査報告[7]とを比較・検討した．統計解析ソフト EZR［神田善伸（自治医科附属さいたま医療センター，さいたま）］を用いて，Fisher 正確検定により統計学的に検討した（$p<0.05$）[8]．

II．結　果

対象は 40～89 歳の患者で日本人は男性 300 例，女性 258 例（平均年齢 66.7 歳），スウェーデン人は男性 265 例，女性 153 例（平均年齢 63.4 歳）が抽出された（図 1）．スウェーデンの年代別（40 歳代，50 歳代，60 歳代，70 歳代，80 歳代）の対象数は男性でそれぞれ 56 例，59 例，76 例，50 例，24 例，女性はそれぞれ 39 例，30 例，30 例，27 例，27 例であった．DISH と診断された男性患者は 86 例（32.5％），年代別には 40 歳代 6 例（10.7％），50 歳代 13 例（22％），60 歳代 35 例（46.1％），70 歳代 17 例（34％），80 歳代 15 例（62.5％）であった．女性患者は 16 例（10.5％）で，年代別には 40 歳代 1 例（2.6％），50 歳代 1 例（3.3％），60 歳代 2 例（6.7％），70 歳代 6 例（22.2％），80 歳代 6 例（22.2％）であった（図 2，3）．男女間には有意差があったが，年代別有病率のスウェーデンと日本の結果には有意差はなかった（Fisher 正確検定での男性の p 値はそれぞれ 1，0.27，0.12，0.06，1，女性は 0.49，0.62，0.5，0.8，0.3）．骨化巣は胸椎～腰椎に広範囲にみられ，特に中下位胸椎に多くみられた．これも日本での調査結果と同様であった．また，強直性脊椎炎患者を日本で 1 例，スウェーデンで 2 例認めた．

III．考　察

DISH 有病率はこれまで人種による違いがあり，特にアジア人種には少ないと考えられてきた[3～5,9,10]．しかし，われわれの日本での DISH 有病率の調査ではこれま

での報告よりも高い結果であった[7].そして本研究では,スウェーデンにおいての有病率は日本での結果と同様であった.

われわれの日本での報告に前後して近年,日本におけるDISHの有病率についていくつかの報告があり,それらもわれわれの日本での結果と同様に過去の報告と比べ高い有病率であった[6,11,12].これまでの海外からの報告は胸部単純X線像を用いた調査が多く,全脊椎X線像やCTでのDISHの判定に比べ読影がむずかしく,その結果,有病率が低くなっていた可能性が考えられた.また読影自体も検者間による誤差が想定され,これも結果に影響している可能性が考えられた.本調査は日本での調査と同様の手法で同一検者が読影することによりモダリティによる差や検者間誤差による影響を減らし,DISH罹患における人種の違いを検討した.その結果,有病率は同等であったことから,われわれはDISH罹患において人種の違いによる影響力は少ないと考えた.DISHの疫学的因子としては人種差以外に肥満,代謝異常,年齢,性別などが報告されている.

世界保健機関(World Health Organization:WHO)によるとスウェーデンは日本に比べ過体重,肥満の割合は有意に高く2国間で差があるが[13],DISH有病率は2国間で同等の結果であった.本調査では対象者の体重についての詳細な検討はできておらず,リミテーションであるが,肥満や過体重によるDISH罹患への影響も少ないものと考えられる.その他のDISHの病因として耐糖能異常や脂質代謝異常といった代謝異常の関連性が高いとの報告がある[14~17].糖尿病の割合はスウェーデンに比べ日本では高いと報告されている[13]が,本研究では2国間のDISH有病率には大きな差はなく,Akuneら[14]も報告しているように,靱帯骨化症には糖尿病発病にかかわらない血中インスリン濃度などの耐糖能異常との関連を調査する必要があると考えられた.

本研究でもこれまでの報告と同様に年齢依存性にDISHの有病率が上昇しており,また男性に多い結果であった.しかし,年齢および性別によるDISH罹患への影響についての詳細な調査報告はいまだみられない.DISHはほかの靱帯骨化症と同様に多因子疾患と考えられており病因を特定することは容易ではないが,高齢者に罹患者が多く,わが国のような高齢社会においては重要な研究課題であると考えられた.

以上のようにDISHの病因についてはいまだ不明な点が多いが,有病者は人種によらず同等の割合であり,特に高齢男性の場合には転倒などの軽微な外傷であってもDISH合併により不安定な脊椎骨折を受傷している可能性があり,CT検査の施行を積極的に考慮する必要がある.

まとめ

1)スウェーデンにおけるDISH有病率は日本での結果と同様であった.

2)DISH有病者は人種によらず高齢男性に多い結果であり,転倒など軽微な外傷であっても高齢男性患者においてはDISH合併により脊椎の不安定骨折を受傷している可能性があり,CT検査の施行を積極的に考慮する必要がある.

文献

1) Resnick D, Shaul SR, Robins JM：Diffuse idiopathic skeletal hyperostosis (DISH); Forestier's disease with extraspinal manifestations. Radiology 115：513-524, 1975
2) Kranenburg HC, Westerveld LA, Verlaan JJ et al：The dog as an animal model for DISH? Eur Spine J 19：1325-1329, 2010
3) Cassim B, Mody GM, Rubin DL：The prevalence of diffuse idiopathic skeletal hyperostosis in African blacks. Br J Rheumatol 29：131-132, 1990
4) Weinfeld RM, Olson PN, Maki DD et al：The prevalence of diffuse idiopathic skeletal hyperostosis (DISH) in two large American Midwest metropolitan hospital populations. Skeletal Radiol 26：222-225, 1997
5) Kim SK, Choi BR, Kim CG et al：The prevalence of diffuse idiopathic skeletal hyperostosis in Korea. J Rheumatol 31：2032-2035, 2004
6) Kagotani R, Yoshida M, Muraki S et al：Prevalence of diffuse idiopathic skeletal hyperostosis (DISH) of the whole spine and its association with lumbar spondylosis and knee osteoarthritis; the ROAD study. J Bone Miner Metab 33：221-229, 2015
7) Hirasawa A, Wakao N, Kamiya M et al：The prevalence of diffuse idiopathic skeletal hyperostosis in Japan; the first report of measurement by CT and review of the literature. J Orthop Sci 21：287-290, 2016
8) Kanda Y：Investigation of the freely available easy-to-use software 'EZR' for medical statistics. Bone Marrow Transplant 48：452-458, 2013
9) Resnick D, Niwayama G：Radiographic and pathologic features of spinal involvement in diffuse idiopathic skeletal hyperostosis (DISH). Radiology 119：559-568, 1976
10) Westerveld LA, van Ufford HM, Verlaan JJ et al：The prevalence of diffuse idiopathic skeletal hyperostosis in an outpatient population in the Netherlands. J Rheumatol 35：1635-1638, 2008
11) Fujimori T, Watabe T, Iwamoto Y et al：Prevalence, concomitance, and distribution of ossification of the spinal ligaments; results of whole spine CT scans in 1,500 Japanese patients. Spine 41：1668-1676, 2016
12) Mori K, Kasahara T, Mimura T et al：Prevalence of thoracic diffuse idiopathic skeletal hyperostosis (DISH) in Japanese; results of chest CT-based cross-sectional study. J Orthop Sci 22：38-42, 2017

13) World Health Organization. ＜http://www.who.int/en/＞[Accessed 2017 May 31]
14) Akune T, Ogata N, Seichi A et al：Insulin secretory response is positively associated with the extent of ossification of the posterior longitudinal ligament of the spine. J Bone Joint Surg **83-A**：1537-1544, 2001
15) Kiss C, Szilagyi M, Paksy A et al：Risk factors for diffuse idiopathic skeletal hyperostosis；a case-control study. Rheumatology **41**：27-30, 2002
16) Sencan D, Elden H, Nacitarhan V et al：The prevalence of diffuse idiopathic skeletal hyperostosis in patients with diabetes mellitus. Rheumatol Int **25**：518-521, 2005
17) Denko CW, Malemud CJ：Body mass index and blood glucose；correlations with serum insulin, growth hormone, and insulin-like growth factor-1 levels in patients with diffuse idiopathic skeletal hyperostosis（DISH）. Rheumatol Int **26**：292-297, 2006

*　　　*　　　*

びまん性特発性骨増殖症に伴う椎体骨折に対する治療法とその問題点

田中真弘　檜山明彦　酒井大輔　加藤裕幸　長井敏洋
佐藤正人　渡辺雅彦

はじめに

びまん性特発性骨増殖症（diffuse idiopathic skeletal hyperostosis：DISH）は前縦靱帯を中心に広範な脊椎強直をきたす疾患であり，その発症は高齢，肥満，糖尿病など生活習慣とも関連し，近年増加傾向にある[1]．本症では転倒などの軽微な外傷によって脊椎損傷をきたすことが知られている[2]．本稿では，DISHの疫学やDISHに合併した椎体骨折についての病態，特徴，手術的治療について自験例をふまえ報告する．

I. DISHの疫学

DISHは1976年にResnickとNiwayamaにより提唱された病態であり，前縦靱帯を中心とする骨増殖性変化によって脊椎が強直する疾患である．診断基準は表1のごとくである[3]．

DISHは全身的な非炎症性疾患であり，その骨化形態は腱や靱帯，関節包が骨に接着するenthesisに発症することが特徴である．DISHの成因は現在も解明されていないが，発症する危険因子としては加齢，糖尿病，body mass indexの高値，高尿酸血症などが報告されている．DISHの発生機序は，さまざまな原因によって骨芽細胞の増生と活性が起こり，骨新生が生じると考えられている[4]．DISHの多くは50歳以上で発症し，女性よりも男性に多いとの報告が多い．Weinfeldらは，1,363例の胸部X線像を用いて，50歳以上の男性では25％，50歳以上の女性では15％にDISHがみられ，もっとも多くみられるのは白人系であり，アフリカ系アメリカ人，native American，アジア人ではその頻度が少なかったと報告している[5]．Kimらも3,595例の胸部X線像を調査し，有病率が2.9％であったことから，西欧諸国からの報告（17〜25％）と比較してアジア人では有病率が低く，人種間の違いがあることを報告している[6]．近年のわが国の報告では，Kagotaniらが1,647例のX線像を調査し，有病率が10.8％とKimらの報告よりも高く，人種以上に遺伝的要素が関係していると述べている[7]．このようにDISHの病態はいまだに不明な点があり，今後のさらなる疫学研究や基礎研究が望まれる．

II. DISHを合併した椎体骨折

近年の超高齢社会を反映し，高齢者の脊椎外傷を診療する機会が増えている．前述したようにDISHでは脊椎が骨強直により可撓性を失うことで，軽微な外力でも脊椎損傷をきたすことが知られている[2]．DISHに合併した

表1. DISHの診断基準（文献3より引用改変）

1) 石灰化または骨化を少なくとも4椎体で連続して認めること
2) 罹患領域で椎間板腔が比較的保持されていて，椎体辺縁の骨硬化などの椎間板変性を示唆する所見のないもの
3) 仙腸関節部での骨硬化・骨癒合などを認めないこと
以上のすべての条件を満たすこと

Key words

DISH, surgical treatment, delayed paralysis

*Spinal vertebral fractures with diffuse idiopathic skeletal hyperostosis
**M. Tanaka, A. Hiyama（講師）, D. Sakai（准教授）, H. Kato（講師）, T. Nagai（講師）, M. Sato（教授）, M. Watanabe（主任教授）：東海大学整形外科（Dept. of Orthop. Surg., Surgical Science, Tokai University, School of Medicine, Isehara）.

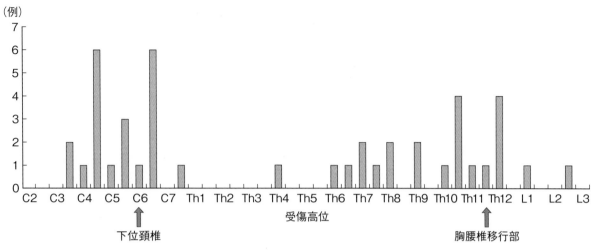

図1. DISHに合併した椎体骨折損傷高位

椎体骨折の保存的治療では，遅発神経麻痺をきたす可能性があることや骨癒合が得られるまでに誤嚥性肺炎や認知症などの合併症をきたす可能性があることから，当院では原則として手術的治療を行ってきた．

2005〜2015年に当院で治療したDISHに合併した椎体骨折例は37例あり，その内訳は男性28例，女性9例で手術時年齢は61〜92（平均75.6）歳であった．受傷機転は転倒22例，転落9例，交通事故6例と比較的軽微な転倒が半数以上を占めていた．損傷高位は頚椎21例，胸椎21例，腰椎2例であった（3例は頚椎と胸腰椎同時受傷例，頚椎2ヵ所以上の受傷，胸腰椎2ヵ所以上の受傷もあり）．損傷高位別の検討は図1のごとくであり，ほかの報告と同様に下位頚椎，胸腰椎移行部での受傷が多かった．骨折形態を調べてみると，80％以上が過伸展損傷を呈していた．受傷時麻痺の程度は，頚椎骨折例では受傷時のFrankel分類grade A 7例，grade B 0例，grade C 9例，grade D 2例，grade E 2例と80％にgrade C以上の麻痺を合併し，死亡例も含め周術期合併症が多かった．胸腰椎骨折の症例でも頚椎骨折症例同様に受傷時のFrankel分類grade A 8例，grade B 1例，grade C 6例，grade D 0例，grade E 5例と75％にgrade C以上の麻痺を合併していた．

以上のことから，これまでの報告同様にDISHに合併した椎体骨折は男性，高齢者，下位頚椎と胸腰椎移行部に多く，高率に脊髄損傷を合併していた．さらに頚椎骨折例では前額部の受傷を高率に合併しており，前向きに転倒し過伸展損傷を呈していた．一方，胸腰椎骨折は後ろ向きに転倒する過伸展損傷がほとんどであった．このように過伸展損傷の受傷機転を検討してみると，頚椎骨折と胸腰椎骨折では前向き，あるいは後ろ向きによる転倒という互いに対照的な機転により生じていることが推測された．DISHは連続した前縦靱帯骨化を呈しているのが最大の特徴であり，過伸展損傷で棘突起を起点として，前方要素と椎弓根あるいは椎間支持組織に上下方向への過伸展ストレスがかかり，3 column損傷を引き起こしやすいと考えられた．以上から，DISHと診断された高齢患者に対しては，転倒程度の軽微な外傷で不安定性に伴う椎体骨折を生じる可能性があることから，病態の説明や転倒予防を啓発していくことが重要であると考えられた．

III. 手術方法

DISHにおける頚椎骨折に対しては過去にさまざまな治療法が検討されている．Einsiedelらは3 column損傷で前方固定のみ施行した症例の50％にimplant failureがみられたと述べている[8]．またTaggardらは椎体の支持性があり骨折部の転位が少ない場合に限り，外側塊スクリューを用いた少なくとも上下2椎体の後方固定が望ましく，後弯変形がある場合や転位がある場合は前後方固定術が望ましいと報告している[9]．

当院の頚椎骨折例では4例が前後合併手術，1例が前方手術，その他15例は後方手術を行った．骨折部の転位の有無（前方開大10°以上，前方すべり3 mm以上）で分けてみると，転位のない損傷例では全例で後方固定術単独を行い，良好な整復固定が得られた．転位のある損傷例では，前後合併手術を施行した4例や後方固定術を行った4例では良好な整復固定が得られた．しかしながら，前方手術単独の1例では術後早期に転位がみられた．術後早期に転位がみられた原因については，固定範囲が問題であった可能性が考えられた．

胸腰椎骨折例では近年，経皮的椎弓根スクリューを併用した最小侵襲手術（MIS）-long fixationによる低侵襲

Ⅲ．脊椎の変性疾患に対する高齢者治療　◆　2．胸腰仙椎変性疾患　◆　2）変形性胸椎症・骨粗鬆症やびまん性特発性骨増殖症（DISH）に関連した病態

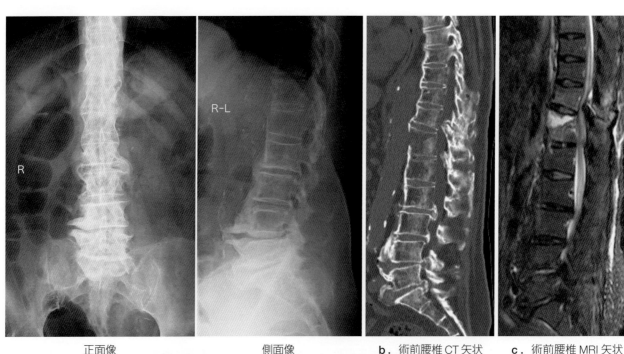

a．術前単純X線像（正面像／側面像）　b．術前腰椎CT矢状断像　c．術前腰椎MRI矢状断像

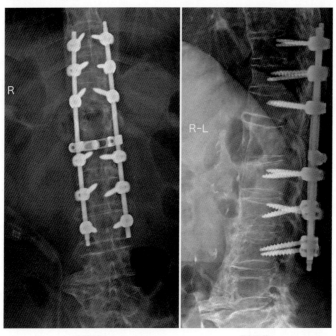

d．術後単純X線像（正面像／側面像）

図2. 症例．82歳，女．腰椎画像所見． 自宅で後方へ転倒し，Th12圧迫骨折の診断で他院にて保存的治療を行うも，受傷後17日で両下肢筋力低下が出現して当院に救急搬送された．同日に緊急手術（後方除圧固定術）を行い，現在骨癒合も良好である．

手術が報告されている[10]．本法の利点としては，①従来法に比べて出血量も少なく低侵襲であること，②すでに脊椎が強直をきたしているために可動性には将来抜釘の必要がないこと，③骨移植の必要がないことがあげられる．しかしながら，DISHに合併した椎体骨折例は高齢であるがゆえに骨脆弱性を有していることや，強直椎体では海綿骨が消退しており椎弓根や椎体内が空虚な症例が多いことなどから，自験例（20例）では低侵襲手術ではなく全例従来法での後方手術を行った．

手術では，後方組織を展開したうえで椎弓根スクリュー刺入を行い，さらに骨移植も併用することを常としている．またその際には超高分子量ポリエチレンテー

表2. DISHに合併した椎体骨折の遅発神経麻痺例

症例	年齢(歳)・性	受傷機転	受傷高位	遅発性神経麻痺(受傷から発生までの期間)[日]
1	82・女	転倒	Th12	18
2	70・女	転倒	Th11	21
3	87・男	転倒	Th11	11
4	65・女	転倒	Th12	56
5	75・男	転倒	Th12	21
平均	75.8			25.4

プを用いて固定性を強化している．骨化によりスクリュー刺入部位を同定するのがむずかしい症例があるため，術前には3D-CTで椎弓根刺入部を確認している．その結果，後方成分の骨化が著しい症例では透視やナビゲーションを併用した手術を行うこととしている．

固定範囲に関しては，骨折椎体より上下3椎体の6椎間固定が推奨されていることが多い．しかしながら，固定範囲についてはcontroversialであり，今後多施設研究での前向き研究の結論がまたれる．自験例で1年以上の経過観察が可能であった12例では，最終観察時に全例骨癒合が得られていた（図2）．

Ⅳ．遅発性神経麻痺

本疾患の諸問題の一つとして遅発性神経麻痺がある．遅発性神経麻痺発生後の神経学的回復程度はわるく，その原因については，不十分な外固定[11]，力学的特徴を原因とする椎体圧潰や後弯変形の増強[12]，偽関節に伴う線維性瘢痕組織の増殖や黄色靱帯骨化による脊柱管狭窄による影響が報告されている[13]．また保存的治療中の安静臥床肢位が後弯を減少し，椎体前面の骨折部を離開してしまうことが原因との報告もある[14]．

自験例では37例中5（男性2，女性3）例に遅発性神経麻痺がみられた．麻痺患者の年齢は65〜87（平均75.8）歳であった．損傷高位はすべて胸腰椎移行部であった（表2）．術前診察時はFrankel分類grade A 1例，grade B 2例，grade C 2例で，麻痺発生までの期間は平均3週程度であった．4例に黄色靱帯骨化（ossification of the ligamentum fluvum：OLF）を合併し，高度の脊柱管狭窄があった．遅発性神経麻痺を生じた5例は全例初診時に脊椎圧迫骨折と診断されていた．麻痺の原因には，①安静目的のための仰臥位姿勢が不安定な脊椎骨折部を離開させたこと，②骨折部の黄色靱帯骨化が硬膜嚢の圧排を引き起こしたことなどが考えられた．

最終調査時の麻痺改善率はFrankel分類grade BからCへの回復が2例，CからDへの回復が1例，CからEへの回復が1例であり，1段階回復3例，2段階回復1例であった．Frankel分類grade Eまで回復した症例は5例中1例のみであった．このことから初診時X線像でDISHを疑う症例では，CTやMRIで靱帯骨化や骨折の有無，後方の軟部組織（posterior ligamentous complex：PLC）損傷の有無を評価することが重要である．

さらに手術までの保存的治療では，仰臥位姿勢を避け，側臥位で骨折部を離開させないことが遅発性神経麻痺の予防に重要であると考える．

まとめ

自験例を交えてDISHの疫学，またDISHに合併した椎体骨折の病態，特徴，手術的治療について記述した．

文　献

1) Westerveld LA, Verlaan JJ, Oner FC：Spinal fractures in patients with ankylosing spinal disorders；a systematic review of the literature on treatment, neurological status and complications. Eur Spine J 18：145-156, 2009
2) Caron T, Bransford R, Nguyen Q et al：Spine fractures in patients with ankylosing spinal disorders. Spine 35：E458-E464, 2010
3) Resnick D, Niwayama G：Radiographic and pathologic features of spinal involvement in diffuse idiopathic skeletal hyperostosis（DISH）. Radiology 119：559-568, 1976
4) Sarzi-Puttini P, Atzeni F：New developments in our understanding of DISH（diffuse idiopathic skeletal hyperostosis）. Curr Opin Rheumatol 16：287-292, 2004
5) Weinfeld RM, Olson PN, Maki DD et al：The prevalence of diffuse idiopathic skeletal hyperostosis（DISH）in two large American Midwest metropolitan hospital populations. Skeletal Radiol 26：222-225, 1997
6) Kim SK, Choi BR, Kim CG et al：The prevalence of diffuse idiopathic skeletal hyperostosis in Korea. J Rheumatol 31：2032-2035, 2004
7) Kagotani R, Yoshida M, Muraki S et al：Preverence of diffuse idiopathic skeletal hyperostosis（DISH）of the whole spine and its association with lumbar spondylosis and knee osteoarthritis；the ROAD study. J Bone Miner Metab 33：221-229, 2015

8) Einsiedel T, Schmelz A, Arand M et al：Injuries of the cervical spine in patients with ankylosing spondylitis；experience at two trauma centers. J Neurosurg Spine **5**：33-45, 2006
9) Taggard DA, Traynelis VC：Management of cervical spinal fractures in ankylosing spondylitis with posterior fixation. Spine **25**：E2035-E2039, 2000
10) 岡田英次朗, 森下 緑, 小見山貴継ほか：びまん性特発性骨増殖症に伴った脊椎損傷. Stryker Infos Spine **9**：32-33, 2015
11) Maskery NS, Burrows N：Cervical spine control；bending the rules. Emerg Med J **19**：592-593, 2002
12) 曾爾顕子, 加藤義治, 伊藤達雄ほか：第11胸椎圧迫骨折により遅発性脊髄麻痺を生じた強直性骨肥厚症の1例. 関東整災誌 **26**：471-475, 1995
13) 田中伸哉, 佐藤哲郎, 小島忠志ほか：強直性脊椎骨増殖症に生じたChance骨折・偽関節によって遅発性に脊髄麻痺を来した1例. 東北整災外紀 **37**：315-319, 1993
14) 福嶋秀一郎, 黒木浩史, 濱中秀昭ほか：強直性脊椎骨増殖症に合併した脊椎骨折の4症例. J Spine Res **2**：951-955, 2011

* * *

Ⅳ. ロコモティブシンドロームの視点からみた高齢者治療

ロコモティブシンドロームと筋力・転倒リスク・骨強度の関係

永井隆士　坂本和歌子　雨宮雷太　石川紘司　伊藤　博
黒田拓馬　阪本桂造　稲垣克記

はじめに

本邦における平均寿命[1]は男性80.2歳，女性86.6歳，健康寿命は男性71.2歳，女性74.2歳でともに世界第1位である．しかしながら，平均寿命と健康寿命の間には，男性で9.0歳，女性では12.4歳の開きがある．つまり，女性では10年以上寝たきりを含んだ状態を強いられているといえる．要介護となる主な原因は脳血管疾患，認知症であるが，第4位に骨折などの運動器疾患が続く[2]．

骨折の多くは転倒によるものであり，転倒を予防して自分の足腰で自立した生活を送れるように，寝たきりの期間をなるべく少なくできるように，わが国では日本整形外科学会を中心としてロコモティブシンドローム（ロコモ）[3]を啓発している．ロコモとは，運動器の機能不全により要介護になるリスクの高い状態や運動器が障害を受けつつある状態であり，早期発見，早期治療によって寝たきりを予防できる可能性がある．本稿では，ロコモの特徴を明らかにするために，75歳以上の女性を対象にロコモと握力，開眼片脚起立時間，転倒リスク，骨強度，栄養状態の関係を調査した．

I．対象および方法

❶対　象

当院関連病院でリハビリテーションや理学療法を目的に外来通院中の75歳以上の女性のうち，ロコモ診断と骨粗鬆症検査の両方が行われていた127例を対象とした．上肢または下肢の骨折による治療中の症例，認知症などで自分の意思が伝えられない症例は対象から除外した．

❷方　法

ロコモ診断は，ロコチェック，ロコモ度テスト（ロコモ25）を用いた．患者背景として身長体重，栄養状態としてアルブミンを測定した．身体能力として15秒間開眼片脚起立，握力測定，転倒スコア，骨粗鬆症検査として骨密度と骨代謝マーカー，骨質関連マーカーを調査した．

a．ロコチェック

a．靴下を立って履けない，b．家の中でつまずいたりすべったりする，c．階段を昇るのに手すりが必要，d．家のやや重い仕事が困難である，e．2kg程度の買い物をして持ち帰るのが困難である，f．15分くらい続けて歩くのが困難である，g．青信号を渡りきれない，以上7項目のうち1項目でも当てはまるものをロコモ該当者とした．

b．ロコモ25

25項目からなる質問用紙を各自に回答してもらい，7〜15点をロコモ度1群，16点以上をロコモ度2群，6点以下を該当なし群に分けた．回答方法に不備があった1例をロコモ25から除外した．

c．15秒間開眼片脚起立

周囲に障害物がないような場所で，普段履き慣れた靴または素足で両手を腰にあてて背を伸ばし片足を5〜10cmほど挙上して目を開けて15秒間起立した．この際，上げた脚を軸足に絡めないようにあらかじめ注意した．手が腰から離れた，軸足がずれた，上げた脚を軸足に絡めた場合は，その時点で測定を終了した．テーブルなどにつかまらないと片脚を上げることができない場合は，片脚起立ができないものとして0秒とした．はじめに1

Key words

osteoporosis, unipedal-standing with eyes open, BMD, locomotive syndrome, Locomo 25

*Relationship between locomotive syndrome, grip power, the risk of falling and bone strength
要旨は第89回日本整形外科学会学術総会において発表した．

**T. Nagai（講師），W. Sakamoto：昭和大学整形外科（Dept. of Orthop. Surg., Showa University School of Medicine, Tokyo）；R. Amemiya（院長/昭和大学整形外科教員教授）：雨宮病院；K. Ishikawa, H. Ito, T. Kuroda, K. Sakamoto（客員教授），K. Inagaki（主任教授）：昭和大学整形外科．

表1. ロコモ25と身体・握力・開眼片脚起立時間・転倒スコアの関係. ロコモ度2群と該当なし群ではアルブミン値, 非利き手の握力, 両側の開眼片脚起立時間で有意差がある. 転倒スコアはロコモ度該当者で有意に高い.

	ロコモ度1群 (n=28)	ロコモ度2群 (n=82)	該当なし群 (n=16)	p値
年齢（歳）	79.8±4.1	81.0±4.2	80.6±4.2	NS
身長（cm）	148.1±5.9	147.0±6.6	150.6±6.3	NS
体重（kg）	49.0±7.5	48.2±8.1	53.8±8.1	$p<0.05$*
BMI（kg/m²）	22.4±3.4	22.1±14.5	23.7±3.1	NS
アルブミン（mg/dl）	3.9±0.3	3.8±0.4	4.2±8.7	$p<0.05$*
握力（kg）				
非利き手	17.4±3.4	14.3±5.3	18.3±3.5	$p<0.05$*, **
利き手	17.9±4.6	15.9±5.5	19.2±4.1	NS
片脚起立（秒）				
蹴り足側	11.5±5.3	5.4±5.8	11.4±5.7	$p<0.05$*, **
軸足側	10.1±5.5	5.7±6.1	10.3±6.2	$p<0.05$**
転倒スコア	5.3±3.4	7.9±3.2	4.1±3.2	$p<0.05$*, **

*ロコモ度2群と該当なし群の群間有意差あり, **ロコモ度1群とロコモ度2群の群間有意差あり

回練習を行い, 最大15秒間測定した.

d. 握力

利き腕側から左右交互に3回測定し, 中央値を採用した.

e. 転倒スコア

a. 過去1年間に転んだことがありますか, b. 歩く速度が遅くなったと思いますか, c. 杖を普段使っていますか, d. 背中が丸くなってきましたか, e. 毎日薬を5種類以上飲んでいますか, 以上5項目を聴取し,「はい」または「いいえ」で回答してもらった.「はい」の場合, a. 5点, b. ～e. 各2点,「いいえ」0点で, 5項目の合計点数を計算した. 転倒スコア6点未満を正常群, 6点以上を易転倒群とした[4].

f. 骨粗鬆症検査

骨密度はDiscovery (Hologic社, シアトル) を用いて腰椎正面L2～L4, 大腿骨近位部 (頚部, 全体, 転子部) を測定した. 骨代謝マーカー［尿中I型コラーゲン架橋N端テロペプチド (NTx), 骨型アルカリホスファターゼ (BAP)］, 骨質関連マーカー（血清ホモシステイン）を調査した.

g. 統計解析

本研究のデザインは後ろ向き研究である. 統計ソフトは, Stat Flex ver.6 (アーテック社, 大阪) を使用し, 統計解析は独立多群多重比較 (Tukey検定) とχ^2検定を用いて, 両側0.05未満を有意差ありとした.

II. 結果

❶ロコチェックとロコモ25の状況

ロコチェックでは, ロコモ該当者が120例（平均年齢81.0歳）, 非該当者は7例（平均年齢78.5歳）であった.

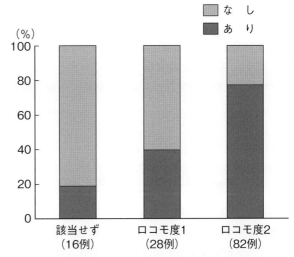

図1. ロコモ25によるロコモ度分類別の転倒不安感. ロコモ度が高いほど, 転倒不安感を有する数も多くなっている ($p<0.001$).

ロコモ25は, ロコモ度2が82例（81.0歳）, ロコモ度1が28例（79.8歳）, 該当なし16例（80.6歳）であった. ロコモ25とロコチェックの組み合わせ結果は, ロコモ度2の82/82例（100％）, ロコモ度1の27/28例（96％）, 該当なしの10/16例（62.5％）がロコチェックでロコモに該当した.

❷ロコモ25とアルブミン・握力・開眼片脚起立時間・転倒不安感・転倒スコアの関係（表1, 図1）

ロコモ度2群と該当なし群ではアルブミン値, 非利き手の握力, 両側の開眼片脚起立時間で有意差があった ($p<0.05$). ロコモ度1群とロコモ度2群では, 非利き手の握力, 15秒間の開眼片脚起立, 転倒スコアに有意差が

表 2. ロコモ 25 と骨密度・骨代謝マーカー・骨質関連マーカーの関係. ロコモ度 2 群と該当なし群では，腰椎，大腿骨頚部の骨密度に有意差がある．ロコモ度 1 群と該当なし群では有意差はない．骨代謝マーカーと骨質関連マーカーには有意差がない．

	ロコモ度 1 群 ($n=28$)	ロコモ度 2 群 ($n=82$)	該当なし群 ($n=16$)	p 値
骨密度（g/cm^2）				
L2～L4	0.837±0.159	0.793±0.168	0.943±0.168	$p<0.05$*
大腿骨頚部・全体	0.653±0.098	0.582±0.133	0.717±0.128	$p<0.05$*, **
大腿骨頚部・頚部	0.617±0.093	0.573±0.125	0.693±0.133	$p<0.05$*
大腿骨頚部・転子部	0.527±0.083	0.463±0.109	0.590±0.122	$p<0.05$*, **
BAP（ug/l）	15.8±6.9	21.3±30.8	14.4±6.5	NS
尿中 NTx（nMBCE/mMCr）	64.1±54.3	74.8±54.3	46.1±32.0	NS
ホモシステイン（nmol/ml）	11.5±3.1	11.7±3.4	13.0±5.3	NS

*ロコモ度 2 群と該当なし群で群間有意差あり，**ロコモ度 1 群とロコモ度 2 群で群間有意差あり

あった（$p<0.05$）．ロコモ度 1 群と該当なし群に有意差はなかった．転倒不安感は，ロコモ度該当者で有意に高かった（$p<0.001$）．

❸ ロコモ 25 と骨密度・骨代謝マーカー・ホモシステインの関係（表2）

ロコモ度 2 群と該当なし群では，腰椎，大腿骨頚部の骨密度に有意差があった（$p<0.05$）．ロコモ度 1 群と該当なし群に有意差はなかった．骨代謝マーカーと骨質関連マーカーに有意差はなかった．

III. 考　察

75 歳以上の女性高齢者では，ロコチェックによるロコモ該当者が多かった（94.5％）．われわれの報告[5]では，転倒リスクが増大する年齢は 75 歳以上であり，本研究の対象が 75 歳以上であったことを考慮すると，ほとんどがロコモに該当したといえる．75 歳を超えた女性ではロコモを念頭においた診療を行う必要がある．患者背景として体重が軽い，アルブミン値が低い症例では，ロコモ度が高くなる可能性があった．低栄養の場合は，筋肉の減少や日常生活動作（ADL）の低下なども考えられ転倒に対する注意が必要である．

転倒スコアは 6 点以上が易転倒群とされるが，ロコモ度 2 群では 7.9 点と 6 点を大きく超えていた．転倒スコアの各項目の点数は，オッズ比が点数として割り当てられており，5 項目の転倒スコアの合計が 6 点以上の場合，半年以内に 28％が転倒したが，6 点未満では転倒は 7％であった[6]．ロコモ度テストには，2 ステップテスト，立ち上がりテスト，ロコモ 25 の 3 種類があるが，ロコモ 25 は質問紙法によるため患者立脚型の評価方法であると考えられる．ロコモ 25 による群分けでは，ロコモ度 2 群は非利き手握力，15 秒間開眼片脚起立が有意に短く，転倒スコアは有意に高く 6 点を超えていた．坂本ら[7]の報告では，ロコモ 25 を用いてロコモ度別に握力を調べた結果，ロコモ度 1～2 で有意に握力の低下がみられた．われわれの[8]報告では転倒スコア 6 点以上では骨密度の低下，握力の低下，下肢の筋肉量の低下が示唆されており，ロコモ度 2 該当者は転倒リスクが高いことが予想されるため，握力，開眼片脚起立などの測定を行う必要があると考えられた．

骨密度をみると，ロコモ度 1 群と該当なし群では差はなかったが，ロコモ度 2 群は該当なし群に比べて有意に低かった．転倒不安感もロコモ該当者は有意に多かった．ロコモ該当者では，骨密度が有意に低く転倒しやすいため，転ぶと骨折する可能性が高い集団と考えられた．

本研究ではロコモ 25 と血清ホモシステインには有意差がなかった．ホモシステインは腎機能や年齢の影響を受けるため，75 歳以上を対象とした本研究では有意差が生じにくかったのかもしれない．開眼片脚起立が両側ともに 15 秒未満の症例では，ホモシステインが有意に高くなっていた[9]との報告もあり，今後も注意が必要である．

本研究の限界として，①病院に通院中の症例を対象にしたため，健康な集団よりも数値がわるくなっている可能性があった，②各群の症例数にばらつきが多かった，③骨粗鬆症治療中の症例のため，骨粗鬆症治療薬により骨代謝マーカーや骨質関連マーカーが正常になっている可能性が否定できなかった，④既存椎体骨折があると転倒リスクは増加する[10]ことがあげられた．本研究では椎体骨折の有無を評価に入れていないため，体幹バランスに差があった可能性がある．

まとめ

1）75 歳以上の女性 127 例を対象にロコモ 25 と握力，開眼片脚起立時間，転倒リスク，骨強度，栄養状態の関

係を調査した．

2）ロコチェックでは，94.5％がロコモに該当した．

3）ロコモ度2群と該当なし群ではアルブミン値，非利き手の握力，両側の開眼片脚起立時間，腰椎および大腿骨頚部の骨密度に有意差があった（$p<0.05$）．

文　献

1) 内閣府ホームページ．＜http://www8.cao.go.jp/kourei/whitepaper/w-2015/html/gaiyou/s1_2_3.html＞［Accessed 2017 May 8］
2) 厚生労働省：平成25年国民生活基礎調査の概況．＜http://www.mhlw.go.jp/toukei/saikin/hw/k-tyosa/k-tyosa13/dl/16.pdf#search=%27国民生活調査+介護理由%27＞［Accessed 2017 May 8］
3) Nakamura K：The concept and treatment of locomotive syndrome；its acceptance and spread in Japan. J Orthop Sci **16**：489-491, 2011
4) Okochi J, Toba K, Takahashi T et al：Simple screening test for riskfalls in the elderly. Geriatr Gerontol Int **6**：223-227, 2006
5) 永井隆士，雨宮雷太，中村正則ほか：開眼片脚起立と転倒不安感・転倒スコアの関係．整形外科 **66**：1033-1036, 2015
6) 鳥羽研二，大河内二郎，高橋　泰ほか：転倒リスク予測のための「転倒スコア」の開発と妥当性の検証．日老医誌 **42**：346-352, 2006
7) 坂本和歌子，永井隆士，雨宮雷太ほか：ロコモ度テストと転倒スコアの関係．昭和学士会誌 **77**：203-208, 2017（in press）
8) 永井隆士，石川紘司，坂本和歌子ほか：転倒スコアを用いた高リスク群（転倒スコア6点以上）の特徴．整形外科 **67**：1025-1029, 2016
9) Nagai T, Sakamoto K, Kuroda T et al：The relationship between serum homocysteine levels and vertebral fractures. Showa Univ J Med Sci **27**：103-110, 2015
10) 永井隆士，坂本和歌子，黒田拓馬ほか：既存椎体骨折の有無と転倒および骨折リスクの関係．整形外科 **68**：601-605, 2017

*　　　*　　　*

高齢者のサルコペニアの診断と治療

飛田哲朗

はじめに

サルコペニアという病気をご存知であろうか．昔から加齢とともに筋量が減少することは知られていた．この現象はサルコペニアと名付けられ[1]，高齢者に脆弱性（フレイル）をきたす疾患である．さらには高齢者の運動機能低下，転倒・骨折の原因であり[2,3]，ロコモティブシンドロームの一因として近年注目されている．

サルコペニアの原因として低栄養，ホルモン分泌の変化，廃用，生活習慣の変化，神経原性変化などが考えられ，これらが多元的に作用すると考えられている[4]．サルコペニアは糖尿病をはじめとする代謝性疾患のリスク因子であり[5]，悪性腫瘍などの生命予後に影響することが知られている[6]．サルコペニアに肥満を合併したサルコペニア肥満は，サルコペニアを伴わない肥満よりも運動機能低下，転倒，糖尿病のリスクが高い[7]．ほかにもサルコペニアがさまざまな疾患にかかわり，健康寿命を障害することが判明しつつある．本稿では，高齢者におけるサルコペニアに関連する基本的な病態と治療に関する最近の知見を解説する．

I．サルコペニアの定義と診断

サルコペニアは，進行性および全身性の骨格筋量・筋力の低下と定義づけられる[4]．筋肉量の低下と筋肉機能の低下の両方が存在する場合にサルコペニアと診断される．筋肉量の測定方法には，二重エネルギーX線吸収法（DXA）[8]や生体電気インピーダンス法（BIA法）[9]がよく用いられる．DXAは骨密度測定と同様の検査で2種類の強さのX線を生体に照射し，身体組織の組成量を測定する．BIA法は市販の体脂肪計と同じ原理で生体に微弱な交流電気を流し，組織の電気抵抗（インピーダンス）を計測して体組成を測定する．身体機能の評価には握力・歩行速度を用いる．サルコペニアの診断基準はヨーロッパを中心としたグループ（European Working Group on Sarcopenia in Older People）[4]，米国を中心としたグループ（International Working Group on Sarcopenia）[10]，アジアを中心としたグループ（Asian Working Group for Sarcopenia：AWGS）[11]などから提唱されている．日本人を対象とした研究にはAWGSの基準を用いることが妥当であろう．

II．サルコペニアの問題点

骨格筋は全身の多様な臓器に分布するため，筋肉量の低下は多様な疾患の原因となる．サルコペニアは，①運動機能・移動能力の低下[12]，②転倒[13]・骨折[14,15]，③糖代謝の低下，低栄養[16]，③サルコペニア肥満[17]，④易感染性，⑤早期死亡のリスク[18]などの障害を引き起こす．

III．サルコペニアと骨粗鬆症性骨折

長寿医療研究センターにおける約3,000例の検討では，特に下肢のサルコペニアが骨密度を含めたほかの因子から独立した骨粗鬆症性骨折（大腿骨近位部骨折[15]，脊椎骨折[14]）の危険因子であった．骨粗鬆症治療のみならずサルコペニアの治療が骨折予防に有用である可能性を示唆していた．

IV．サルコペニアの治療法

❶ 運動療法・栄養療法

高齢者のレジスタンストレーニング（いわゆる筋トレ）には有効であるとするエビデンスが多い[19]．高齢者はカロリー，蛋白，ビタミンD摂取量が不足していることが多い[20]．蛋白質やアミノ酸を含む栄養補助食品の摂取

Key words

sarcopenia, aged population, diagnosis, treatment, physical therapy

*How to prevent sarcopenia in aged population；diagnosis and treatment
**T. Hida：San Diego Spine Foundation（6190 Cornerstone Ct；Ste 212 San Diego, CA, USA 92121）．

は，高齢者においても短期的に筋肉量と筋力を増加させる[21]．栄養補助食品と運動の組み合わせは，サルコペニア治療に一定の効果が見込まれる[22]．またビタミンDは筋力維持に有効である[23]．

❷薬物療法

テストステロン，β受容体刺激薬，アンジオテンシン変換酵素阻害薬[24]，成長ホルモン[25]，エストロゲン[26]などが臨床で試みられているが，明確なエビデンスを出すにいたっていない．最近はbimagrumabなどの抗体医薬を中心とした新薬の筋量増加効果の報告が散見される[27]．サルコペニアへの効果が期待されている．

まとめ

1）サルコペニアは比較的新しい疾患概念である．治療法は確立しておらず，breakthroughが期待される．

2）病態や治療に関して日々新たなエビデンスが報告されている．ある意味未成熟な研究分野であり，疾患の定義や診断基準は今後もかわりうるため，常に最新のコンセンサスを把握するように留意したい．

文献

1) Rosenberg I : Summary comments. Am J Clin Nutr 50 : 1231-1233, 1989
2) Hida T, Harada A, Imagama S et al : Managing sarcopenia and its related-fractures to improve quality of life in geriatric populations. Aging Dis 5 : 226-237, 2014
3) Tarantino U, Piccirilli E, Fantini M et al : Sarcopenia and fragility fractures ; molecular and clinical evidence of the bone-muscle interaction. J Bone Joint Surg 97-A : 429-437, 2015
4) Cruz-Jentoft AJ, Baeyens JP, Bauer JM et al : Sarcopenia ; European consensus on definition and diagnosis ; report of the European Working Group on Sarcopenia in Older People. Age Ageing 39 : 412-423, 2010
5) Bijlsma AY, Meskers CG, van Heemst D et al : Diagnostic criteria for sarcopenia relate differently to insulin resistance. Age : 2013. doi : 10.1007/s11357-013-9516-0
6) Meza-Junco J, Montano-Loza AJ, Baracos VE et al : Sarcopenia as a prognostic index of nutritional status in concurrent cirrhosis and hepatocellular carcinoma. J Clin Gastroenterol 47 : 861-870, 2013
7) Levine ME, Crimmins EM : The impact of insulin resistance and inflammation on the association between sarcopenic obesity and physical functioning. Obesity 20 : 2101-2106, 2012
8) Visser M, Fuerst T, Lang T et al : Validity of fan-beam dual-energy X-ray absorptiometry for measuring fat-free mass and leg muscle mass ; Health, Aging, and Body Composition Study ; Dual-Energy X-ray Absorptiometry and Body Composition Working Group. J Appl Physiol 87 : 1513-1520, 1999
9) Roubenoff R, Baumgartner RN, Harris TB et al : Application of bioelectrical impedance analysis to elderly populations. J Gerontol A Biol Sci Med Sci. 52 : M129-M136, 1997
10) Fielding RA, Vellas B, Evans WJ et al : Sarcopenia ; an undiagnosed condition in older adults ; current consensus definition ; prevalence, etiology, and consequences ; International Working Group on Sarcopenia. J Am Med Dir Assoc 12 : 249-256, 2011
11) Chen LK, Liu LK, Woo J et al : Sarcopenia in Asia ; consensus report of the Asian Working Group for Sarcopenia. J Am Med Dir Assoc 15 : 95-101, 2014
12) Dutta C, Hadley EC, Lexell J : Sarcopenia and physical performance in old age ; overview. Muscle Nerve Suppl 5 : S5-S9, 1997
13) Moreland JD, Richardson JA, Goldsmith CH et al : Muscle weakness and falls in older adults ; a systematic review and meta-analysis. J Am Geriatr Soc 52 : 1121-1129, 2004
14) Hida T, Shimokata H, Sakai Y et al : Sarcopenia and sarcopenic leg as potential risk factors for acute osteoporotic vertebral fracture among older women. Eur Spine J 25 : 3424-3431, 2016
15) Hida T, Ishiguro N, Shimokata H et al : High prevalence of sarcopenia and reduced leg muscle mass in Japanese patients immediately after a hip fracture. Geriatr Gerontol Int 13 : 413-420, 2013
16) Vanitallie TB : Frailty in the elderly ; contributions of sarcopenia and visceral protein depletion. Metabolism 52〔10 Suppl 2〕: 22-26, 2003
17) Waters DL, Hale L, Grant AM et al : Osteoporosis and gait and balance disturbances in older sarcopenic obese New Zealanders. Osteoporos Int 21 : 351-357, 2010
18) Chuang SY, Chang HY, Lee MS et al : Skeletal muscle mass and risk of death in an elderly population ; nutrition, metabolism, and cardiovascular diseases. Nutr Metab Cardiovasc Dis 24 : 784-791, 2014
19) Bonnefoy M, Cornu C, Normand S et al : The effects of exercise and protein-energy supplements on body composition and muscle function in frail elderly individuals ; a long-term controlled randomised study. Br J Nutr 89 : 731-739, 2003
20) Terabe Y, Harada A, Tokuda H et al : Vitamin D deficiency in elderly women in nursing homes ; investigation with consideration of decreased activation function from the kidneys. J Am Geriatr Soc 60 : 251-255, 2012
21) Evans M, Guthrie N, Pezzullo J et al : Efficacy of a novel formulation of L-carnitine, creatine, and leucine on lean body mass and functional muscle strength in healthy older adults ; a randomized, double-blind placebo-controlled study. Nutr Metab : 2017 Jan 18〔Epub ahead of print〕
22) Kim HK, Suzuki T, Saito K et al : Effects of exercise and amino acid supplementation on body composition and physical function in community-dwelling elderly Japanese sarcopenic women ; a randomized controlled trial. J Am Geriatr Soc 60 : 16-23, 2012
23) Ito S, Harada A, Kasai T et al : Use of alfacalcidol in osteoporotic patients with low muscle mass might increase muscle mass ; an investigation using a patient

database. Geriatr Gerontol Int **14** [Suppl 1]: 122-128, 2014
24) Schellenbaum GD, Smith NL, Heckbert SR et al: Weight loss, muscle strength, and angiotensin-converting enzyme inhibitors in older adults with congestive heart failure or hypertension. J Am Geriatr Soc **53**: 1996-2000, 2005
25) Papadakis MA, Grady D, Black D et al: Growth hormone replacement in healthy older men improves body composition but not functional ability. Ann Intern Med **124**: 708-716, 1996
26) Dalton JT, Barnette KG, Bohl CE et al: The selective androgen receptor modulator GTx-024 (enobosarm) improves lean body mass and physical function in healthy elderly men and postmenopausal women; results of a double-blind, placebo-controlled phase II trial. J Cachexia Sarcopenia Muscle. **2**: 153-161, 2011
27) Lach-Trifilieff E, Minetti GC, Sheppard K et al: An antibody blocking activin type II receptors induces strong skeletal muscle hypertrophy and protects from atrophy. Mol Cell Biol **34**: 606-618, 2014

*   *   *

Ⅴ. 高齢者の併存疾患・合併症に対する対策

超高齢者における関節リウマチ治療の問題点と実際

近藤直樹　遠藤直人**

はじめに

　高齢者，殊に75歳以上の超高齢者の関節リウマチ（rheumatoid arthritis：RA）診療には大きく二つの側面がある．一つは高齢発症RA（elderly onset RA：EORA）への対応と，他方は成人期（16～59歳）に発症したRAの罹病期間が長期になり患者群が高齢化することによって，骨関節だけではなく各種臓器予備能が低下することへの対応である．EORAは60歳以上に発症するRAと定義される[1]．大関節に発症し，確定診断に難渋することが多く，治療が遅れがちになること，また急激に発症することが多く重篤になる可能性があること[2]などから感染や全身疾患，悪性腫瘍などを鑑別診断にあげながら慎重かつ迅速に対応すべきである．また，成人発症RA例（16～59歳）でも，加齢によって臓器予備能が減少してくる可能性が高い．RAにおける全身症状として全身倦怠感，食思不振，易疲労感，体重減少，発熱，リンパ節腫脹を訴えることが少なくない．骨関節障害以外の臓器病変としては，血管炎，リウマトイド胸膜炎，間質性肺炎，肺線維症，多発性単神経炎などと多岐にわたり[3]，これらの発生にも十分留意して診療にあたることが重要である．

　本稿では，自験例4例を提示し，高齢者のRA診療の問題点と実際の対応について言及する．

I．症例提示

症例1．80歳，女．

　2016年2月に発熱（38.3℃）および両肩関節痛，両膝関節痛・腫脹，右示指・中指中手指節（MP）関節腫脹がみられた．両膝関節穿刺で右30 ml，左15 mlの黄色やや白濁した滑液が吸引された．右膝関節超音波像では，guided shadowがみられた（図1a）．左肩上腕二頭筋長頭筋腱周囲にパルスドプラ陽性像があった（図1b）．握力は両手とも0 kgであった．血液検査所見は，WBC 10,340/μl，好中球分画92％，CRP 19 mg/dl，赤沈99 mm/時，尿酸4.3 mg/dl，MMP-3 214 ng/ml，RF＜5.0 IU/ml，抗CCP抗体1.8 U/ml，プロカルシトニン0.14 ng/ml（基準値0.5 ng/ml未満）であった．滑液検査所見は，細菌培養は陰性で，尿酸結晶，ピロリン酸カルシウム結晶ともに陰性であった．血液培養検査は陰性であった．骨・関節X線像では両膝関節半月板石灰化像はなかった（図1c）．左手関節では尺骨頭，舟状骨，大菱形骨に，右手関節では舟状骨，大菱形骨に骨びらんがあった（図1d）．造影CTでは肺塞栓血栓の所見はなかった．膵臓多発嚢胞があった．左股関節，両膝関節の関節液貯留がみられた（図1e, f）．American College of Rheumatology/European League Against Rheumatism（ACR/EULAR）診断基準で3点であったが，骨びらんの存在からEORAと診断した．

　2016年3月よりアバタセプト500 mg（静脈投与）を導入した．CRPは初回投与後7.3 mg/dl，2回目投与後5.2 mg/dlと減少した．4回目投与後にCRP 2.5 mg/dl，visual analogue scale（VAS）45 mmとなり，非ステロイド性抗炎症薬の内服が不要となった．疾患活動性スコア28（disease activity score 28：DAS 28）は導入時6.3，導入後3ヵ月3.38，6ヵ月2.22で寛解となり，1年で2.54と推移した．握力は導入後3ヵ月で右7.8 kg，左6.0 kgと上昇した．2017年4月現在，アバタセプトを導入して1年1ヵ月間継続している．

Key words

elderly onset rheumatoid arthritis（EORA），differential diagnosis，adverse event，biologic

*The problems and practice of treatment in patients with "hyper-aged" rheumatoid arthritis
**N. Kondo（講師），N. Endo（教授）：新潟大学整形外科（Division of Orthop. Surg., Dept. of Regenerative and Transplant Medicine, Niigata University Graduate School of Medical and Dental Sciences, Niigata）．

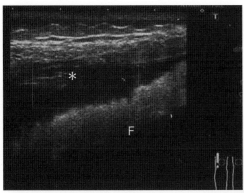

a. 右膝関節超音波像. 図の左方が頭側である. 外側膝蓋上嚢に guided shadow (＊) がある. F：大腿骨

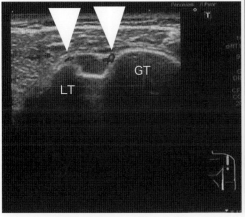

b. 左肩関節超音波像. 図の左方が内側である. 上腕二頭筋長頭筋腱周囲にパルスドプラ陽性像 (矢頭) がある. LT：小結節, GT：大結節

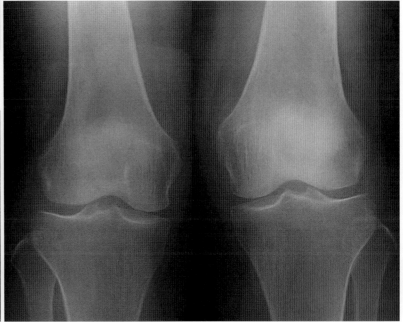

c. 膝関節単純 X 線前後像. 半月板の石灰像および骨びらんはない.

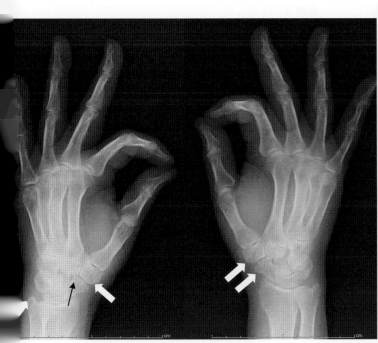

d. 両手単純 X 線斜位像. 左尺骨頭, 大菱形骨 (白矢印), 舟状骨頭部 (黒矢印) に骨びらんがある. 右大菱形骨, 右舟状骨頭部にも骨びらん (白矢印) がある.

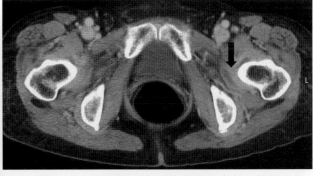

e. 造影 CT. 左股関節後方に関節液貯留がある (矢印).

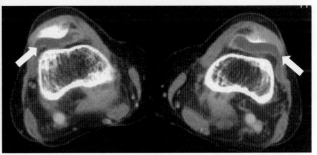

f. 造影 CT. 両側膝蓋大腿関節内に著しい関節液貯留を認める (矢印).

図 1. 症例 1. 80 歳, 女. 画像所見

V. 高齢者の併存疾患・合併症に対する対策

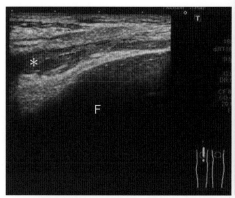 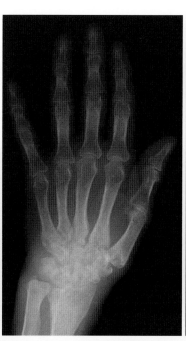 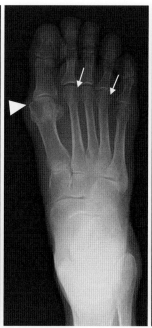 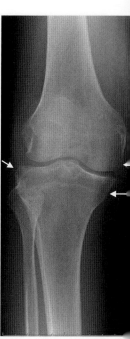

a. 右膝関節超音波像．図の左方が頭側である．外側膝蓋上嚢に guided shadow（＊）がある．

b. 左手部単純X線前後像．左橈骨手根関節，手根中央関節，中手手根関節に広範な骨びらんおよび関節裂隙狭小化を認め，Larsen 分類 grade Ⅳ である．

c. 右足部単純X線前後像．母趾中足骨の骨びらん（矢頭），第2・第4中足骨頭の骨びらん（矢印）がある．

d. 右膝関節単純X線前後像．大腿骨内側顆関節面，脛骨内側顆および外側顆粒に骨びらん（矢印），脛骨内側に骨棘形成がある．

図 2. 症例 2. 76 歳，女．画像所見

症例 2. 76 歳，女．

2015 年 9 月より誘因なく左手関節の腫脹，左示指・中指 MP 関節腫脹，右膝関節の腫脹が出現した．2016 年 7 月に初診した．右膝関節より穿刺した滑液は尿酸結晶，ピロリン酸カルシウム陰性であった．関節超音波像では右膝関節および左手関節第Ⅳ背側区画内に guided shadow（図 2a）およびパルスドプラ陽性像があった．左手関節は単純 X 線像で Larsen 分類 grade Ⅳ（図 2b）であった．右足趾は母趾，第 2・4 趾中足趾節（MTP）関節に単純 X 線像で骨びらんがみられた（図 2c）．右膝関節は単純 X 線像で骨びらん，骨棘形成があった（図 2d）．血液検査所見は，抗 CCP 抗体 490 U/ml，CRP 5.6 mg/dl，MMP-3 697 ng/ml，RF 30 IU/ml であった．2010 年 ACR/EULAR 新分類基準は 7 点で，76 歳であったことから EORA と診断した．

2016 年 8 月よりアバタセプト 500 mg（静脈投与）を導入した．DAS 28 は導入時 5.92 と高疾患活動性であったが，導入後 3 ヵ月で 4.15，6 ヵ月で 3.32，9 ヵ月で 3.35 と中疾患活動性に改善した．MMP-3 は導入後 3 ヵ月で 573 ng/ml，6 ヵ月で 298 ng/ml，9 ヵ月で 123 ng/ml と著明に改善した．有害事象はなく，2017 年 4 月現在，アバタセプトを導入して 9 ヵ月間単剤で継続している．

症例 3. 77 歳，女．

2008 年 7 月（68 歳時）に左足関節腫脹を自覚した．2009 年 4 月，左下腿の浮腫が出現し，2011 年に右膝関節腫脹がみられ，2011 年 9 月前医で血色素量 9.3 g/dl と貧血，CRP 2.7 mg/dl と上昇を指摘され，鉄剤を服用していた．2014 年 6 月には CRP 5.9 mg/dl とさらに上昇し貧血の改善もなく，関節炎の診断目的に 2014 年 7 月に当科を初診した．血液検査所見は，抗 CCP 抗体 61.3 U/ml，CRP 3.82 mg/dl，MMP-3 1,349 ng/ml，RF 6.9 IU/ml であった．骨・関節単純 X 線像では，両手指，手関節全体に骨びらん（図 3a），右足関節は軟部の腫脹を認めたが，骨びらんはなく軽度の関節症性変化であった（図 3b）．両側膝蓋大腿関節の関節裂隙狭小化と関節面の粗造化がみられた（図 3c, d）．2010 年 ACR/EULAR 新分類基準は 6 点で，EORA と診断した．

2014 年 7 月よりトシリズマブ皮下注射製剤を導入した．導入後 1.5 ヵ月ですみやかに下腿の浮腫が改善した．DAS 28 は導入時 4.88，導入後 3 ヵ月で 1.19，2 年で 0.77 と寛解を維持した．MMP-3 は導入後 3 ヵ月で 75.2 ng/ml と著明に改善し，以後 1 年で 34.7 ng/ml，2 年で 39.7

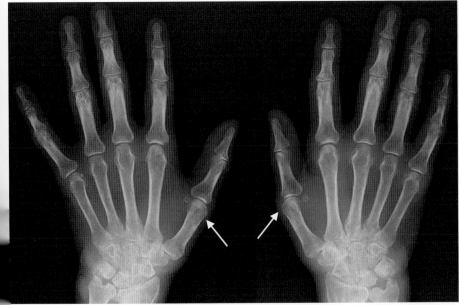
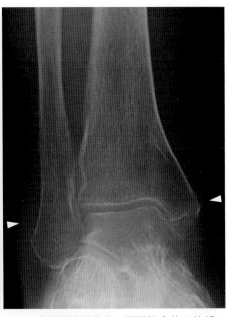

a. 両手部前後像. 両手母指中手骨頭の骨びらんがある（矢印）. 両手関節は Larsen 分類 grade Ⅲ の変形である.

b. 右足関節前後像. 足関節全体の軟部陰影腫脹を認める（矢頭）が, 距腿関節は骨びらんや関節裂隙はない.

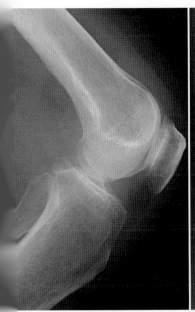
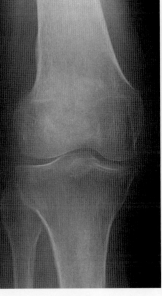
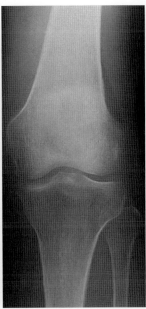
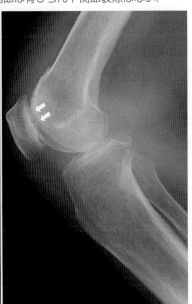

側面像　　　　　前後像　　　　　前後像　　　　　側面像
　　c. 右膝関節　　　　　　　　d. 左膝関節. 左膝蓋大腿関節が粗造化している（矢印）.

図 3. 症例 3. 77 歳, 女. 単純 X 線像

ng/ml であった. 2017 年 4 月現在, トシリズマブは導入後 3 年 9 ヵ月間継続している.

症例 4. 85 歳, 女.

2000 年（68 歳時）に RA を発症した. サラゾスルファピリジンや注射用金製剤で治療されたが, 疾患活動性が進行性であったため 2006 年 7 月（73 歳時）にメトトレキサート（MTX）6 mg/週が導入開始された. さらに 2007 年 8 月（74 歳時）にエタネルセプト 25 mg/週投与が開始された. 左膝関節破壊が進行し, 2011 年 10 月（78 歳時）にエタネルセプトを 50 mg/週に増量したが症状の改善はなく, 2012 年 3 月（79 歳時）に左人工膝関節全置換術が行われた（図 4）.

2017 年 4 月（85 歳時）に消化器外科で S 状結腸癌, 胃癌, 膵尾部の腫瘍に対して S 状結腸手術および尾側膵切除術が行われた. 術前 2 週間のエタネルセプト休薬の後, 術後再開予定であったものの, 左下腹部のドレーン

Ⅴ．高齢者の併存疾患・合併症に対する対策

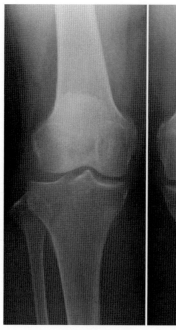

右膝関節　　　　　左膝関節

a．エタネルセプト導入前の両膝関節前後像．両側ともLarsen分類gradeⅠの変化である．

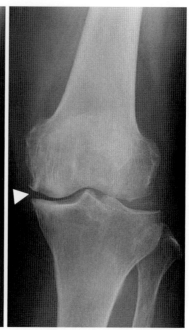

b．エタネルセプト導入後5年前後像．左膝関節の変形はLarsen分類gradeⅢに進行し，大腿骨内側顆に骨びらん（矢頭）と内側関節裂隙の狭小化がみられる．

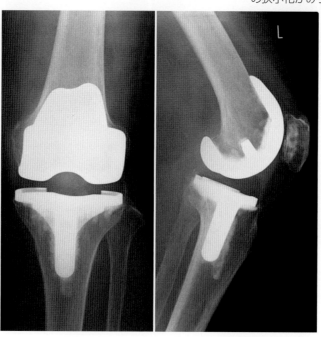

前後像　　　　　側面像

c．エタネルセプト導入後5年，左人工膝関節置換術後

図4．症例4．85歳，女．X線像

刺入部の治癒遅延があり，エタネルセプトは再開できず，2017年5月現在経過をみている．RA再燃による右膝関節部痛が持続し，ヒアルロン酸を定期的に関節内注射した．エタネルセプトは休薬後2ヵ月に及んでいる．

Ⅱ．考　　　察

EORAの鑑別診断は痛風，偽痛風といった結晶誘発性関節炎，リウマチ性多発筋痛症，化膿性関節炎，remitting seronegative symmetrical synovitis with pitting edema (RS3PE) 症候群，変形性関節症，悪性腫瘍など多岐にわたる．殊に症例1では急な発熱を契機に関節症状が生じた．敗血症などの感染症は血液培養およびプロカルシトニン値が基準値以内で否定された．

関節液は培養が陰性，結晶も検出されず，化膿性関節炎や結晶誘発性関節炎は否定された．膝関節の超音波所見，手部の単純X線像で骨びらんがみられたことやMMP-3値の上昇から，最終的にEORAの診断にいたった．

診断に難渋する関節炎の診断にMMP-3が有用であったというわれわれの報告[4]をふまえ診断を行ったが，症例1～3ではどの症例もMMP-3値が上昇していた．症例2は抗CCP抗体陽性かつRF陽性であり，診断は比較的容易であった．症例3は抗CCP抗体は陽性でRF陰性であったが，初診前7年にわたり貧血と高CRP血症が改善せず，抗CCP抗体は計測されていなかった．症例3は手指手関節部の腫脹がなかった．下腿浮腫が持続する場合や片側の足関節腫脹の場合はRAも疑い診断にあたるべきである．

EORAの治療については，MTXあるいはTNF阻害薬とMTXの併用が有効であると報告がある．TNF阻害薬以外ではトシリズマブ[5]やアバタセプト[6,7]は有効である．

既存のRA治療に抵抗性であった70歳以上のEORA 12例についてトシリズマブが導入された報告では[5]，bionaiveである10例中8例にDAS28が2.3未満の臨床的寛解が達成され，貧血の有意な改善がみられた．うち2例で薬剤フリー寛解が得られた．軽微な肺炎が1例，帯状疱疹が3例あった．

アバタセプトは65歳以上発症のRAにも65歳未満群と同等の有効性を示すと報告されている[6]．特にアバタセプトは安全性が高いという報告から今後も使用される割合が増加していくものと思われる[7]．

自験例でもアバタセプト単剤で症例1は寛解，症例2は中疾患活動性が得られた．トシリズマブも単剤で症例3は著しい改善がみられ寛解を達成している．

RA専門外来全例に占める75歳以上の割合は自験例ではおよそ30%であった．今後もEORAを含め，この割合が増加していくことが予想される．

症例4のように，85歳になって消化器癌に対する外科手術が行われ術後のドレーン刺入部の創治癒遅延が遷延しているため，RA再燃をきたしているもののエタネルセプトを再開できない場合もある．いずれ創治癒が得られれば再開する方針であるが，超高齢であるためエタネルセプトの投与自体が免疫抑制を高度に惹起して他臓器の合併症を生じる危険もあるので，再開にはRA再燃の状況も勘案して慎重であるべきと考える．

高齢者のRA診療においては加齢に伴うfrailty[8]の問題に留意しながら，極力有害事象を出さないように慎重に呼吸器，循環器，消化器，泌尿器系，および内分泌代謝系のモニタリングを入念に行うこと，異常がみられた場合は早期に専門科へコンサルトすること，個々の症例に即したRAに対する治療目標を適切に設定することが重要と考える．

まとめ

1) 高齢発症RA 4例を提示した．
2) 急な発熱や遷延する下腿浮腫，貧血や炎症所見高値の場合はEORAを念頭において鑑別診断にあたることが重要である．
3) いずれもアバタセプト，トシリズマブ，エタネルセプトといった生物学的製剤で疾患活動性は抑えられていた．
4) 他臓器障害に留意しながら個々の症例に即した治療が求められる．

文献

1) Sugihara T, Harigai M : Targeting low disease activity in elderly-onset rheumatoid arthritis ; current and future roles of biological disease modifying antirheumatic drugs. Drugs Aging 33 : 97-107, 2016
2) 西川あゆみ，金子祐子，竹内 勤：高齢発症の関節リウマチの病態とその鑑別．Geriat Med 50：685-689，2012
3) 田中良哉：関節リウマチにおける臓器障害．日医師会誌 142：2241-2244，2014
4) 近藤直樹，谷藤 理，望月友晴ほか：診断に難渋する関節炎（滑膜炎）に対する分子生物学的・生化学的アプローチの試み．新潟医会誌 130：12-15，2016
5) 森田充浩，大塚明世，山田治基：高齢発症関節リウマチ症例に対するトシリズマブ治療の有用性．日関節病会誌 33：139-144，2014
6) Sekiguchi M, Fujii T, Matsui K et al : Differences in predictive factors for sustained clinical remission with abatacept between younger and elderly patients with biologic-naïve rheumatoid arthritis ; results from the ABROAD study. J Rheumatol 43 : 1974-1983, 2016
7) 岩本直樹，川上 純：アバタセプト．日臨 74：968-973，2016
8) Fried LP, Tangen CM, Walston J et al : Frailty in older adults ; evidence for a phenotype. J Gerontol A Biol Sci Med Sci 56 : 146-156, 2001

* * *

せん妄の現状と対策・診療

大下優介　富岡　大*

はじめに

　手術的治療を行う整形外科医にとって，せん妄は入院患者に頻繁にみられる症状である．精神的な問題だけでなく身体疾患の状況にも影響し，症状の増悪や生命の危険にいたり，治療の停滞と入院期間の延長にもつながる，もっとも医療者や患者・家族を疲弊させてしまう症状の一つである．患者の安全を第一に，せん妄の症状を軽減させるためには，せん妄を引き起こす直接因子の同定と除去，せん妄を助長させる促進因子の改善について，多職種のスタッフによる連携や家族との協力が重要になる．しかし，せん妄は多くの整形外科医が経験する症状でありながら，そのイメージはとらえにくく，どのように対応したらよいのか迷うことが多い．精神科医が常駐する総合病院であれば，リエゾン医療の介入が可能であるが，精神科医が不在の施設でも，せん妄の出現時に慌てずに安全に対応するために，せん妄の理解と日ごろからスタッフ間の協力体制を整えておくことが重要である．本稿では，せん妄についてのイメージを整理して，診断・治療・家族への説明についての必要な知識を確認していきたい．

　医療者の多くは，せん妄患者は興奮して怒ったり，騒いだりする，指示に従えずに動き回って転倒したり，点滴ルートを抜いてしまう，つじつまの合わない言動をして意思疎通がとれない，といったイメージをもち，実際そのような臨床場面に悩むことが多い．せん妄に対して，多くの医療者が抱いている誤解に，せん妄は精神疾患やストレスのせい，せん妄患者は理解力がない，せん妄は興奮して危険であるから精神科治療薬で眠らせねばならない，入院のストレスが原因なので退院して帰宅させればよい，などがある．せん妄は単一の精神疾患ではなく，身体疾患により引き起こされた脳機能低下のために，脳が十分に注意判断を保てず起こる多彩な症状である，という理解が重要である．

　せん妄の発生は意識障害による．意識の清明度が低下して軽度の覚醒不良状態になることで，周囲の状況がよくわからなくなり，ぼんやりして意思の疎通がとりにくくなったり，些細な刺激に過敏に反応したりと注意・集中が保てない状態に陥る．このように注意力障害が出現するため，落ち着いて周囲の状況を理解したり，不安感や感情をコントロールすることが困難となり，混乱した行動などのさまざまな症状にいたる．したがって，意識障害を起こす原因がせん妄の原因であり，決して単一の精神疾患ではなく，脳へダメージを与える身体的な多数の要因によって発生するものである．その意識障害の原因の除去がせん妄の治療であり，向精神薬の使用は対症療法として用いるもので，原因を必ずしも除去しているわけではない．

　整形外科治療における手術は，原疾患による身体への苦痛だけでなく，手術による身体的侵襲，麻酔による意識状態の強制的管理，集中治療室（ICU）などでの感覚遮断など，意識障害の原因となる多数の要素を併せもち，非常に明確なせん妄の原因といえる．そのため整形外科医は，せん妄症状への対応だけでなく，周術期にはせん妄が起こりうると想定して予防を施すことが必要となる．

I．症状と診断

　せん妄の診断には，米国精神医学会の診断基準であるDiagnostic and Statistical Manual of Medical Disorders

Key words
delirium

*Prevention, diagnosis and management of delirium
**Y. Oshita（講師）：昭和大学横浜市北部病院整形外科（Dept. of Orthop. Surg., Showa University Northern Yokohama Hospital, Yokohama）；H. Tomioka（講師）：同病院メンタルケアセンター．

5th edition（DSM-5）が用いられる．DSM-5では注意障害を重視している．注意障害（注意の方向づけ・集中・維持・転換する能力の低下）と意識の障害（環境に対する見当識の低下）により周囲の状況判断が困難となると，見当識障害がみられる．現状を把握できずに意識の低下があると，現実と夢幻様体験が区別できず幻覚妄想に陥る．これらの状態は患者本人には混乱と不安を惹起させ，意識低下による感情の抑制能力低下から易怒性や興奮を伴う不穏にいたる．このような多彩な症状が，通常数時間〜数日の短期間で急性発症し，日内変動があり，夜間に起こりやすく，十分覚醒している時期は症状が落ち着いている．そして意識障害の原因となる医学的疾患や，原因物質が存在する．

せん妄の診断上重要なことは，これらの症状を横断的にのみ評価せず，どのような経過で起きたか，経時的に情報をまとめることである．せん妄は脳にダメージを与える原因が起きた時点以降に発生して急速に出現するため，身体データの変化や使用した薬剤の変更など，契機となる時点を特定しやすい．また日内変動がみられやすく，この2点は認知症との鑑別に役立つ．そして家族にも説明するべき重要な点は，せん妄はある時点で発生した，意識障害を起こす身体的問題によって生じるため，せん妄が出現したということは，身体疾患の状態が進行し，身体的問題が増えたことを表しているということである．

せん妄を診断するために原因を同定する際の観察ポイントとして，せん妄の原因を準備因子，促進因子，直接因子に分けられることを知っておく必要がある[1]．直接因子は，電解質異常，炎症，低酸素，脳器質的疾患などの意識障害を起こしうる身体症状，または抗コリン作用薬，抗ヒスタミン作用薬，オピオイド，ベンゾ系薬，抗うつ薬などの医薬品によるせん妄が20〜30％にみられる[2]．準備因子は意識障害になりやすい脳の器質的問題であり，やはり高齢者であること，認知症があることはダメージに対して脆弱といえる．そしてもっとも見落とされやすいのが促進因子であり，時間や場所の感覚を遮断されることや，痛みや発熱などで十分睡眠をとれず意識がぼんやりしやすくなることなど，意識障害を助長させることがあげられる．整形外科で多くみられる高齢者の手術的治療には，これらの要因がすべて出現していると考えられる．

また，せん妄にはサブタイプがあり，過活動型（hyperactive），低活動型（hypoactive），その双方を行き来するように変化する混合型（mixed）の三つの運動性亜型に分類される[3]．過活動型は，落ち着かなさ・焦燥・過覚醒・幻覚・妄想が特徴とされ，低活動型は，無気力・傾眠・緩慢な反応・自発的運動の低下が特徴とされており，低活動性ではほかの活動型に比べて，6ヵ月後の死亡率が高く，ICUの滞在も長くなるという報告もあり，ほかの活動性に比べて予後がわるいとされている[4]．低活動型せん妄は，うつ病や不眠症，心理的な問題と誤って診断されやすい．また過活動型せん妄のように不穏や多動が目立たないため，特に問題はないであろうと経過観察のまま放置されてしまうことがある．しかし，患者には意識障害と混乱の苦痛が続いている．

II．疫　　　学

術後例では17〜61％[5]，術後ICU管理が必要な老齢患者の80％がせん妄にいたる[6]との報告がある．65歳から頻度が増加し，1歳増えると2％頻度が多くなる[7]とされる．また整形外科医が平素治療にあたっている大腿骨頸部骨折術後の48〜55％にせん妄が認められ[8]，人工股関節の1.3％[9]とされている．また自殺のリスク因子の一つとされており，海外の報告では入院10万件あたり2〜20件，本邦では6.6件の報告がある[10]．

III．治療と対応

治療としてまず行うべき対応は，患者の安全の確保である．興奮や多動が著しい緊急状態の場合，行動の予測ができず徘徊などのため転倒の二次災害を引き起こすことがあり，危険を防止するために，やむをえず身体拘束を必要とする場面もある．しかし身体拘束そのものが，患者に不安や混乱を与え興奮を増悪させ，また深部静脈血栓症や褥瘡，関節拘縮のリスクもあるため必要最小限とする．

当院でも意識障害がある状態の患者が受け身をとることが困難と想定され，重大な怪我に発展したことを経験しており，状況により身体抑制は不可避と考えられる．院内転倒の18.9％に認知症が合併し，6％にせん妄を合併[11]していたとの報告もある．当院での自験例では転倒は夜間などスタッフの目の届きにくい時間に多く発生しており，特にベッドサイドとトイレ周囲での転倒を多く経験している．点滴ルートや尿道カテーテルの自己抜去，ベッドからの転落や転倒，吐物の誤嚥を防ぐための環境対策が必要である．点滴投与は持続の必要性を再度検討して短縮したり，転倒予防のためのセンサーマットの使用，嘔吐につながる吐き気の治療や，睡眠の妨げになりうる疼痛管理や呼吸苦などの軽減のための治療も重要である．特に環境整備による促進因子の軽減は，医師だけでなく看護師，理学療法士，作業療法士や家族にも協力してもらうことで患者に安心感をもたらし，症状の軽減に効果があると同時に，家族やメディカルスタッフ

V．高齢者の併存疾患・合併症に対する対策

が治療へ参加していく意欲を高め，せん妄に対する不安や苦手意識を減らすことにもつながる．

せん妄の治療の原則は，意識障害を起こす直接原因を除去することである．電解質異常，脱水は補正を行い，炎症や低酸素，血糖値異常などを治療することで意識障害を改善させる．また原因薬物を中止したり，せん妄の危険性が少ない薬物に変更することも大切である．しかし術後の炎症や疼痛の改善にはどうしても時間が必要な場合や，もともと身体疾患の要因が大きく除去できない場合，特に終末期の癌や肝不全，腎不全など，意識障害の原因となる直接因子が回復困難な場合もある．オピオイドによるせん妄においても，苦痛緩和のためには中止はむずかしい．その場合，向精神薬による対症療法が必要となり，安全な薬物投与を検討する[12]．

薬物治療に関して参考となる，せん妄時の神経伝達経路の障害について整理しておく．脳幹網様体における覚醒にはコリン作動性ニューロンが影響しているといわれており，アセチルコリン系の障害は意識状態の低下に関係するため，抗コリン作用の強い薬剤はせん妄の原因なりうる．すでに使用されていた場合は変薬を試みる．また同様に意識の低下にいたる可能性の高い抗ヒスタミン作用の強い薬剤も避ける．ベンゾ系薬は睡眠作用が意識を低下させるだけでなく，抗うつ薬のように抗コリン作用が強いため，せん妄の原因となりうる．アセチルコリン系の障害はドパミン系への抑制が低下し，ドパミン系機能亢進にいたる．ドパミン系の機能亢進は，脳内において幻覚妄想や興奮などの精神病症状に影響し，せん妄の症状の発生に関与すると考えらえる[13]．このドパミン系の機能を抑えるため，抗ドパミン作用のある抗精神病薬，すなわち統合失調症の治療薬の一部が，せん妄治療の第一選択薬となる．このような神経伝達物質の特徴を把握して，せん妄において使用すべき薬剤と悪化させる薬剤を区別する．

薬剤投与時の原則は，あくまで対症療法であるので，最小限で効果が得られる用量にとどめることと，適応外使用について十分に患者や家族に説明することである．抗精神病薬に関し，2005年の米国食品医薬品局（FDA）の報告から始まり，現在では日本の添付文書にも記載されている重要な注意事項に，「高齢の認知症患者への抗精神病薬の投与が，死亡率を増加させる危険がある」という説明がある．この点についても十分な説明を必要とし，そのうえで，せん妄の特性と薬物療法の必要性を説明して治療に結びつける必要がある．当院の精神科リエゾン医療では，せん妄患者の治療に際し，必ず家族への文書による説明と同意取得を行っている．

具体的な薬物投与は，投与可能な経路によって注射製剤と経口内服を使い分けることとなる．抗精神病薬の注射製剤は，近年では非定型抗精神病薬の筋注用製剤が増えてきているが，数週間効果が続く強力なものであり，統合失調症ではない，せん妄患者の治療には適さない．注射製剤で用いるのは，ハロペリドールの静脈内または皮下注投与である．ハロペリドールは1Aが5mgであり，初回投与量は，年齢や体重，バイタルサインを考慮しながら0.2～0.5Aを悪性症候群の予防のために十分な補液をしつつ2～3時間以上かけて緩徐に投与する．ハロペリドールで激しい興奮を鎮静させようとして，30分で1A滴下などと急速な投与をしてはならない．前述の悪性症候群のほか，torsades de pointesのような致死性不整脈の危険がある．心電図上QT延長の確認は必須である．

興奮が著しく，徘徊のための転倒や多動のための怪我が身体拘束によっても防げない場合や，興奮により自律神経亢進状態でのバイタル変動など，患者の生命の危険がある場合には鎮静対応を要する．早期に確実な鎮静を行うためには，ベンゾ系の注射薬である，ミダゾラムやフルニトラゼパムの点滴による静脈内投与を併用する．半減期の短いミダゾラムのほうが整形外科病棟では適している．ベンゾ系薬はせん妄の増悪につながるが，確実に鎮静を施行するためには，単独使用はせず抗精神病薬と併用しつつ，注射薬をやむなく最小用量で用いる．このとき注意するのは，あくまで投与目的は鎮静であって，きまった量の薬剤を投与することが目的ではないということである．よって，必ず医師の目視下にSpO$_2$モニタをチェックしながら，アンビュマスクやベンゾ系薬の拮抗薬であるフルマゼニルを用意して，呼吸抑制に備えて実施する．ミダゾラムの1Aを生理食塩水で10倍希釈20mlとして2.5ml点滴投与したら効果を確認し，無効ならさらに2.5mlずつ投与する，というように少量ずつ投与し鎮静の程度を確認し，鎮静されたらそれ以上投与しない．このように抗精神病薬とベンゾ系薬は薬効も使用目的も異なるため，混同せずに有効に用いる．

経口内服が可能な場合は，非定型抗精神病薬であるリスペリドン，ペロスピロン塩酸塩水和物，オランザピン，クエチアピンフマル酸塩を用いる．糖尿病や耐糖能障害のリスクがある場合は，ペロスピロン塩酸塩水和物かリスペリドンを用い，過鎮静のリスクが高いときは半減期の短いペロスピロン塩酸塩水和物を用いる．耐糖能障害の危険がない場合，オランザピンとクエチアピンフマル酸塩も使用可能であり，この二つの抗精神病薬は，気分の安定効果にも優れており，不安感や抑うつ感など感情が不安定な場合に有効である．半減期はクエチアピンフマル酸塩のほうが短い．オランザピンには口腔内崩壊錠

があり，リスペリドンには口腔内崩壊錠のほか液剤もあるため，経口投与が実施しやすいという利点がある[14]．初回投与量は，それぞれの最小製剤のさらに半量など，患者の年齢や状態に合わせて最小用量から使用し，効果がなければ最大4倍量程度まで漸増して効果がある最小用量で用いる．頓用で不穏時に使用したり，患者ごとのせん妄の発生しやすい時刻の事前に定期投与して効果を評価する．

IV．予　防

高齢者の手術的治療においては，せん妄が起こるリスクを想定して予防対策が重要となる．せん妄の既往，70歳以上の高齢者，術前にあった認知機能障害は，せん妄発生のリスクとなり[15]，準備因子である．同じく準備因子である高齢者の聴力・視力の低下に対し，眼鏡や補聴器を用いて心理的混乱を減らす．術前の予防として，電解質や血糖値の補正，リスクのある薬剤（不眠時や不安時に，ベンゾ系睡眠薬や抗不安薬を常用しているなど）の中止といった直接因子の除去や，十分な栄養，早期離床，疼痛緩和を図り促進因子を除去することで，通常時の50％から32％まで低下させた[16]との報告もあり，予防に効果が高い睡眠覚醒リズムの補正が大切である．

せん妄の原因となる各因子を入院時に評価しておき，除去できるものを早めに取り除くことが大切である．特に促進因子である環境の整備は，すぐに侵襲なく行えるため，昼夜の明るさの調整，時刻や日付がすぐわかるようにする，離床センサーやナースコールを安全に設置する，危険物をおかない，安心できる使い慣れた日用品を使ってもらうといった対応をスタッフや家族に指導する．そして家族には，せん妄が起こりうることをあらかじめ説明して不安を取り除き，治療や見通しについて説明し，ともにせん妄の予防に協力していく関係をつくるべきである．

ま　と　め

1）せん妄は多要因によって引き起こされる注意と意識の障害による症状であり，原因もさまざまである．

2）手術的治療自体が大きなせん妄の原因となりうるため，整形外科医は常にせん妄の可能性を意識して，迅速に対応できる準備をしておかねばならない．

3）せん妄であるからこの薬剤を使う，せん妄にはこう対応すると決めずに，患者ごとに原因となる要因とリスク因子を評価し，多職種スタッフや家族と協力して安全な対応を心がける．

文　献

1) Lipowski ZJ：Delirium；Acute Confusion States, Oxford University Press, New York, 1990
2) 水上勝義：薬剤性せん妄．精神科治療 28：1005-1009, 2013
3) Lipowski ZJ：Delirium in the elderly patient. N Engl J Med 320：578-582, 1989
4) 加藤雅志：低活動型せん妄．臨精医 42：337-341, 2013
5) Marcantonie ER：Postoperative delirium；a 76-year-old woman with delirium following surgery. JAMA 308：73-81, 2012
6) Fricchione GL, Nejad SH, Esses JA et al：Postoperative delirium. Am J Psychiatry 165：803-812, 2008
7) Kean J, Trzepacz PT, Murray LL et al：Initial validation of a brief provisional diagnostic scale for delirium. Brain Inj 24：1222-1230, 2010
8) 清水英幸：高齢者の術後せん妄．臨精医 42：327-334, 2013
9) 中島武馬, 森本忠嗣, 米倉　豊：人工股関節全置換術後に生じたせん妄の検討．整外と災外 64：865-868, 2015
10) 松原　理, 堀川直史：せん妄における自殺・自殺類似行動．精神科治療 28：1123-1128, 2013
11) Brand CA, Sundararajan VA：10-year cohort study of the burden and risk of in-hospital falls and fractures using routinely collected hospital data. Qual Saf Health Care 19：E51, 2010
12) 井上真一郎, 内富庸介：せん妄の要因と予防．臨精医 42：289-297, 2013
13) 和田　健：せん妄の臨床―リアルワールド・プラクティス，新興医学出版社，東京，p32-41, 2012
14) 八田耕太郎：せん妄の臨床指針，第2版，日本総合病院精神医学会せん妄指針改定班（編），星和書店，東京，p69-111, 2015
15) 八田耕太郎：せん妄の病因，診断，治療の原則．精神科治療 28：985-900, 2013
16) Marcantonio ER, Flacker JM, Wright RJ et al：Reducing delirium after hip fracture；a randomized trial. J Am Geriatr Soc 49：516-522, 2001

*　　　*　　　*

高齢者脊椎変性疾患における術後合併症発生の危険因子
—— 周術期栄養状態評価の重要性

鈴木智人　橋本淳一　山川淳一　嶋村之秀　赤羽　武　高木理彰

はじめに

わが国では超高齢社会が進行しており，特に東北地区はこの傾向が顕著である．近年，周術期管理・手術技術の向上により，75歳以上の高齢者に対して脊椎手術を行う機会が増加している．高齢であることは脊椎手術周術期合併症発生の危険因子とされ[1]，その発生予防対策は重要な課題である．

地域在住高齢者における低栄養状態の頻度は5～30％と報告されている[2]．整形外科手術において低栄養は周術期合併症の危険因子とされ[3,4]，栄養状態を的確に評価することはきわめて重要である．栄養状態の指標として術前血清アルブミン値を用いる報告が多いが，アルブミンは半減期が約3週間と長いため[5]，周術期栄養状態の変化を正確に反映しづらい可能性があり，対応が遅れる可能性がある．

Rapid turnover protein（RTP）は栄養状態の動的指標であり，その半減期はトランスサイレチン（TTR）で約1.9日，レチノール結合蛋白（RBP）で約0.5日と栄養状態の変動をリアルタイムに評価可能である[5]．近年，消化器外科，血管外科，慢性腎不全などさまざまな領域におけるRTP評価の有用性が報告されているが[6]，脊椎手術とRTPの関連を評価した報告は少ない．

本稿では，脊椎手術におけるRTPの有用性を検証するため，脊椎変性疾患における術後合併症とRTPとの関連について検討する．

I. 対象および方法

当科で2010年6月～2017年1月に脊椎変性疾患に対して手術を施行した症例のうち，20歳未満の若年例，血液透析例，および自己免疫疾患例を除外した148例を対象とした．年齢により74歳以下の若年群107例（Younger群：Y群）［平均年齢61.8歳，男性62例，女性45例］と75歳以上の高齢群41例（Elderly群：E群）［平均年齢79.2歳，男性24例，女性17例］に分けて調査した．患者背景としてbody mass index（BMI），米国麻酔学会術前状態分類（ASAスコア），併存症として高血圧症（HT），高脂血症（HL），慢性閉塞性肺疾患（COPD），慢性腎臓病（CKD），糖尿病（DM），血液生化学検査値として術前および術翌日の総蛋白（TP），アルブミン（Alb），TTR，RBP，総リンパ球数（TLC），C反応性蛋白（CRP），手術因子として手術時間，術中出血量，手術椎間数，インストゥルメント使用の有無，および術後合併症の有無をそれぞれ調査した．術後30日以内に生じたなんらかの治療的介入を要する有害事象を術後合併症と定義した．また栄養状態の動的指標として，術前・後でのRTP減少率を算出した．TTR比は，［(術前TTR－術翌日TTR)/術前TTR］×100（％）とし，同様にRBP比は［(術前RBP－術翌日RBP)/術前RBP］×100（％）とした．これらの項目について，Y群とE群で比較・検討した．さらにY群とE群を術後合併症あり群（Y群：YA群，E群：EA群）と術後合併症なし群（Y群：YN群，E群：EN群）に分け，Y群とE群それぞれにおける術後合併症に関与する因子の差異を検討した．統計学

Key words
spine surgery, complication, nutritional assessment, rapid turnover protein

*Spine surgery for degenerative diseases in the elderly ; nutritional deterioration as a risk factor for postoperative complications
**T. Suzuki, J. Hashimoto（准教授）, J. Yamakawa, Y. Shimamura, T. Akabane, M. Takagi（教授）：山形大学整形外科（Dept. of Orthop. Surg., Yamagata University Faculty of Medicine, Yamagata）.

表1. Y群とE群の各検討項目の比較

項　目	Y群（n=107）	E群（n=41）	p値
年齢（歳）	61.8±9.0（29～74）	79.2±3.4（75～87）	<0.01
性（男/女）	62/45	24/17	1
BMI	25.4±4.4	24.7±3.4	0.30
ASAスコア	2.0±0.5	2.3±0.5	<0.01
HT（あり/なし）	66/41	37/4	<0.01
HL（あり/なし）	31/76	15/26	0.43
抗凝固薬（あり/なし）	7/100	10/31	<0.01
抗血小板薬（あり/なし）	21/86	13/28	0.13
COPD（あり/なし）	6/101	4/37	0.46
CKD（あり/なし）	6/101	9/32	<0.01
DM（あり/なし）	24/83	12/29	0.40
TP（g/dl）	7.1±0.5	6.8±0.4	<0.01
Alb（g/dl）	4.3±0.3	4.0±0.4	<0.01
TTR（mg/dl）	28.1±7.1	26.3±5.8	0.11
RBP（mg/dl）	4.4±1.5	4.7±1.3	0.23
TLC（/μl）	1,756±584	1,573±495	0.07
CRP（mg/dl）	0.2±0.3	0.2±0.3	0.38
手術時間（分）	232±128	181±128	<0.01
術中出血量（ml）	467±603	322±433	0.05
手術椎間数	4.1±2.8	3.6±2.4	0.38
インストゥルメント（あり/なし）	60/47	18/23	0.20

平均±標準偏差，Mann-Whitney U 検定，Fisher正確検定

的解析はEZR version 1.30（自治医科大学附属さいたま医療センター，さいたま）を用いてMann-Whitney U 検定，χ^2 検定，およびFisher正確検定を行い，$p<0.05$ を有意差ありとした．

II. 結　果

Y群とE群の比較では，性別，BMIに差はなかったが，ASAスコア，HTおよびCKDの併存率はE群で有意に高かった（表1）．手術因子では，E群で手術時間が有意に短く，術中出血量が少ない傾向にあったが，手術椎間数およびインストゥルメントの有無には差がなかった（表1）．術前血液生化学検査値では，TPおよびAlbはE群で有意に低かったが，TTR，RBPおよびTLCは差がなかった（表1）．術後合併症は，Y群で107例中23例（21.5%）に，E群で41例中11例（26.8%）に生じ，発生率に有意差はなかった．内訳をみると，尿路感染症（UTI）がY群では107例中3例（2.8%），E群では41例中5例（12.2%）に生じており，E群で有意に発生率が高い結果であった（表2）．また，肝機能障害がY群では107例中5例（4.8%），E群では41例中5例（12.2%）に生じており，E群で発生率が高い傾向であった（表2）．

YA群とYN群との間，およびEA群とEN群との間の比較では，年齢，性別，BMI，ASAスコア，併存症で

表2. Y群とE群の術後合併症の比較

術後合併症	Y群（例）	E群（例）	p値
肝機能障害	5 (4.8%)	5 (12.2%)	0.14
創治癒遅延	5 (4.8%)	3 (7.3%)	0.67
尿路感染症	3 (2.8%)	5 (12.2%)	<0.05
手術部位感染	3 (2.8%)	1 (2.4%)	1
せん妄	2 (1.9%)	0 (0%)	1
消化管合併症	2 (1.9%)	0 (0%)	1
脳合併症	1 (0.9%)	1 (2.4%)	0.48
呼吸器合併症	1 (0.9%)	1 (2.4%)	0.48
末梢神経障害	1 (0.9%)	0 (0%)	1
敗血症	1 (0.9%)	0 (0%)	1

重複含む．Fisher正確検定

はいずれも差がなかった．手術因子についてYA群はYN群に比し有意に手術時間が長く，術中出血量が多く，インストゥルメント使用割合が高い傾向があったが（表3），EA群とEN群では差がなかった（表4）．術前血液生化学検査値はいずれの群間でも差がなかったが，術翌日のAlbはYA群，EA群ともに有意に低く，術翌日CRPはEA群で有意に高かった（表3，4）．RBP比はYA群とYN群，EA群とEN群，いずれの群間でも差がなかったが，TTR比はEN群に比しEA群で有意に高かった（表3，4）．

V. 高齢者の併存疾患・合併症に対する対策

表 3. YA 群と YN 群との手術因子および栄養状態の比較

項　目	YA 群 ($n=23$)	YN 群 ($n=84$)	p 値
手術時間（分）	290±115	217±127	<0.01
術中出血量（ml）	621±592	424±603	<0.05
手術椎間数	4.9±3.0	3.8±2.7	0.12
インストゥルメント（あり/なし）	17/6	43/41	0.06
術翌日 Alb（g/dl）	3.2±0.4	3.3±0.4	<0.05
TTR 比（%）	29.5±15.9	23.4±9.2	0.08
RBP 比（%）	35.5±13.3	32.1±11.7	0.37

平均±標準偏差，Mann-Whitney U 検定，Fisher 正確検定

表 4. EA 群と EN 群との手術因子および栄養状態の比較

項　目	EA 群 ($n=11$)	EN 群 ($n=30$)	p 値
手術時間（分）	246±173	158±100	0.19
術中出血量（ml）	614±602	215±299	0.11
手術椎間数	4.8±3.4	3.1±1.8	0.14
インストゥルメント（あり/なし）	7/4	11/19	0.16
術翌日 Alb（g/dl）	2.7±0.5	3.2±0.3	<0.01
術翌日 CRP（mg/dl）	3.7±2.5	2.0±1.5	<0.05
TTR 比（%）	33.1±12.7	22.7±11.2	<0.05
RBP 比（%）	40.2±13.4	30.2±11.5	0.06

平均±標準偏差，Mann-Whitney U 検定，Fisher 正確検定

III. 考　察

アルブミンは半減期が長く，術前の慢性的な低栄養状態を検出・評価するのに適している．低栄養状態の指標として低アルブミン血症（3.5 g/dl 以下）があり，整形外科領域でも広く用いられている[7]．近年，術前低アルブミン血症が脊椎固定術後合併症発生の危険因子であることが報告されている[8]．術翌日の低アルブミン血症（2.0 g/dl 未満）が食道手術後の合併症発生危険因子であることが報告されているが[9]，半減期が長いため，術後の低栄養状態を把握できていない可能性は否めない．

RTP は前述のとおり半減期が非常に短く，術直後の低栄養状態を鋭敏に検出できると考えられる．これまで整形外科領域における RTP の報告は少ない．術前の低 RTP は，人工関節術後合併症の危険因子[10]，脊椎術後感染の危険因子とされている[11]．一方，筆者らが渉猟しえた限り，脊椎術後合併症と術後 RTP および術前・後での RTP の変動との関連を検討した報告はない．

本研究では，術後 RTP として術翌日 RTP を測定し，さらに術後栄養状態低下の動的指標として筆者らの考案した RTP 比を用いて評価を行った．その結果，75 歳以上の高齢者群では，術後合併症のあり群となし群で年齢，性別，BMI，ASA スコア，併存症，術前血液生化学検査値，および手術因子に差がなかったものの，TTR 比が有意に高いことがわかった．その一方で，74 歳以下の年齢群では術後合併症あり群となし群で RTP 比に差はなかった．このことから，74 歳以下に比し 75 歳以上の高齢者では，術後合併症の発生に周術期の栄養状態低下の関与が大きく，患者背景や手術侵襲が同等であっても術直後の栄養低下が大きいほど合併症が発生しやすいことが示唆された．

脊椎手術の 1.77〜2.42% に術後尿路感染症が発生し，リスク因子として高齢，低栄養，糖尿病，長時間手術[12]，尿道カテーテル留置期間，インストゥルメント使用[13]があげられている．本研究の結果，75 歳以上の高齢群で有意に術後尿路感染症の発生が多く，その発生率は 12.2% と過去の報告に比し高率であった．腎機能低下は術後尿路感染症のリスク因子とされており[14]，高齢群で有意に慢性腎臓病の併存率が高かったことが術後尿路感染症の発生に関与したと推測された．

高齢者に対する広範な矯正固定術において，栄養状態の保持は重要な周術期対策の一つである．非経口高カロリー栄養法は安全に施行できるとされているが，周術期合併症の抑制には寄与せず[15]，脊椎外科領域における周

術期栄養管理の効果についてはいまだ一定の見解は得られていない．近年，周術期の経口栄養補給により高齢者股関節骨折術後の感染性合併症が有意に減少すること[16,17]，術前の炭水化物含有水摂取を含む免疫栄養管理が人工股関節術後入院期間を短縮し，術後CRP上昇を抑制することが報告され[18]，整形外科領域における周術期合併症予防対策としての栄養管理の重要性が示唆されている．脊椎術後合併症の発生を抑制するためには，周術期の動的栄養状態を鋭敏に把握し，低栄養状態を見逃さず，合併症発生高リスク群には術前からの経口栄養補給や術後の高カロリー輸液を考慮するなど，低栄養状態からの早期の脱却・回復をうながす措置をとることが重要と考えられる．今後，脊椎外科における栄養介入の効果を，周術期合併症予防の観点で前向きに検討することが望まれる．

まとめ

1) 脊椎変性疾患における術後合併症発生の危険因子について検討した．

2) 高齢者群と非高齢者群で術後合併症全体の発生率に差はなかったが，尿路感染症は高齢者群で有意に多く発生した．

3) 高齢者群では，術後合併症あり群はTTR比が有意に高く，術後栄養低下が顕著であった．

4) 脊椎周術期におけるRTPを用いた動的栄養状態評価の重要性が示唆された．

文献

1) Murphy ME, Gilder H, Maloney PR et al：Lumbar decompression in the elderly；increased age as a risk factor for complications and nonhome discharge. J Neurosurg Spine 26：353-362, 2017
2) Agarwal E, Miller M, Yaxley A et al：Malnutrition in the elderly；a narrative review. Maturitas 76：296-302, 2013
3) Nelson CL, Elkassabany NM, Kamath AF et al：Low albumin levels, more than morbid obesity, are associated with complications after TKA. Clin Orthop 473：3163-3172, 2015
4) Garcia GH, Fu MC, Dines DM et al：Malnutrition；a marker for increased complications, mortality, and length of stay after total shoulder arthroplasty. J Shoulder Elbow Surg 25：193-200, 2016
5) Omran ML, Morley JE：Assessment of protein energy malnutrition in older persons；partⅡ. Laboratory evaluation. Nutrition 16：131-140, 2000
6) Dellière S, Cynober L：Is transthyretin a good marker of nutritional status？ Clin Nutr 36：364-370, 2017
7) Cross CB, Yi PH, Thomas CF et al：Evaluation of malnutrition in orthopaedic surgery. J Am Acad Orthop Surg 22：193-199, 2014
8) Adogwa O, Martin JR, Huang K et al：Preoperative serum albumin level as a predictor of postoperative complication after spine fusion. Spine 39：1513-1519, 2014
9) Ryan AM, Hearty A, Prichard RS et al：Association of hypoalbuminemia on the first postoperative day and complications following esophagectomy. J Gastrointest Surg 11：1355-1360, 2007
10) Huang R, Greenky M, Kerr GJ et al：The effect of malnutrition on patients undergoing elective joint arthroplasty. J Arthroplasty 28：21-24, 2013
11) Salvetti DJ, Tempel ZJ, Gandhoke GS et al：Preoperative prealbumin level as a risk factor for surgical site infection following elective spine surgery. Surg Neurol Int 6：S500-S503, 2015
12) Bohl DD, Ahn J, Tabaraee E et al：Urinary tract infection following posterior lumbar fusion procedures；an American College of Surgeons National Surgical Quality Improvement Program study. Spine 40：1785-1791, 2015
13) Tominaga H, Setoguchi T, Ishidou Y et al：Risk factors for surgical site infection and urinary tract infection after spine surgery. Eur Spine J 25：3908-3915, 2016
14) Alvarez AP, Demzik AL, Alvi HM et al：Risk factors for postoperative urinary tract infections in patients undergoing total joint arthroplasty. Adv Orthop：2016. doi：10.1155/2016/7268985
15) Lapp MA, Bridwell KH, Lenke LG et al：Prospective randomization of parenteral hyperalimentation for long fusions with spinal deformity；its effect on complications and recovery from postoperative malnutrition. Spine 26：809-817, 2001
16) Liu M, Yang J, Yu X et al：The role of perioperative oral nutritional supplementation in elderly patients after hip surgery. Clin Interv Aging 10：849-858, 2015
17) Myint MW, Wu J, Wong E et al：Clinical benefits of oral nutritional supplementation for elderly hip fracture patients；a single blind randomized controlled trial. Age Ageing 42：39-45, 2013
18) Alito MA, de Aguilar-Nascimento JE：Multimodal perioperative care plus immunonutrition versus traditional care in total hip arthroplasty；a randomized pilot study. Nutr J 15：34, 2016

＊　　＊　　＊

VI. 高齢者の診療に焦点を合わせた医療，デバイス，教育

保存的治療のための新規治療デバイス

青山朋樹　松田秀一**

はじめに

　高齢者は加齢性変化の結果として脊柱，関節などに変性を伴うことから，従来の静的評価であるX線像だけでは痛みや機能低下の原因を明らかにすることは困難である．そこでそれらの静的な評価に加えて動的な評価やパフォーマンスを評価することが解決策になる可能性がある．このことは手術的治療を行う際にも必要な視点であるが，保存的治療を行う際にはより必要な視点と考えることができる．なぜなら現状の保存的治療では骨格構造や関節構造などを短期間で改変することはむずかしく，患者の満足度と治療のエビデンスを示すためには可視化された評価システムの構築が必要とされる．

　そこで本稿では，従来の静的評価に加えて動的な評価やパフォーマンスを評価するデバイスとそれに対応した治療デバイスについて解説を行う．

I. 新しい測定デバイス

　静的な評価であるX線像などの画像診断は異常病理所見を明らかにする質的な評価である．これに対して動的評価は連続する動きのなかに異常をとらえる評価方法であることから，それらの動きが異常運動か正常範囲内かの判断が困難である．前述したように高齢者の運動器は変性していることも多く，痛みなどと関連する異常運動との関連も判断を困難にしている原因である．これらの問題を解決するには年齢標準値や健側比較などが有効であるが，個人差や再現性の問題で困難なことも多いため，臨床医にはさまざまな測定や評価結果の総合的判断が求められる．

❶脊柱計測分析器

　スパイナルマウス（インデックス社，東京）は文字どおりマウス形状をしたプローブを脊椎骨に沿ってスキャンすることで脊柱アライメントを静的に測定するデバイスである[1]（図1a）．単に静止立位姿勢の矢状面計測を行うだけでなく，屈曲・伸展動作を行った際のアライメントに加えて可動域（ROM）などの測定が可能である（図1b）．また左右の側屈時の前額面アライメント計測，ROM，隣接椎体角度なども測定できることから変形性脊椎症などで硬化している椎間や可動性が維持されている椎間評価が可能であり，治療部位の絞り込みにも有効である．非侵襲測定機器であることから繰り返し測定が可能であるため，装具装着前後の評価などに有効に用いられる[2]．アウトプットされる評価画面は静的評価であるが（図1b），脊柱の動的機能を付与した状態で測定できる動的・静的測定デバイスである．

❷三次元動作分析装置

　臨床現場では変形性関節症や麻痺性疾患における逃避姿勢や跛行などの異常動作を臨床評価材料にすることも少なくない．これまでは整形外科医や療法士が異常動作の有無や異常動作の種類として，定性的にカルテ記載していたこれらの異常動作を，定量分析可能な装置として開発されたのが三次元動作分析装置である．代表的な光学式三次元動作分析装置Viconシリーズ（クレッセント社，東京）は，マーカーを体節や関節部位に貼付し，複数カメラで同期撮像したものを三次元再構成したものである．手術前・後の評価などにも用いられるが，地域在住高齢者の跛行などの膝のスティフネス評価にも用いら

Key words

conservative treatment, locomotive syndrome, elderly, device

*New device for conservative treatment
**T. Aoyama（准教授）：京都大学大学院人間健康科学系専攻（Human Health Sciences, Graduate School of Medicine, Kyoto University, Kyoto）；S. Matsuda（教授）：京都大学整形外科．

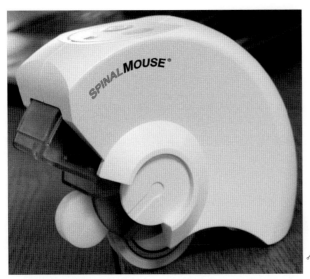

a. マウス形状をしたプローブ．脊柱に沿って動かすことでデータ取得する．

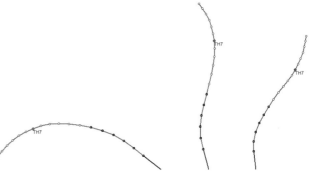

b. 前・後屈時のアライメント．左：前屈位，中央：中間位，右：後屈位

図1．スパイナルマウス（インデックス社より提供）

れ臨床でもその有効性が示されている[3]．Viconシリーズは複数カメラの取り付けやデータ解析が煩雑なこともあり，臨床現場で用いるのにはやや不便である．そこで簡易版として場所を選ばず測定できることをコンセプトに開発されたのがローカス3D MAシリーズ（アニマ社，東京）である（図2）．いずれも，三次元動作分析だけでなく，床反力計や筋電図測定との同期化，データの自動解解析アルゴリズム化がすすんでおり，解析の簡易化が期待できることから，今後の動的測定評価において発展性の高いデバイスである．

❸ レーザーを用いた複合動作解析機器

Timed up and go test(TUG)は椅子から立ち上がり，3 m先の目標物まですすんだ後に，目標物でターンして再度着座するまでの時間を測定するものであり，筋力，歩行能力，バランス力などの機能を複合動作機能として判定する方法である（図3a）．アナログな方法ではあるが，高齢者の転倒スクリーニングや脳梗塞後の治療効果判定[4]，人工股関節全置換術後のリハビリテーション評価[5]などでも用いられている．まだ開発段階のものであるが，レーザー測距位技術を用いて歩行軌跡の定量評価技術開発が行われている(図3b)．高齢者の10 m歩行時間，片脚立ち，5回立ち上がり時間などの移動能力，バランス力，筋力と相関する結果を得ており[6]，現在はサルコペニア，Parkinson病や脳梗塞，変形性膝関節症（膝OA）の患者のTUG歩行を分析中であるが，疼痛による跛行や関節疾患，筋力低下時の歩行戦略を可視化するのに有用な技術と考えられる．

II．新しい治療デバイス

治療デバイスは測定・評価をもとにデバイス単体で治療できるものと整形外科医あるいは療法士の手技とハイブリッドで行うものがある．いずれにしてもこの治療介入を行った後に，再度測定・評価を行い，治療効果判定を行う必要がある．

❶ カバー付きキャスティングシステム

椎体骨折や変形性脊椎症など高齢者に多い変性疾患において，保存的に脊柱支持機能を維持するのは困難なことも多い．コルセットなどの装具は保存的治療手段においてもっとも用いられるものであるが，もともとの脊柱変形やどの程度の矯正をかけるかなどは採型において義肢装具士の力量が問われ，一般化がむずかしい分野でもある．マスプロダクションされているコルセットなども需要は高いが，変形矯正などの目的には使用されない．そこで，臨床現場において採型，即日の装着が可能なフィットキュアスパイン（アルケア社，東京）は，従来行われていた体幹ギプスの汎用版といえるかもしれない（図4a）．体幹ギプスはもともとの変形を考慮に加えつつ，椎体骨折に対する変形矯正をかけるなどの治療的意義は大きいが，体幹ギプスを巻くのにはたいへんな手間と技術が必要である．患者にとって必ずしも快適な装着感を得ているとは言い難く，頻繁の巻き替えが必要であるなどの欠点から現在ではあまり汎用されていない．フィットキュアスパインは患者の背部形状にあわせたキャスト部分を採型後にステーカバー部分に装着するこ

Ⅵ．高齢者の診療に焦点を合わせた医療，デバイス，教育

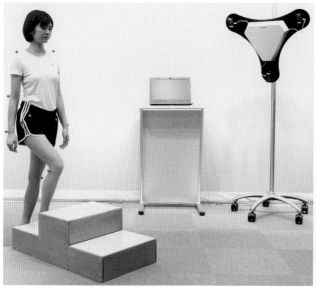

a．ユニットタイプ計測器．キャスターがついているため移動が簡単で，キャリブレーションを必要としないことから容易に測定できる．

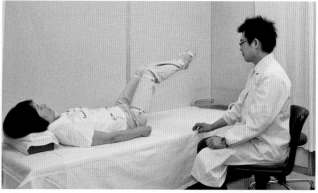

b．診察室のカーテンレールを取り付けたもの．通常の診察室でも測定が可能である．

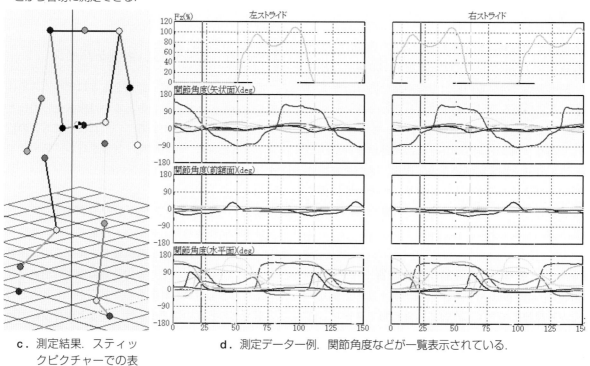

c．測定結果．スティックピクチャーでの表示

d．測定データー例．関節角度などが一覧表示されている．

図2．ローカス 3D MA シリーズ（アニマ社より提供）

とによって，テーラーメードとマスプロダクションを融合したつくりになっている（図4b）．このキャスト部分は別売りもされていることから，患者の状態や時期変化に合わせて，適宜改変することが可能である．前述したスパイナルマウスで制動確認なども可能で，固定状況を確認することもできる[7]．このように評価デバイスなどと組み合わせて用いることで，その有効性を高めることができ，テーラーメード治療を簡便に行うことができる

のが大きな特徴である．

❷アンローダーブレース

American Academy of Orthopaedic Surgeons では膝装具を，prophylactic, functional, rehabilitative, unloaderの4つにそれぞれの機能に応じて分類している[8]．このなかで unloader brace（アンローダーブレース）は手術的治療以外の保存的治療で膝関節のアライメントを

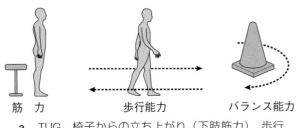

a．TUG．椅子からの立ち上がり（下肢筋力），歩行（移動能力），ターン動作（バランス力）を複合的に判定する測定方法である．

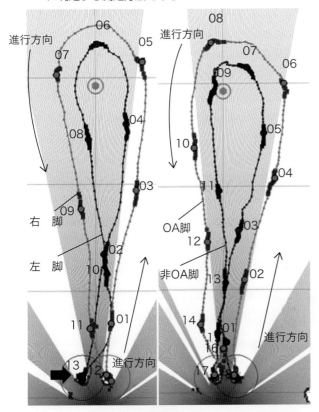

b．レーザー測距位技術を用いたTUG施行時の足跡の測定．左は健常高齢者の測定結果，右は膝OA患者の測定結果．歩幅だけでなくターンする際の軌道にも違いがみられる．

図3．レーザー測距位技術を用いた複合動作機能判定．TUG測定装置（慶應義塾大学理工学部・高橋正樹研究室より提供）

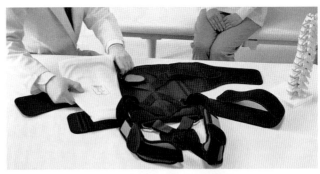

a．背部形状に合わせたキャスト部分を採型後にステーカバー部分に装着することによって来院当日に採型・装着まで可能になっている．

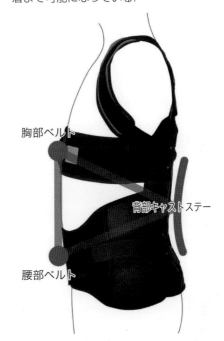

b．マスプロダクションで用いられているステーカバーと個々の患者に合わせたテーラーメードが可能なキャスト部分が融合したハイブリッド装具

図4．フィットキュアスパイン（アルケア社より提供）

再調整する装具として注目されている（図5a）．Osteoarthritis Research Society Internationalでもアンローダーブレースにより痛みの軽減，支持性の向上，転倒リスクの軽減などの効果が76％に認められることから，その使用を推奨している[8]．本邦においてはToriyamaらがUnloader One（パシフィックサプライ社，大東）を用いた身体運動学的な解析で，静的なアライメントだけでなく動的なアライメントも改善することを報告している[9]．本調査は，光学式三次元動作分析装置Viconを用いた歩行動作解析でその有効性を明らかにしており，今後の臨床評価において従来の痛みや機能の指標に加えて歩容の改善や安定性の獲得などが治療のアウトカムになりうることを示す結果である．外見は大きいが，軽量素材でつくられており，膝OA患者のリハビリテーション目的以外でも高齢者の健康増進・活動性向上が期待できる装具である（図5b）．

❸測定機能付自力運動訓練装置

筋力測定とともに筋力強化が可能な測定機能付自力運動訓練装置は測定ユニットと治療介入ユニットをジョイ

VI. 高齢者の診療に焦点を合わせた医療，デバイス，教育

ントしたデバイスである．もともとはスポーツ選手のパフォーマンス向上に用いられていたが，ウェルトニックシリーズ（ミナト医科学社，大阪）やアイソフォースシリーズ（オージー技研社，岡山）などのように，開放運動連鎖測定機能に加えて閉鎖運動連鎖運動測定機能を付加することで高齢者や関節機能の低下した患者でも測定に対応できるようになってきた．これらは比較的大きな装置であることから，施設インフラを整える必要があるが，ロコモスキャン（アルケア社）は軽量で移動可能なため，ベッド上での使用や施設インフラが整っていない地域施設での健康増進などにも有効である（図6）．この測定においては膝関節を伸展し，膝窩部で枕を押しつぶす力を大腿四頭筋筋力として評価している．これはリハビリテーション現場でも行われているセッティング訓練の手法であるため，高齢者や膝OA患者でも安全に使用できる．測定モードに加えて，筋力訓練モードを有しており，測定結果の履歴管理が可能なことから，患者のモチベーション維持にも効果がある．すでに多くの年齢標準データも取得されていることから[10]，今後のデータ蓄

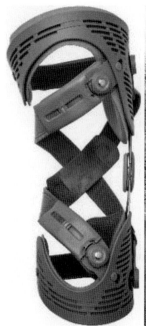
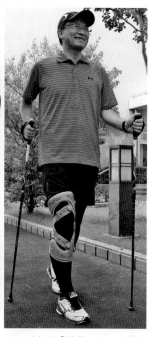

a．全体はおおがかりなつくりであるが，装着は容易で軽量である．

b．リハビリテーション目的だけでなく健康増進・活動性向上の目的でも用いられている．

図5. Unloader One（パシフィックサプライ社より提供）

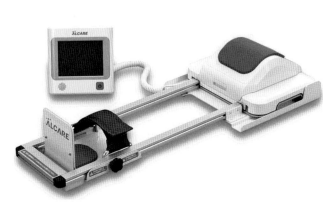
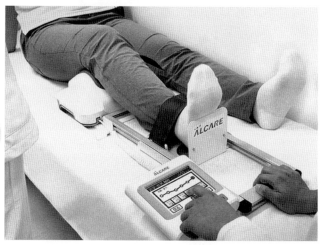

a．本体外形．軽量で持ち運びが可能なことからベッドサイドでのリハビリテーションや地域社会の施設などでも用いることができる．

b．セッティング．大腿四頭筋の筋力評価と強化が可能である．

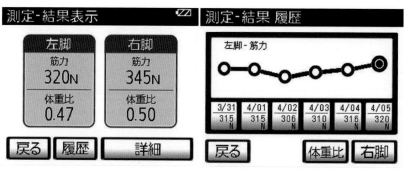

c．測定結果．測定結果を保存できることから測定モチベーションを維持できる．

図6. ロコモスキャン（アルケア社より提供）

積により自動評価機能の搭載も期待できる．

まとめ

1）高齢者の運動器の保存的治療においては治療デバイスの精度ももちろんであるが，治療方法を選別し，治療効果をきちんと判定できる評価デバイスの充足が鍵になる．

2）この相補的な関係を考慮しつつ，今後の評価・治療デバイスの開発が期待される．

文 献

1) Topalidou A, Tzagarakis G, Souvatzis X et al：Evaluation of the reliability of a new non-invasive method for assessing the functionality and mobility of the spine. Acta Bioeng Biomech **16**：117-124, 2014
2) Barrett E, McCreesh K, Lewis J：Reliability and validity of non-radiographic methods of thoracic kyphosis measurement；a systematic review. Man Ther **19**：10-17, 2014
3) Burks K, Keegan K：Objective measurement of stiffness in knee osteoarthritis. Orthop Nurs **25**：244-250, 2006
4) Mielenz TJ, Durbin LL, Cisewski JA et al：Select physical performance measures and driving outcomes in older adults. Inj Epidemiol **4**：14, 2017
5) Nankaku M, Tsuboyama T, Aoyama T et al：Preoperative gluteus medius muscle atrophy as a predictor of walking ability after total hip arthroplasty. Phys Ther Res **19**：8-12, 2016
6) Adachi D, Nishiguchi S, Fukutani N et al：Generating linear regression model to predict motor functions by use of laser range finder during TUG. J Orthop Sci **22**：549-553, 2017
7) Terai T, Yamada H, Asano K et al：Effectiveness of three types of lumbar orthosis for restricting extension motion. Eur J Orthop Surg Traumatol **24**［Suppl 1］：S239-S243, 2014
8) Ramsey DK, Russell ME：Unloader braces for medial compartment knee osteoarthritis；implications on mediating progression. Sports Health **1**：416-426, 2009
9) Toriyama M, Deie M, Shimada N et al：Effects of unloading bracing on knee and hip joints for patients with medial compartment knee osteoarthritis. Clin Biomech **26**：497-503, 2011
10) Narumi K, Funaki Y, Yoshimura N et al：Quadriceps muscle strength reference value as index for functional deterioration of locomotive organs；data from 3,617 men and women in Japan. J Orthop Sci **22**：765-770, 2017

* * *

手術的治療における新規治療デバイス*

大下優介　前田昭彦　西中直也**

はじめに

高齢者の手術的治療は，多くの合併症が存在するために可能な限り低侵襲であることが望まれる．最小侵襲手術（minimally invasive surgery：MIS）といわれ，小さい皮膚切開で行われ，早期回復・早期退院をめざす治療が注目されている．本稿では近年開発されたデバイスについて報告する．

I．脊椎の新規デバイス

❶側方アプローチ手術

腰部脊柱管狭窄症だけでなく，腰椎すべり症，高齢に伴う脊柱変形などにも現在側方アプローチで手術を行うlateral interbody fusion（LIF）手術の間接除圧効果や矯正力が注目されている[1]．大腰筋を分けて椎体にいたるextreme lateral interbody fusion（XLIF）と大腰筋の前縁から椎体にいたるoblique lateral interbody fusion（OLIF）がある．それぞれ側腹部から後腹膜を経由して椎体にいたるアプローチであり，腰椎の後方要素の障害が少なく，出血も少ないために早期離床・早期退院が可能となる[2]．除圧も神経を直接みずに間接的に除圧することで症状の軽減を図ることができる．XLIFは大腰筋を経由して，OLIFは大腰筋の前縁を経由して椎体にいたる側方からのアプローチであり，合併症としては椎体骨折やsubsidence，進入側の下肢のしびれや一過性の筋力低下などがみられるが，大部分は自然回復する[3]．尿管の損傷や腸管の損傷[4]に注意を要する．分節動脈からの出血による出血にも注意が必要であり，術中に確認できた場合は電気メスでの処置やヒトトロンビン含有ゼラチン使用吸収性局所止血材での対応を要する．出血予防のために側方の処置に電気メスやバイポーラだけでなくハーモニックを使用している施設もある．

❷Balloon kyphoplasty（BKP）

転移性脊椎腫瘍と脊椎圧迫骨折の治療では，保存的治療に抵抗する疼痛に対してバルーンを用いて椎体形成を行うBKPが保険適用となり広く行われるようになっている．この手術は背部に2ヵ所の小さな切開のみでセメントを注入することが可能で，一般的に術後麻酔覚醒数時間後から疼痛が軽減していることが実感される．しかし，椎体の後壁に損傷があるときは適応外である．

❸経皮的椎弓根スクリュー（PPS）システム

過去には大きく展開していた脊椎の固定もデバイスの進化により経皮的に刺入すること（PPS）が可能となり，骨折だけでなく腫瘍や感染などに応用されている．これらの方法は従来の方法と比べ後方の筋肉や靱帯組織の温存も可能となるため早期離床などに優れているとされている．現在PPSのデバイスは各社より販売されており，さまざまな特性をもつ[5]．2005年はじめて国内で販売されたシステムでは2椎間までの対応であったが，現在はヘッドのスクリューを6つ同時に把持できるもの，パワーユニットを用いてスクリューを刺入可能なもの，腸骨スクリューやS2腸骨翼スクリュー（S2 alar iliac screw：S2AI screw）も経皮的に可能なもの，小皮切を加えて除圧も行いやすいように光源の付帯した開創器をセットできるものなど，各機種に特徴があり症例にあわせた選択が可能となっている（図1）．欧米のメーカーだ

Key words

minimally invasive spine stabilization, percutaneous pedicle screw, revers total shoulder arthroplasty, computer-assisted surgery

*Topics of new devices
**Y. Oshita（講師），A. Maeda（講師）：昭和大学横浜市北部病院整形外科（Dept. of Orthop. Surg., Showa University Northern Yokohama Hospital, Yokohama）；N. Nishinaka（准教授）：同大学スポーツ運動科学研究所.

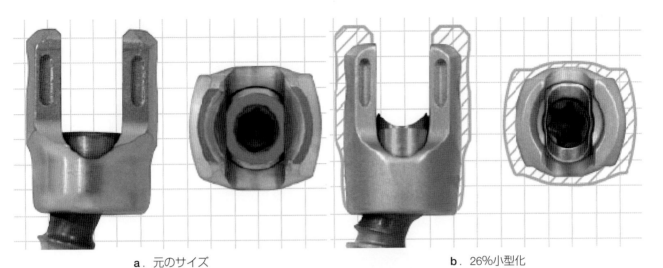

図1. PPSシステム. サイズの小型化など各社が特徴をもった新規機種を展開している(Medtronic社より許可を得て掲載).

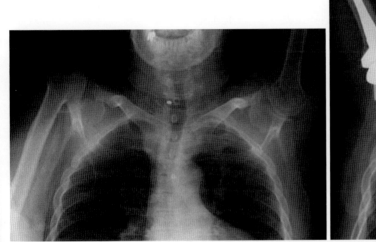
a. 術　前

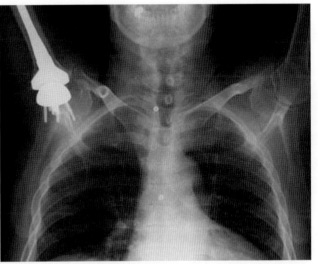
b. 術後. 挙上困難が改善している.

図2. リバース型人工肩関節術前・後のX線像

けでなく日本発のデバイスも開発されている.

　これらは最小侵襲脊椎安定術（minimally invasive spine stabilization：MISt）手技の一つとされ応用範囲も広く，脊柱変形にも応用され[6]，今後さらなる発展をとげるものと考えられている.

❹椎体間ケージ

脊椎手術で広く行われている後方経路腰椎椎体間固定術（PLIF）や経椎間孔的腰椎椎体間固定術（TLIF）で用いる椎体間のケージも新しい材質のものがつくられている. 過去にはチタンのケージが広く使われていた. その後に，ポリエーテルエーテルケトン（polyetheretherketone：PEEK）素材のものがつくられ，現在はチタンでコーティングされたPEEK素材のケージもある. 現在は人工膝関節や人工股関節に広く使われていた海綿骨に類似した三次元構造で純金属のタンタル（Ta）を用いたケージがつくられている. これは気孔率が80％と高く，生体骨が進入して骨癒合がしやすく，沈み込みが少なく，ほかの素材のスペーサーよりも摩擦抵抗力が高いために初期固定性がよくなっているものと期待されている[7].

Ⅱ．上肢の新規デバイス

2014年よりリバース型人工肩関節全置換術が本邦でも使用可能となった（図2）. しかし術者規準は厳しく，①日本整形外科学会専門医，②鎖骨手術および肩鎖関

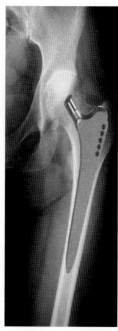 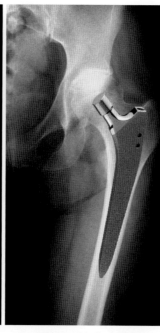 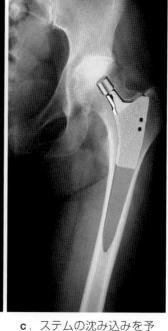

a. 従来のZwey-müller型ステム
b. 肩がなくなり中殿筋の温存が容易になった．低侵襲手術に特化した形態
c. ステムの沈み込みを予防する表面加工を施した新規デバイス

図3．ステムの形態

節手術を除く肩関節手術を術者として100件以上経験しているもの．そのうち，腱板断裂手術50件以上および人工肩関節全置換術もしくは人工骨頭置換術合わせて10件以上を含む，③後に定める講習会を受講したもの，の上記三つを満たす医師のみが手術を許可されている[8]．

手術の適応としては，腱板断裂性関節症と腱板広範囲断裂では原則70歳以上の症例で偽性麻痺肩あるいはほかの方法で対応困難な関節症であることが前提である[9]．新規デバイスであるためさまざまな合併症の発生が危惧され[10]，今後長期予後などを含めたさらなる研究が望まれる[11]．

Ⅲ．股関節周囲の新規デバイス

❶大腿骨ステム

大腿骨頚部骨折における人工骨頭置換術や変形性股関節症における人工股関節全置換術では，MISとして前方進入系の筋腱温存アプローチが報告されてきた．またMIS手技に適した大腿骨ステムとしてテーパーウェッジ型ステムやショートステムが導入されている．われわれは人工骨頭挿入術および人工股関節全置換術を全例半側臥位のOCMアプローチ（MIS-AL）で手術している．本法では，体格にもよるが約8cmの皮膚切開で中殿筋と大腿筋膜張筋の間から股関節包へ到達する．手術手技に慣れれば大きな出血もなく執刀開始から2〜3分で大腿骨頭までいたることが可能である．また股関節周囲筋の完全温存が可能であるため，術後脱臼率の低下や早期のリハビリテーションが可能となった（図3）．

❷頚部骨折に対するデバイス

頚部骨折では過去にはHanssonピンやcannulated cancellous hip screw（CCHS）などが行われてきたが，近年3本のHanssonピンにブレードが付帯したものやロッキングシステムが付帯した，compression hip screw（CHS）などの骨頭の転位などを軽減する機能が改良されている[12,13]デバイスが開発された．その強固な固定性ため，今までは転位型の大腿骨頚部骨折では骨頭壊死のリスクが高いとされていた症例にも臨床応用されている[14,15]．新規のデバイスであるために今後長期的な成績などの慎重な経過観察が望まれる．

Ⅳ．ナビゲーションの進歩

頚椎後方手術では，スクリュー固定時の椎骨動脈の損傷は避けなければならない合併症である．術前CT撮影をもとにレジストレーションを行い，手術器具の刺入位置の確認など，3D画像を使用してリアルタイムにナビゲートする手術支援システムが用いられている．現在は

麻酔導入後に術中画像撮影を行うシステムが開発されている．これは仰臥位と腹臥位による体位による変化もあるために術中のもののほうが有用であるとする報告がある[16]．また，脊髄モニタリングと併用することで神経損傷も術中に評価でき，今まで困難であった手術も安全に行うことができるようになってきている[17]．

人工関節の設置においてもナビゲーションシステムを用いた computer-assisted surgery（CAS）が進歩している．今まではCTを術前に施行して機械に取り込んでから作図を行い，手術を行うものであった．近年はリアルタイムに状況を把握しながら手術を行う通信式のものが注目されている．反射ボールを用いてレジストレーションを行い，カットした面なども確認しながら正確な骨切りができるようになった．さらに近年はアクティブトラッカー方式という双方向性の通信システムを用いた機器により最適な解剖学的指標を術中に登録できるようになり，要する時間も短縮している．CASシステムにより良好なアライメントが作成され患者の機能的な予後も従来の手技よりも良好であるとする報告もある[18]．

まとめ

1）整形外科のさまざまな手術で低侵襲の治療が発達し，患者の早期回復に役立っている．
2）新規のデバイスであるために長期経過など不明なものもあり，慎重な手術適応の判断と経過観察を要する．

文献

1) 玄　奉学：腰椎変性疾患に対するLIFの有効性と問題点―間接除圧を中心に．整外最小侵襲術誌 82：43-50, 2017
2) Rodgers WB, Geber EJ, Patterson J：Intraoperative and early postoperative complications in extreme lateral interbody fusion. Spine 36：26-33, 2011
3) Abe K, Orita S, Mannoji C et al：Perioperative complications in 155 patients who underwent oblique lateral interbody fusion surgery；perspectives and indications from a retrospective, multicenter survey. Spine 42：55-62, 2017
4) Uribe JS, Deukmedjian AR：Visceral, vascular, and wound complications following over 13,000 lateral interbody fusions；a survey study and literature review. Eur Spine J 24：386-396, 2015
5) 石井　賢：各種PPSシステムの特徴と臨床使用．MISt手技における経皮的椎弓根スクリュー法，日本MISt研究会（監），三輪書店，東京，p224-252, 2015
6) 斉藤貴徳：LLIFとPPSを用いた成人咳痛変形矯正術．脊椎脊髄 39：383-394, 2017
7) Kelft EV, Goethem JV：Trabecular metal spacers as standalone or with pedicle screw augmentation, in posterior lumbar interbody fusion；a prospective, randomized controlled trial. Eur Spine J 24：2597-2606, 2015
8) リバース型人工肩関節全置換術ガイドライン．<https://www.joa.or.jp>［Accessed 2017 Apr 25］
9) 菅谷啓之：リバース型人人工肩関節置換術の手術適応と手技．関節外科 34：1033-1039, 2015
10) 西中直也：リバース型人工肩関節に対するanterosuperior アプローチ．関節外科 35：1084-1092, 2016
11) Bacle G, Nové-Josser L, Garaud P et al：Long-term outcomes of reverse total shoulder arthroplasty；a follow-up of a previous study. J Bone Joint Surg 99-A：454-461, 2017
12) 林　伸，松島真司，伊藤研二郎：大腿骨頚部骨折のHansson pin, Hansson pinlocによる術後歩行能力の比較．中部整災誌 59：369-370, 2016
13) 清野正普，前原　孝，上甲良二ほか：大腿骨頚部骨折に対するTwinsの使用経験．骨折 37：509-513, 2015
14) 亀長智幸，松島真司，伊藤研二郎：Hansson pinlocを用いた大腿骨頚部骨折の短期成績．中部整災誌 59：367-368, 2016
15) 大坂芳明，森川潤一，北原義大：大腿骨頚部骨折の新しい内固定材料ハンソンピンロックの使用経験．中部整災誌 59：365-366, 2016
16) 玉置康之，百名克文，田中康之ほか：脊椎ナビゲーション手術の問題点．中部整災誌 55：283-284, 2012
17) 佐藤公治，安藤　洋：腰椎変性側弯に対する低侵襲手術．中部整災誌 52：59-60, 2009
18) Gøthesen O, Espehaug B, Havelin LI et al：Functional outcome and alignment in computer-assisted and conventionally operated total knee replacement；a multicentre parallel-group randomised controlled trial. Bone Joint J 96-B：609-618, 2014

*　　　*　　　*

骨粗鬆症治療を継続するための患者教育・啓発の重要性
── 市民・患者向け院内フォーラムによる意識変容調査

前田浩行　前田睦浩　渡辺幸雄　神谷 努

はじめに

骨粗鬆症による骨折予防を含めた活動として近年リエゾンサービスが取り入れられている．しかし，他職種が忙しい仕事の中で連携することや，さまざまな医療機関が一人の患者に対して治療を行うことは手間や費用がかかり，小規模な医療施設で行うことはなかなかむずかしい現状がある．骨粗鬆症患者数は現在約1,280万人といわれているが，実際に医療機関で治療を受けている患者は全体の約20～30％にしかすぎない．骨粗鬆症は，他疾患の高血圧，高脂血症などに比べて患者のなかには病識がなく治療の優先順位が低い傾向が見受けられ，治療継続をいかに行うかがたいへん重要である[1]．われわれは，医師自らが行う患者教育がたいへん重要であると考え，日々の外来診療のなかで骨粗鬆症に関して説明をすることには時間の限りがあるため市民・院内フォーラムを開催している．クリニック，診療所など規模が小さい医療施設でも市民・患者向けの講演会を行い患者自ら勉強する場を提供することで，骨粗鬆症治療に対して治療意欲と継続率向上につながると考え，意識変容を調査した．

I. 方　法

2施設で計70人を対象に約1時間，院内の外来待合室を利用して市民・患者向けの講演会（院内フォーラム）を行った（図1）．計70（男性19，女性51）人，平均年齢76（45～92）歳であった．講演前・後にアンケートおよび骨粗鬆症に関する理解度を把握するテスト（10点満点）を行った．

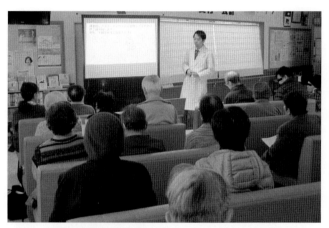

図1．**実際の講演会の様子**．院内の外来待合室を利用している．講演会後には多くの質問がある．

II. 結　果

講演前のアンケート結果を図2，講演後のアンケート結果を表1に示す．また，講演前・後の理解度を把握するためテストを行った（図3）．

本調査では，骨粗鬆症に興味がある96％のうち，実際に講演会や勉強会に参加したことがない人が96％いた．骨粗鬆症に関して患者が勉強したくても勉強する場が提供できていないことが浮き彫りとなった．骨粗鬆症に関して医師から詳しく説明を受けたものは28％しかおらず，診察のなかでしっかりとした説明ができていないまま治療が始められているケースがあることが考えられた．骨粗鬆症を病気として考えていない人が96％で，病

Key words
patient education, treatment continuation, osteoporosis

*Patient education is important to continue osteoporosis treatments
**H. Maeda, M. Maeda（院長）：前田病院整形外科・麻酔科（℡ 203-0054　東久留米市中央町 5-13-34；Dept. of Orthop. Surg. and Anesthesia, Maeda Hospital, Higashikurume）；Y. Watanabe（院長）：渡辺整形外科内科医院整形外科；T. Kamiya（薬剤師）：あおぞら薬局前沢.

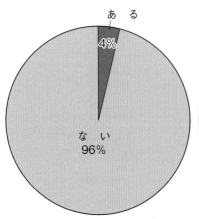
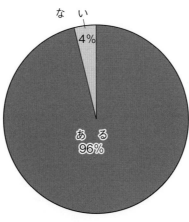
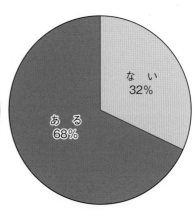

質問1. このような市民，患者さん向けの勉強会に今まで参加したことがありますか？

質問2. 骨粗鬆症に関して興味がありますか？

質問3. 骨粗鬆症の検査，骨密度をはかったことがありますか？

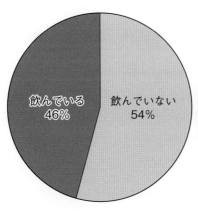
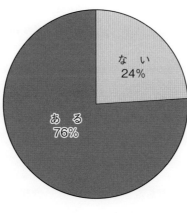
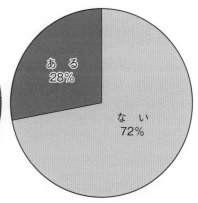

質問4. 現在，骨粗鬆症で薬を飲んでいますか？

質問5. 転倒したことがありますか？

質問6. 外来で骨粗鬆症のお話を医師から詳しく受けたことがありますか？

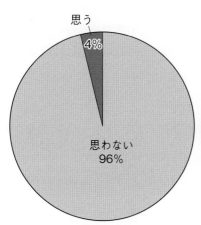
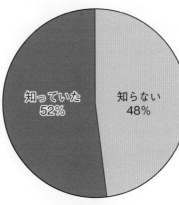
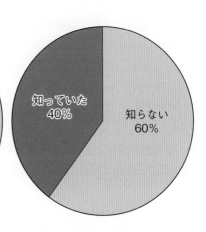

質問7. 骨粗鬆症は病気だと思いますか？

質問8. 骨粗鬆症の治療に注射があるのを知っていましたか？

質問9. ロコモティブシンドロームを知っていましたか？

図2. 講演前のアンケート結果

表1. 講演後のアンケート結果

1．今回の講演会に参加してよかったですか？	よかった100％，よくない0％
2．講演はわかりやすかったですか？	はい100％，いいえ0％
3．今後，骨粗鬆症の検査や治療をしたいと思いますか？	したい100％，したくない0％
4．骨粗鬆症の治療をするとしたら何がいいですか？	飲み薬24％，注射76％
5．このような勉強会・講演会など今後も必要だと思いますか？	思う100％，思わない0％
6．骨粗鬆症に関して興味がわきましたか？	興味が出た100％，出ない0％

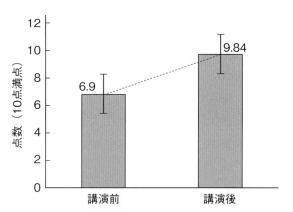

図3．講演前・後の理解度を把握するためのテスト点数の推移． 講演前・後で骨粗鬆症に関する同じ問題のテストを行った．

識の欠如のため治療中断が起きやすい可能性があると考えられた．ロコモティブシンドロームに関しても60％の人が知らないと答えており，依然普及していない現状がわかった．講演後のアンケートでは，講演のわかりやすさ，次回の講演に参加したい者は全員であった．講演会を聞いて骨粗鬆症に関して興味をもった者，これから治療をしたいと考えた者も全員であった．講演前後の骨粗鬆症に関するテストでは，講演前平均6.9点が講演後9.84点に大きく上昇していた．

Ⅲ．考　察

講演・勉強会を行うことで患者・市民の意識がかわり，理解が深まっていることがわかる．何科の医師でも，どの医療施設でも，たった1時間程度でよいので外来待合室などを使い，外来診察の終わった後や土曜日などに患者・市民への講演会を行うことで骨粗鬆症の普及につながると考える．

患者自らが勉強をすることで，知識を得て，骨粗鬆症治療を行いたいと医師にいってもらえるようになれば，骨粗鬆症治療の継続率向上と将来の骨折や寝たきりになるリスクを減らすことにつながるとわれわれは考えている．

ま と め

1）骨粗鬆症には興味があるが，講演会や勉強会に参加したことがない人が9割もいた．

2）骨粗鬆症に関して勉強したくても患者自身が勉強できる環境が少ないという現状が考えられた．

3）骨粗鬆症を病気としてとらえていない現状があり，ロコモティブシンドロームの認知度も低いことがわかった．

4）大きな病院だけでなく，どのような医療施設でも外来待合室などを利用して数時間でも患者自らが勉強できる場を提供することが，骨粗鬆症治療の継続率向上と将来における骨折，寝たきりリスクの低減につながる可能性がある．

文　献

1）前田浩行，前田睦浩，渡辺幸雄：骨粗鬆症治療を継続するために私が工夫していること．日骨粗鬆症会誌 **23**：231-234，2015

*　　　*　　　*

高齢者の運動器変性疾患の周術期における リハビリテーションとチーム医療の実践

南角 学　山脇理恵　田中浩基　松田秀一

はじめに

本邦では超高齢社会の到来により，多くの疾病を起因とする障害はさらに複雑化しており，チーム医療の実践やリハビリテーションのはたすべき役割はますます重要となっている．

臨床場面において，高齢者の運動器変性疾患に対して手術が行われた場合，標準的な治療やクリニカルパスから逸脱したり，十分な機能改善や日常生活活動（ADL）能力の向上が得られにくいことを経験する．われわれが行った検証データでも，手術時の年齢は人工関節置換術後の機能回復を決定する一つの因子となることを示している[1,2]．このため高齢者の運動器変性疾患に対する術後のリハビリテーションにおいては，運動器変性疾患に対する専門的なアプローチはもちろんのこと，患者一人の個別の課題や問題点を重要視したチーム医療の展開が必要となる．つまり，高齢者特有の問題点や課題に対して包括的に介入していく必要があり，病態だけでなく患者の生活背景を十分に配慮した目標設定や介入が重要であり，優先順位を決めて段階的に対応していくことが求められる．

本稿では，高齢者の運動器変性疾患に対する人工関節置換術後のデータを具体的に提示するとともに，その結果から考えられる具体的な介入方法ならびに術後せん妄や認知症などの高齢者特有の問題に対するチーム医療の重要性について述べる．

I．高齢者の運動器変性疾患に対するリハビリテーションの方針

複数疾患を有することが多い高齢者に対して，円滑かつ効果的なリハビリテーションを実施していくためには，まず高齢者特有の問題点を理解しておくことが重要である．一般に，高齢者の運動器疾患に対する術後のリハビリテーションでは，若年者と同様に痛み，関節可動域（ROM），筋力などの局所の機能障害の改善を図りながら退院後の生活に対応したADLの獲得をめざす．一方，高齢者では複数疾患によって多彩な病状を呈したり[3]，加齢による筋力や歩行能力などの運動機能の低下があることから術後に十分な機能回復が得られにくいことが報告されている[4,5]．これらのことから，複数疾患の既往，術後の運動機能の回復の特徴，術後の精神症状に対する対処法などを十分に把握したうえでリハビリテーションを実践していくことが重要である．

II．高齢者の運動器変性疾患における重複疾患

当院で人工膝関節全置換術（TKA）施行前の45例を対象に変形性膝関節症以外の運動器疾患，呼吸・循環器疾患，糖尿病の既往を調査したデータを表1に示す．表1からわかるように高齢者の運動器変性疾患では，手術の対象となる部位以外の運動器疾患や呼吸・循環器疾患など多くの重複疾患を呈している可能性があることから，目標設定やリハビリテーション介入の内容ついて十分な配慮が必要となる．さらに，重複疾患をどの程度念頭におくかは症例ごとに大きく異なり，臨床場面ではそれを見極め選別して重みづけを行う過程も重要となる．

Key words

rehabilitation, team medicine, elderly musculoskeletal disorder

*Rehabilitation and team medicine for the elderly with musculoskeletal disorders in the early stage after surgery
**M. Nankaku, R. Yamawaki, H. Tanaka：京都大学医学部附属病院リハビリテーション部（Rehabilitation Units, Kyoto University Hospital, Kyoto）；S. Matsusda：同大学整形外科．

表1. 当院におけるTKA施行前の重複疾患の割合（n=45）

	75歳未満（n=21）[例]	75歳以上（n=24）[例]
膝関節以外の運動器疾患	7（33.3%）	13（54.1%）
呼吸・循環器疾患	9（42.9%）	14（58.3%）
糖尿病	4（19.0%）	8（33.3%）

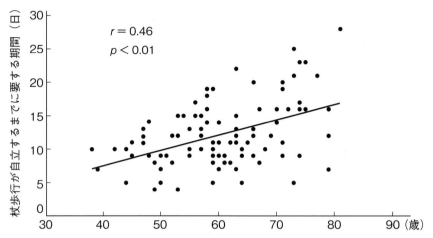

図1. THA術後における年齢と杖歩行が自立するまでに要する期間の相関関係（n=97）

Ⅲ. 運動器変性疾患の周術期におけるリハビリテーション

❶クリニカルパスからの逸脱

一般に運動器変性疾患の手術的治療では，在院日数の短縮や標準的な治療を行うために，多くの医療施設でクリニカルパスが導入されている．一方，運動器変性疾患を有する高齢者が手術対象となる場合では，クリニカルパス（標準的な治療）から逸脱し，他院への転院を余儀なくされることが多い．TKA後患者45例を対象とした当院のデータでは，75歳未満の症例では4.8%（21例中1例），75歳以上の症例は20.8%（24例中5例）が転院となっており，より高齢であるほど自宅退院ができない傾向となっている．

❷人工股関節全置換術（THA）の手術時年齢と術後ADL動作の獲得

図1はTHA後における年齢と杖歩行が自立するまでに要する期間の相関図であり，年齢が高くなれば術後に杖歩行が自立する期間が長くなるという関連性を示している．また，手術時の年齢は術前の下肢筋力や歩行能力といった運動機能と同様に，THA後に杖歩行が自立するまでに要する期間を決定する一つの重要な因子であることをわれわれは明らかとしている[6]．このように運動器変性疾患を有する75歳以上の高齢者では，筋力や歩行能力などの運動機能が術前から低下しているために術後では歩行を中心としたADLの獲得が遅くなる傾向にあるといえる．これらのことから，運動器変性疾患を有する75歳以上の高齢者では，痛みや関節ROMや筋力などの局所の機能改善よりも，むしろ退院後に必要な移動能力に合わせた歩行の獲得ならびに階段昇降や入浴動作などの退院後に必要となるADLを獲得するためのリハビリテーションプログラムを中心に実践していくことも重要となる．

❸高齢者の運動器変性疾患における術後の運動機能の回復

当院におけるTKA術前と術後1年の運動機能の回復過程を表2に示す．手術時の年齢が75歳以上の高齢者では75歳未満の症例と同様に，膝の症状，膝関節伸展ROM，膝関節伸展・屈曲筋力などの局所の膝関節機能は術前よりも術後1年で有意に改善するが，歩行能力やバランス機能の改善が得られにくく術後の活動性も低いといった特徴を示す．特に，75歳以上の症例の術前と術後1年のtimed up and go testは運動器不安定症の診断基準である11秒よりも遅く，術後1年が経過しても移動能力が低い．このため転倒予防のための運動療法の実践・指導ならびに適切な歩行補助具を選定し，日常生活での

表2. 当院におけるTKA術前・後の運動機能の回復（n=45）

	75歳未満（n=21）			75歳以上（n=24）		
	術前	術後1年	p値	術前	術後1年	p値
術側機能						
膝関節伸展ROM（°）	−6.4±7.6	−2.9±3.4	<0.05	−9.8±8.7	−3.1±4.4	<0.05
膝関節屈曲ROM（°）	115.0±18.8	116.9±15.5	NS	110.8±21.7	110.6±18.0	NS
膝関節伸展筋力（Nm/kg）	0.88±0.35	1.20±0.44	<0.05	0.81±0.46	1.16±0.46	<0.05
膝関節屈曲筋力（Nm/kg）	0.47±0.24	0.52±0.17	<0.05	0.38±0.27	0.44±0.24	<0.05
片脚立位時間（秒）	12.8±10.1	17.9±11.6	<0.05	10.2±10.9	11.8±11.5	NS
timed up and go test（秒）	9.49±2.40	7.72±1.27	<0.05	12.9±6.4	11.3±5.3	NS
2011 Knee Society Score						
膝の症状	9.1±5.8	18.3±4.3	<0.05	9.8±5.8	18.6±4.9	<0.05
膝の満足度	14.0±6.8	25.5±8.1	<0.05	12.3±6.8	22.2±85	<0.05
手術の期待度	13.7±1.2	9.6±2.7	<0.05	12.5±2.7	9.1±3.1	<0.05
術後の活動性	43.5±20.2	66.8±18.3	<0.05	34.5±19.8	50.3±20.0	<0.05

活動量の維持に努めるなどの対応が必要となる．

Ⅳ．運動器変性疾患の周術期における精神症状に対するチーム医療の実践

❶ 運動器変性疾患を有する高齢者の周術期における精神症状

運動器変性疾患を有する高齢者の周術期では，入院に伴う環境の変化や手術侵襲による心身への負担などの影響を受けやすく，既往にあった認知症やうつ症状が重度化したり，術後にせん妄を生じるリスクが高い．運動器変性疾患の周術期にせん妄を発症した高齢者は入院期間の長期化や機能的予後の低下を呈することが報告されており[7]，その予防と治療的介入は重要な課題となっている．また，認知症についても術後のADLの獲得に影響を及ぼすことから認知症に対する評価や介入は重要である．

❷ せん妄と発症因子

せん妄とは，なんらかの外因（薬物や物質，医学的疾患）により数時間～数日間の短期間で発症し，1日を通じて重症度が変動する，注意と意識の障害および認知機能の障害などによって特徴づけられる急性の精神状態の変化を示す症候群である[8]．

せん妄は，準備因子（高齢，認知症，うつ病，頭部疾患の既往，アルコール多飲など）・直接因子（手術，中枢神経疾患，電解質異常や感染など頭蓋外の全身性疾患，薬剤など）・促進因子（疼痛，身体拘束，尿カテーテルなどのライン類，不安，環境の変化，睡眠関連障害，視力低下，聴力低下など）の複数の因子が複合的に影響して発症すると考えられている[9]．せん妄の症候は過活動型，低活動型，その両方の症状を呈する混合型の三つの運動性亜型に分類される[10]．過活動型は，興奮，落ち着きのなさ，焦躁，幻覚，妄想など，低活動型は無気力，傾眠，自発運動の低下などが特徴といわれている．

❸ 術後せん妄に対するチーム医療の実践

せん妄は多要因からなり，多職種での非薬物療法的アプローチがきわめて有効であるといわれている[11]．当院では75歳以上の運動器変性疾患を有する高齢者に対しても，入院を伴う外科的治療を行うことが多いため，医師，薬剤師，看護師，理学療法士，作業療法士などが協同して術後せん妄を予防するためのさまざまな取り組みを行っている．たとえば専門医による院内勉強会を開催し，症状の理解や薬物療法の方針，予防と早期治療の重要性について多職種を対象に啓発活動を行っている．

運動器変性疾患の周術期におけるせん妄に対する具体的な介入方法については表3に示すとおりである．整形外科医らの回診に看護師，療法士が同行し，患者の治療方針やリハビリテーションの状況，日常生活の様子について情報を共有している．リハビリテーションは個別担当制をとっていることが多く，療法士は患者の身体症状のみでなく精神症状についても日々の変化をとらえやすい．そのため，患者の精神症状の変化について，主治医や病棟の看護師に伝えるという役割を担っている．逆に看護師から，病棟生活場面でのせん妄症状の出現について情報を得ることによりリハビリテーション介入の内容を考慮する場合も多い．

これら病棟での環境調整やリハビリテーション介入，情報の共有で非薬物療法的アプローチを行ったうえで，それでも改善しない，もしくは重症なせん妄症状を認める場合は薬物療法を開始する．その場合，精神神経科医師に対してコンサルテーションを行い，専門医の診察と

表3. 運動器変性疾患の周術期におけるせん妄に対する介入方法

① せん妄の準備因子の評価	在宅での生活状況，認知症・うつ病などの精神疾患の有無，頭部疾患の既往，アルコールの多飲の有無などを，入院時に病棟看護師が本人・家族から情報収集し，術後にせん妄が起こるリスクを把握する
② 環境調整	基本的には見当識を助けるような環境調整をする．具体的には患者の睡眠と覚醒リズムを整えるため，日中は部屋を明るくする．また周囲の状況を理解し，不安を取り除くために眼鏡や補聴器や吸い飲みなど患者にとって必要な物はすぐに手が届くところに配置する
③ 早期離床	術翌日には離床（車椅子への移乗とトイレ動作の練習など）を開始し，理学療法士は移乗動作の確認や指導を行う．看護師は主に見当識の評価を適宜行い，せん妄を早期に発見する．また術後にせん妄が遷延する場合においても患者の安全性を確保したうえで積極的に離床を図る
④ 薬物療法	非薬物療法的アプローチを行っても改善しない，もしくは重症なせん妄症状を認める場合は，専門医の診察と薬剤師による内服薬評価の後，必要に応じて減薬や休薬，症状に応じた薬剤を投与する．症状の変化を定期的に評価する

薬剤師による内服薬の評価の後，必要に応じて減薬や休薬，症状に応じた薬剤を投与し，症状の変化を定期的に評価する連携体制をとることも重要となる．

❹ 認知症の診断基準と周辺症状

せん妄の準備因子にもあげられる認知症は，高齢者に認める症候で包括的な対処を要する老年症候群の中で，その頻度がもっとも高いことが知られている[3]．整形外科に入院している高齢者でも併存症として認める場合もあり，適切な看護やリハビリテーション介入が求められる．Diagnostic and Statistical Manual of Mental Disorders, 5th edition（DSM-5）における認知症は，注意，学習と記憶，言語，実行機能，知覚-運動，社会的認知の6つの領域のうち，少なくとも1領域以上で明らかな障害があることと定義されており，その認知障害により自立した生活が困難になっていること，意識障害ではないこと，精神疾患ではないことという4基準を満たすこととなっている[8]．認知症には，認知機能低下の中核症状のほか，幻覚，妄想，不安，猜疑心，うつ，興奮，暴言・暴力などを含む，行動・心理症状（behavioral and psychological symptoms of dementia：BPSD）があり，このBPSDが介護負担に強く影響する．そのため，認知症を伴う患者のケアでは認知機能の低下という視点以上に性格や振る舞いの変化といった行動の変化や生活障害という視点での支援が重要である[12]．

❺ 認知症高齢者に対するチーム医療の実践

周術期におけるBPSDの軽減や悪化予防のための治療的介入では，せん妄と同様に非薬物療法的アプローチがまず選択される．当院で行っている多職種連携のチームアプローチはせん妄の予防と基本的には同じであるが，認知症を伴う高齢者は入院という環境の変化や周囲の人とのかかわりの変化に弱く，記憶障害や，医療者側の説明の理解がむずかしい，自身の想いをうまく表現できないなどのコミュニケーションのむずかしさを伴っている場合もあるため，術前から注意事項などは目につくところに掲示し，検査の内容や実施時間がわかりやすいよう，ゆっくりと優しい口調で説明している．リハビリテーション介入では，下肢の運動器変性疾患や手術であっても，必要に応じて理学療法のみでなく作業療法も併せて処方し，患者の趣味や嗜好に沿った作業活動を提供することなどを通じて，活動意欲の向上を図っている．また，入院を契機に認知症に気づかれたり，術後に介護度が変化したりするケースもあり，その際はソーシャルワーカーが本人や家族に対して，退院後に利用できる制度やサービスについて説明している．

まとめ

1）当院での高齢者の運動器変性疾患に対する周術期のデータから考えられるリハビリテーション介入，ならびに高齢者に多く認められる術後せん妄や認知症などの精神症状に対するチーム医療の実践について述べた．

2）高齢者の運動器変性疾患に対する手術的治療後の歩行を中心としたADL動作の回復の特徴や術後に生じる精神症状に十分に配慮しながら，より適切にリハビリテーションを展開していくことが重要である．

文 献

1) Nankaku M, Ito H, Furu M et al：Preoperative factors related to the ambulatory status at 1 year after total knee arthroplasty. Disabil Rehabil：2017［Epub ahead of print］
2) Nankaku M, Tsuboyama T, Akiyama H et al：Preoperative prediction of ambulatory status at 6 months after total hip arthroplasty. Phys Ther 93：88-93, 2013
3) 秋下雅弘：高齢者の特徴．総合リハ 42：1033-1037, 2014
4) Kennedy DM, Hanna SE, Stratford PW et al：Preoperative function and gender predict pattern of functional

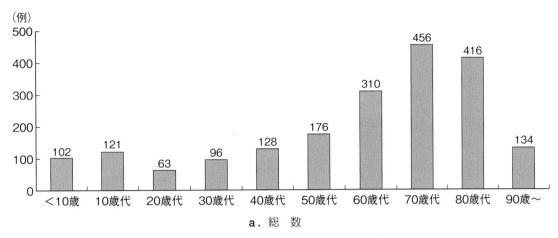

a. 総数

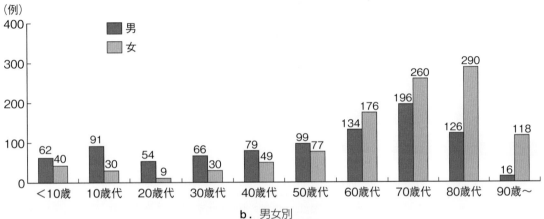

b. 男女別

図1. 入院患者の年齢分布

予定入院1例であった．手術を6例に行い，保存的治療を10例に行った．手術を施行した6例のうち，2例は全身状態を考慮して局所麻酔で行った．保存的治療を行った10例中6例は手術適応であったが，全身状態から施行を断念した．

全例がなんらかの既往歴を有していた．複数の症例にみられた合併症としては，悪性腫瘍（大腸癌など）6例，心不全・高血圧が各5例，虚血性心疾患（狭心症と心筋梗塞）・脳血管障害（脳出血と脳梗塞）・慢性腎臓病・糖尿病が各4例，心房細動・大動脈弁狭窄症・胆石・骨関節結核・RAが各2例であった．9例が抗血栓薬を内服していた．

死亡診断は，呼吸器疾患9例（誤嚥性肺炎4例，間質性肺炎2例，粟粒結核1例，肺癌1例，CO_2ナルコーシス1例），消化器疾患（消化管出血）・循環器疾患（急性心筋梗塞と肺梗塞）が各2例，肝疾患（肝硬変による肝不全）・外傷死（骨盤骨折）・癌死（咽頭癌）が各1例であった．出血死3例（消化管出血2例と骨盤骨折1例）は，全例抗血栓薬を内服していた．

16例中8例は整形外科のまま死亡退院となった．8例は途中で転科して死亡した．転科した診療科は，呼吸器科3例，肝臓内科・感染症科・循環器科・腎臓内科・消化器内科が各1例であった．在院日数は平均37.5（2〜97）日であった．術後1週間以内の死亡は1例のみであり，人工股関節全置換術後2日に急性心筋梗塞のため死亡した．

Ⅲ．症例提示

症 例．74歳，女．

RAの既往があり，メトトレキサート4 mg/週，プレドニゾロン5 mg/日を服用していた．右人工股関節全置換術，右人工膝関節全置換術，両肩人工骨頭置換術の施行歴があった．車に乗り込むときに受傷し，移動不能となり前医を受診した．右大腿人工関節周囲骨折と診断され，翌日当院へ救急搬送された（図2a）．同日手術目的で入院とした．入院時精査で両側胸水貯留と大動脈弁狭窄症が判明し，各々当該科にコンサルトした．入院後3日に意識レベルが低下した．CTで胸水も増悪していた（図2b）．動脈血液ガス分析でpH 7.092, PaO_2 100.0 mmHg, $PaCO_2$ 102.5 mmHgであり，CO_2ナルコーシスと診断した．同日死亡した．

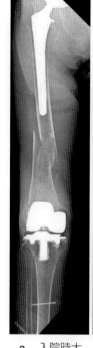 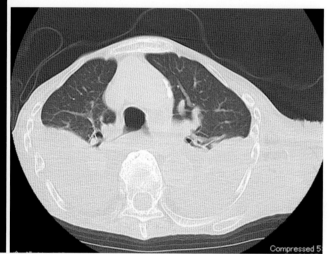

a．入院時大腿骨X線正面像　　b．入院後3日胸部CT

図2．症例．画像所見

IV．考　察

本研究では，整形外科へ入院した患者の在院死亡率は0.79%であった．その9割近くは，種々の内科的合併症を抱えた75歳以上の高齢者であった．在院死亡患者の典型像は，高齢者が低エネルギー外傷で整形外科へ入院した後に，肺炎などの内科的疾患で死亡するというパターンであった．

本結果は，諸家の報告とほぼ同様であった．門野[3]は，診断群分類包括評価（DPC）データベースをもとに226,644例の整形外科入院患者を調査し，整形外科在院死亡の割合は0.41%であったと報告している．さらに死亡率は年齢とともに上昇し，80歳代以上では1.4%に達し，疾患別では大腿骨近位部骨折で1.38%であったと述べている．加えて，整形外科入院患者の半数は60歳以上であること，外傷がもっとも多い年代は80歳代であること，整形外科入院患者の1/5以上が70歳以上の外傷患者であることも，あわせて報告している．大澤[5]は，整形外科に骨折のため入院した324例を調査した．死亡退院した患者8例中6例は内科的疾患で死亡し，そのうち4例は呼吸器疾患であったと述べている．さらに，70歳以上の患者が6割を超えること，70歳以上の患者は70歳以下の患者と比べて内科的合併症を有意に多くもつことも指摘している．整形外科学（otrhopedics）という単語の中には小児科学（pediatrics）という言葉が含まれるが，現状は"orhthogeriatrics"（老年医学：geriatrics）とでも表現すべきにふさわしい．

大腿骨近位部骨折をはじめとする低エネルギー外傷による高齢者骨折は純粋な外傷ではなく，高齢化に伴い生じる疾患の一部分症という側面を有する．誤解をおそれずにいうならば，低エネルギー外傷による高齢者骨折は，外傷でなく老化という疾病である．そのため，この外傷にはメスよりも聴診器が必要とされる場面も少なくない．岡本[6]は，高齢者を治療するうえで従来の整形外科的感覚で投薬や手術を行ってもうまく治療できないと警鐘を鳴らしている．

筆者も含めた整形外科医は，高齢者の骨折には積極的であり，治療を得意とする．一方で骨折した高齢者には消極的で，治療が不得手なきらいがある．しかしながら，整形外科医が好むと好まざるとにかかわらず，整形外科入院患者死亡原因の大半が高齢者の内科的合併症ならば，整形外科入院中の防ぎうる内科的な問題を解決することが患者の利益につながる．近年，複数の内科的合併症を抱えた高齢者が新たな平均的患者像とされ，従来型

の単一疾患・一ガイドラインによる診療の限界もささやかれている[7]．さらに医療が専門化かつ細分化し，内科医ですら自分の専門領域しか診療しない状況下において[8〜10]，整形外科医が内科的治療を行うことは非現実的である．諸家も，内科との連携によりこの問題を解決しようとしている．門野[3]は，整形外科診療を行ううえで全身的な治療が必要不可欠であり，そのためには内科医の協力が必須であると報告している．澤口ら[11]は，高齢者骨折を単なる整形外科の患者としてではなく，さまざまな疾患を有する高齢患者がたまたま骨折したものととらえ，その解決策として内科医を含めた多職種連携アプローチを提唱している．宮本[12]は，高齢者外傷においては整形外科医単独で治療できることはもはやまれで，複数科との協力が必要であり，高齢者低エネルギー外傷に対する診療システムの構築を主張している．

それでは，内科との連携をスムーズにし，整形外科病棟で生じる内科疾患をうまく治療するためには，整形外科医はいかに振る舞うべきであろうか？　その回答として，筆者は以下の3点をあげたい．

1点目は，整形外科医が内科的知識をブラッシュアップすることである．整形外科の入院患者が高齢化し，多くの内科的合併症を抱えている現在，整形外科医にもある程度の内科的な知識が求められている．阿部[13]は，外傷，腫瘍，リウマチや高齢者領域を扱う整形外科医は，他科と円滑に協同して診療できるレベルの幅広い臨床知識が必要不可欠であり，臨床現場では専門医が自分の領域のみで他科のことは我かんせずの姿勢になってしまえば，きわめて危うい場面に出くわすと述べている．そして，自分の専門以外の領域の知識は謙虚に自ら求めていかないと習得しにくく，初期治療ならびに他科への円滑な専門診療への移行のために，自分の専門外の幅広い臨床知識の習得を心がけていきたい，と続けている．的を射た意見であり傾聴するに値する．

2点目は，他科合同カンファレンスである．当院では「ボード」と通称されている[14]．整形外科入院中に内科的疾患が悪化し，むしろそれが主病名となり整形外科医の手に負えなくなる状況は少なくない．理想的には，当該診療科に転科して治療が行われるべきであろうが，現実的には多臓器にまたがる複雑な病態を抱えた症例は，誰しもが敬遠しがちである．医療の高度化に伴い臓器別に細分化されたシステムは，臓器別縦断的治療には適する．一方，複数の臓器にまたがる問題を有し横断的治療を必要とする患者には，必ずしも適さない．細分化された現代の医療において，診療科の狭間に取り残された患者と言い換えてもよい．そのようなマルチプロブレムを有する患者を目の前に主治医が途方に暮れた際に，ボードは開催される．バックグラウンドの違う医師による横断的カンファレンスが開催され，全体を見渡した独りよがりでない方針のもとに治療が行われる意義は大きい．ボードはいくつかの問題を抱えているものの，情報共有・合意形成・相互協力に有効であり，各科の垣根を越えるコミュニケーションツールとして，一定の成果を上げている．

3点目は，内科医を副主治医とする案である．「案」と表現したように，当院ではいまだ実現していない．複数の合併症を有する高齢者が入院した場合，入院当初より内科医が副主治医となり積極的に介入すれば，入院中の全身状態改善が期待できる．内科的合併症は内科医に任せて整形外科医が整形外科的治療に専念できれば，整形外科医の負担は軽くなる．そして何より，患者が迅速に適切な内科的加療を享受できる．この理想的解決策の前に立ちはだかる現実的問題は，その担い手である．イギリスでは大腿骨近位部骨折に対し，老年科専門医による術前評価が行われ，成果を上げている[15]．本邦でも金村ら[16]は，総合内科医が大腿骨近位部骨折の治療に介入することで回復期病棟への転院日数や在院日数が短縮することを報告している．老年科や総合内科のような臓器別に細分化していない，ジェネラルな内科医が，副主治医に適任であることが示唆される．一方，残念ながら当院にはそのような診療科はない．さらに病院幹部の賛同も得られず，筆者の計画は暗礁に乗り上げたままである．

本研究の問題点は，転院後まもなく死亡した患者が対象より除外されている点である．つまり，当院が回復期病棟や療養型病棟を併設していれば，在院死亡率はさらに高くなったかもしれない．もっとも，在院死亡率という数字を算出し，その数字を病院間で比較すること自体に，筆者は意義を見い出すことはできない．規模・患者層・地域性が異なる病院間の在院死亡率を議論しても，意味がないからである．在院死亡を検討する意義は，運動器という本来生死に関係のない臓器を治療するために入院した患者が，なぜ死にいたったのかという問題に対して，正面から向き合い真摯に受け止めることにある．

まとめ

1）急性期病院整形外科における在院死亡16例を検討した．

2）その典型像は，高齢者が低エネルギー外傷のため入院後に肺炎などの内科的疾患で死亡するというパターンであった．

文献

1）総務省統計局．http://www.stat.go.jp/data/topics/

topi971.htm ［Accessed 2017 May 5］
2) 細井孝之：高齢者の内科併発症の対策—75歳以上に対する老年内科的アプローチ．整・災外 **42**：297-305，1999
3) 門野夕峰：DPCデータベースからみた日本整形外科の現状．医のあゆみ **236**：333-338，2011
4) 井上三四郎，吉田裕俊，富永冬樹ほか：下垂足を契機に診断された抗好中球細胞質抗体関連血管炎の1例．整形外科 **67**：1161-1164，2016
5) 大澤芳清：当院骨折入院患者における内科合併症の検討．中部整災誌 **47**：291-292，2004
6) 岡本雄三：どこまで一人で対処できるか—高齢者の整形外科．別冊整形外科 **28**：86-89，1995
7) 福原俊一，東　光久，徳田安春ほか：内科医が扱う患者の半数以上が超高齢者の時代にあって．Medicina **53**：1498-1150，2016
8) 大成功一：研修病院の取り組み—指導医の立場から—市立堺病院第一診療部（内科部）というあり方．日内会誌 **98**：2041-2045，2009
9) 大成功一：専門医兼総合医—「内科」はどこへいくのか．日プライマリケア連会誌 **33**：162-164，2010
10) 木村琢磨：病院総合医という選択肢—病院のジェネラリストを志向する医師たちへ．日プライマリケア連会誌 **34**：55-58，2011
11) 澤口　毅，重本顕史：外傷領域における集学的治療—多職種連携による大腿骨近位部骨折に対する取り組み．整・災外 **58**：261-269，2015
12) 宮本俊之：長崎大学病院における外傷センター設立の意義．別冊整形外科 **70**：10-13，2016
13) 阿部哲士：整形外科専門医とジェネラリスト．整形外科 **61**：22，2010
14) 井上三四郎：整形外科入院中に生じた他科疾患—当院で行われているボードの紹介．整外と災外 **65**：819-824，2016
15) 藤田　潤，福田文雄，飯山俊成ほか：大腿骨近位部骨折が準緊急手術としてできない要因—イギリス Bule Book との比較．骨折 **38**：19-621，2016
16) 金村　斉，中村紳一郎，川島篤志ほか：総合内科医の介入による大腿骨近位部骨折の治療成績．日整会誌 **90**：S42，2016

＊　　＊　　＊

『別冊整形外科』要旨募集

『別冊整形外科』No. 74「しびれ・痛みに対する整形外科診療の進歩」

　外傷などの急性期症状を除けば，整形外科を受診する患者さんの主訴は四肢のしびれと痛みがほとんどです．まれに運動麻痺や関節の可動制限も主訴になることがありますが，単独ではまれで，しびれ・痛みを伴っています．原因が末梢神経，脊髄神経根にかかわらず，症状として出現するのは手のしびれであったり，足の痛みであったりするわけです．痛みの分類については，近年，侵害受容性疼痛や神経障害性疼痛などといった概念が急速に普及し，それに合わせて数多くの薬物も使えるようになりました．一般に使われる痛み止めも，非ステロイド性抗炎症薬を剤形をかえて出していた時代とは大きく様変わりしています．しかしながら，神経障害性疼痛に対して新たに使えるようになった薬剤は，オピオイドも含めてそれなりの使い方の工夫が必要で，ともすると適量の投薬ができずにドラッグショッピング状態になりがちです．

　一方，手術的治療については，末梢神経の絞扼性障害に対する治療はすでに確立した感があり，内視鏡手術なども低侵襲化がすすんでいます．また，従来メカニカルな要因による痛みと考えられていたものであっても，上殿神経痛による殿部痛のように新たな神経障害として見直され，手術的治療の対象とされる場合もあります．また，薬物療法と手術的治療の間にもブロック療法や理学療法，装具療法など，多様な治療手段があり，それぞれのエビデンスが集積されつつあります．

　そこで本特集号では，しびれや痛みなどの神経症状に対する整形外科治療の進歩をテーマとして，診断そのものから保存的治療および手術的治療に関する論文を広く募集します．エコーやMRIなどの画像機器や電気生理学的検査の進歩による診断精度の向上，薬物療法の実際的なプロトコル，手術的治療の進歩などがテーマです．日常診療に参考になるような，処方のコツや，逆にピットフォールについても科学論文の形式にとらわれず，ご紹介いただければと思います．下記のテーマに沿ってふるってご応募ください．

募集テーマ

Ⅰ．総　論
　1．薬物療法
　　1）非ステロイド性抗炎症薬（NSAIDs）
　　2）神経障害性疼痛にターゲットをおいた薬剤
　　3）オピオイド
　　4）セロトニン・ノルアドレナリン再取り込み阻害薬（SNRI）
　　5）組み合わせ
　　6）漢方薬
　　7）その他（骨粗鬆症治療薬など）
　2．理学療法
　　1）運動療法
　　2）認知行動療法
　　3）AKA-博田法
　　4）筋膜リリース
　3．インターベンショナル治療
　　1）エコー下神経ブロック
　　2）特殊な関節に対する注射
　　3）ヒアルロン酸注射
　　4）ボトックス，その他の注射療法
　　5）脊髄刺激療法
　　6）ブロック療法
　　7）温熱療法

Ⅱ．疾患・病態別の診断・治療
　1．頚　椎
　　1）頚部痛・肩こり・後頭部痛
　　2）神経根症・脊髄症による上肢痛
　　3）頚髄損傷後疼痛
　　4）頚椎捻挫
　2．胸郭出口症候群
　　1）薬物療法
　　2）ブロック・理学療法
　　3）手術的治療
　3．複合性局所疼痛症候群（CRPS）
　4．上　肢
　　1）肘部管症候群の手術的治療，遺残症状のコントロール
　　2）手根管症候群の発症予防，手術的治療，遺残症状のコントロール
　　3）五十肩
　　4）上腕骨外側上顆炎
　　5）Heberden結節・母指手根中手（CM）関節症
　　6）de Quervain病
　　7）グロムス腫瘍
　5．体　幹
　　1）肋間神経痛
　　2）内臓痛・大動脈解離

　6．腰殿部
　　1）仙腸関節障害
　　2）上殿神経障害
　　3）外側大腿皮神経障害
　　4）腰椎手術後の腰殿部痛［failed back surgery syndrome（FBSS）を含む］
　　5）骨粗鬆症に伴う痛み
　　6）非特異的腰痛
　　7）椎体偽関節
　　8）成人脊柱変形
　　9）その他
　7．下　肢
　　1）腰部脊柱管狭窄症に対する薬物療法
　　2）腰椎椎間板ヘルニアに対する薬物療法
　　3）腰椎椎間板ヘルニアに対する椎間板内治療
　　4）血管性障害
　　5）伏在神経障害
　　6）足根管症候群
　　7）Morton病
　8．その他
Ⅲ．周術期疼痛管理

『整形外科』編集委員会

＊　　　　＊　　　　＊

　ご応募くださる方は，タイトルおよび要旨（1,000字以内）を，**2018年2月末日**までに下記『整形外科』編集室・『別冊整形外科』係宛にお送りください（**E-mail**でも受け付けます）．2018年3月末日までに編集委員会で採否を決めさせていただき，その後ご連絡いたします．なお，ご執筆をお願いする場合の原稿締め切りは採用決定から2ヵ月後（2018年5月末日），発行は2018年10月予定となります．

　　送付先：〒113-8410　東京都文京区本郷三丁目42番6号
　　　　　　株式会社南江堂　『整形外科』編集室・『別冊整形外科』係
　　　　　　（TEL 03-3811-7619／FAX 03-3811-8660／E-mail：pub-jo@nankodo.co.jp）

〈『整形外科』編集室〉

『別冊整形外科』No. 72
高齢者（75歳以上）の運動器変性疾患に対する治療

2017年10月10日　発行	編集者　竹下克志
	発行者　小立鉦彦
	発行所　株式会社 南江堂
	〒113-8410　東京都文京区本郷三丁目42番6号
	☎（出版）03-3811-7619　（営業）03-3811-7239
	ホームページ　http://www.nankodo.co.jp/
	印刷 三報社／製本 ブックアート

Ⓒ Nankodo Co., Ltd., 2017

定価は表紙に表示してあります．
落丁・乱丁の場合はお取り替えいたします．
ご意見・お問い合わせはホームページまでお寄せください．

Printed and Bound in Japan
ISBN 978-4-524-27772-8

本書の無断複写を禁じます．
[JCOPY]〈（社）出版者著作権管理機構 委託出版物〉

本書の無断複写は，著作権法上での例外を除き禁じられています．複写される場合は，そのつど事前に，（社）出版者著作権管理機構（電話 03-3513-6969, FAX 03-3513-6979, e-mail: info@jcopy.or.jp）の許諾を得てください．

本書をスキャン，デジタルデータ化するなどの複製を無許諾で行う行為は，著作権法上での限られた例外（「私的使用のための複製」など）を除き禁じられています．大学，病院，企業などにおいて，内部的に業務上使用する目的で上記の行為を行うことは私的使用には該当せず違法です．また私的使用のためであっても，代行業者等の第三者に依頼して上記の行為を行うことは違法です．

別冊整形外科 ORTHOPEDIC SURGERY

監修 「整形外科」編集委員

No. 1	救急の整形外科	*品切	No. 31	手関節部の外科	*品切
No. 2	頸椎外科の進歩	*品切	No. 32	小児の下肢疾患	*品切
No. 3	人工股関節	*品切	No. 33	骨粗鬆症	*品切
No. 4	義肢・装具	*品切	No. 34	慢性関節リウマチ	*品切
No. 5	プアーリスクと整形外科	*品切	No. 35	特発性大腿骨頭壊死症	*品切
No. 6	肩関節	*品切	No. 36	肩関節	*品切
No. 7	対立する整形外科治療法（その1）	*品切	No. 37	外傷治療のControversies	
No. 8	骨・軟骨移植の基礎と臨床	*品切	No. 38	画像診断技術	
No. 9	対立する整形外科治療法（その2）	*品切	No. 39	人工股関節の再置換・再手術の現況	*品切
No. 10	骨・関節外傷に起りやすい合併障害	*品切	No. 40	整形外科手術の周術期管理	
No. 11	整形外科用器械	*品切	No. 41	四肢骨折治療に対する私の工夫	
No. 12	高齢者の脊椎疾患	*品切	No. 42	変形性膝関節症および周辺疾患	
No. 13	新しい画像診断	*品切	No. 43	骨・軟部腫瘍の診断と治療	
No. 14	慢性関節リウマチとその周辺疾患	*品切	No. 44	私のすすめる診療器械・器具	
No. 15	骨・関節感染症	*品切	No. 45	脊柱靱帯骨化症	
No. 16	人工関節の再手術・再置換	*品切	No. 46	関節不安定性と靱帯再建	
No. 17	骨・軟部悪性腫瘍	*品切	No. 47	骨・軟骨移植	
No. 18	先端基礎研究の臨床応用	*品切	No. 48	骨壊死	
No. 19	創外固定	*品切	No. 49	末梢神経障害の基礎と治療戦略	
No. 20	腰椎部のインスツルメンテーション手術	*品切	No. 50	脊椎疾患における鑑別診断と治療法選択の根拠	
No. 21	経皮的もしくは小切開からの整形外科手術	*品切	No. 51	整形外科 office-based surgery	*品切
			No. 52	高齢者骨折に対する私の治療法	
No. 22	膝関節の外科	*品切	No. 53	変形性関節症	
No. 23	外傷性脱臼の治療	*品切	No. 54	上肢の外科	
No. 24	整形外科疾患の理学療法	*品切	No. 55	創外固定の原理と応用	*品切
No. 25	足の外科	*品切	No. 56	関節周辺骨折最近の診断・治療	
No. 26	肘関節外科	*品切	No. 57	股関節疾患の治療 up-to-date	
No. 27	整形外科領域における疼痛対策	*品切	No. 58	肩関節・肩甲帯部疾患	*品切
No. 28	一人で対処する整形外科診療	*品切	No. 59	運動器疾患に対する最小侵襲手術	
No. 29	頸部脊髄症	*品切	No. 60	骨粗鬆症	*品切
No. 30	整形外科鏡視下手術の評価と展望	*品切			

No. 61 難治性骨折に対する治療 自治医科大学教授　星野　雄一 編集	No. 68 整形外科領域における移植医療 東京医科歯科大学教授　大川　淳 編集
No. 62 運動器疾患の画像診断 広島大学教授　越智　光夫 編集	No. 69 足関節・足部疾患の最新治療 京都大学教授　松田　秀一 編集
No. 63 腰椎疾患 up-to-date 東京医科歯科大学教授　大川　淳 編集	No. 70 骨折（四肢・脊椎脊髄外傷）の診断と治療（その1） 新潟大学教授　遠藤　直人 編集
No. 64 小児整形外科疾患診断・治療の進歩 九州大学教授　岩本　幸英 編集	No. 71 骨折（四肢・脊椎脊髄外傷）の診断と治療（その2） 新潟大学教授　遠藤　直人 編集
No. 65 人工関節置換術　最新の知見 新潟大学教授　遠藤　直人 編集	No. 72 高齢者（75歳以上）の運動器変性疾患に対する治療 自治医科大学教授　竹下　克志 編集
No. 66 整形外科の手術手技　私はこうしている とちぎリハビリテーションセンター所長　星野　雄一 編集	No. 73 スポーツ傷害の予防・診断・治療 広島大学教授　安達　伸生 編集（2018年4月発売予定）
No. 67 変形性膝関節症の診断と治療 広島大学教授　越智　光夫 編集	No. 74 しびれ・痛みに対する整形外科診療の進歩 東京医科歯科大学教授　大川　淳 編集（2018年10月発売予定）

〒113-8410　東京都文京区本郷三丁目42　6／☎03(3811)7619(編集)・7239(営業)　　南江堂

成人脊柱変形に対する積極的な手術的治療を
安全に完遂するための知識を集約した一冊。

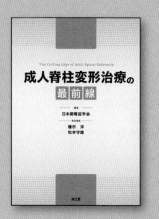

The Cutting Edge of Adult Spinal Deformity

成人脊柱変形治療の 最前線

■B5判・368頁 2017.7.
ISBN978-4-524-25986-1
定価（本体8,000円＋税）

編集　**日本側彎症学会**

責任編集　**種市 洋　松本守雄**

成人脊柱変形は，小児脊柱変形の遺残に加え，高齢化や脊椎固定術後変形などの変性変化により近年増加しており，痛みや神経障害・消化器症状など患者のQOL・ADL低下の要因となっている．
本書では日本側彎症学会の事業として，これら成人脊柱変形に対する積極的な手術的治療を安全に完遂するための知識を集約した．
脊柱グローバルバランスの評価や発症機序，病態から，手術適応の判断・治療戦略の立案や実際の手術手技までを網羅した一冊．

目次

I章 総論
A．成人脊柱変形治療の歴史
B．病態
 1．病因による分類
 2．立位グローバルアライメント・バランス
 3．SRS-Schwab分類
 4．疫学
  a．住民検診
  b．加齢と脊柱・骨盤パラメータの変化
  c．脊柱矢状面アライメントの基準値と民族間の違い
  d．医原性後弯症
  e．骨粗鬆症性椎体骨折と脊柱変形
 5．症状と問題点
C．診断・評価
 1．診かたと注意点
 2．画像診断
 3．成人脊柱変形に対する健康関連QOL評価
 4．特殊な病態評価：Slot-scanning 3D X-ray Imager（EOS），立位バランス，歩行解析
D．治療
 1．保存的治療
 2．手術適応の考え方
 3．手術計画の立て方と実際
 4．麻酔管理（周術期管理）
 5．術後管理
 6．合併症と対策

II章 各論
A．各病態における治療戦略
 1．変性側弯症（de novo, 二次性を含む）
  a．成人側弯症を伴った腰部脊柱管狭窄症
  b．変性側弯症（側弯Cobb角30°以上）
  c．変性後弯症（側弯Cobb角30°未満）
  d．パーキンソン病に伴う脊柱変形
  e．頸椎変形
 2．脊椎固定術後後弯症
 3．骨粗鬆症性後弯症
B．手術手技
 1．各種解離法と骨切り術
  a．椎間解離法
   後方進入法（PLIF, TLIF）/ 側方アプローチによる前側方解離矯正
  b．Ponte 骨切り術（下関節突起切除を含む）
  c．Pedicle subtraction osteotomy（PSO）
  d．Vertebral column resection（VCR）
 2．インストゥルメンテーション
  a．後方法
  b．骨盤固定法
  c．前方法
  d．MIS（minimally invasive surgery）
  e．骨粗鬆症対策

付録
 1．Oswestry Disability Index（ODI）
 2．日本整形外科学会腰痛疾患質問票（JOABPEQ）
 3．Scoliosis Research Society 22（SRS-22）日本語版
 4．Roland-Morris Disability Questionnaire（RDQ）

南江堂　〒113-8410　東京都文京区本郷三丁目42-6（営業）TEL 03-3811-7239　FAX 03-3811-7230

定価は消費税率の変更によって変動し
消費税は別途加算されます．

微小外科

映像で学ぶ Microsurgery
基礎と指再接着

黒島永嗣

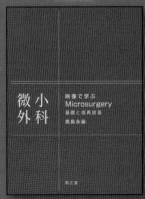

◉執筆協力
- 木村　理夫
- 小林　康一
- 亀倉　曉
- 深澤　克康
- 増山　直子
- 佐々木　源

マイクロサージャリーの基本である"確実な"血管吻合と手の外科手技の基本，指の臨床局所解剖をテーマとし，著者の考え方と技術の実際を動画と併せて学習できる実際書．

顕微鏡の設置・調整から吻合練習法，マイクロサージャリー・手の外科双方の基本が網羅できる指再接着法までベーシックな知識を解説．

松本手の外科塾での教育実績をもとに，初学者の「分からない」「できない」点を反映した．

DVD 収録内容
細字（臨床）／太字（実験）

- 01　倍率と速度
- 02　Leverage technique
- 03　練習A　針の扱い
- 04　練習B　吻合練習
- 05　対壁縫い込み
- 06　臨床　針先を見て次へ
- 07　練習　6 針全てで針先確認
- 08　対壁の引っかけを感知して戻す
- 09　Leverage technique で真ん中を狙う
- 10　翻転法
- 11　末節切断面の血管観察
- 12　瀉血の実際
- 13　無駄な探索
- 14　Cleland 靱帯→指動脈展開
- 15　Cleland 靱帯→背側展開
- 16　Atraumatic な分離
- 17　過剰な展開とtweezing
- 18　5 mm 四方での吻合
- 19　切断指の洗浄
- 20　再接着直後の瀉血状態
- 21　骨接合　K-wire刺入
- 22　再接着の結果
- 23　**0.5 mm 血管の輪切り**
- 24　前腕皮下静脈の採取
- 25　静脈移植
- 26　Patency test
- 27　神経縫合

目次

Microsurgery 基礎編—拡大こそすべて
- -0　Microsurgery と顕微鏡
- -1　顕微鏡の設置と調整
- -2　器材特性と取り扱い
- -3　血管吻合の基本
- -4　血管吻合の実際
- -5　血管吻合　まとめ

B　一例に学ぶ—成功には理由がある
- B-0　はじめに
- B-1　Artery only 指再接着
- B-2　粉砕・欠損
- B-3　重度圧迫

C　戦略—無用な戦いを避ける
- C-0　戦略とは
- C-1　戦略はここから始まる
- C-2　解剖の思い込みの修正
- C-3　戦略的アプローチ

D　指再接着
　　—できない理由を探さない、あきらめない
- D-0　適応
- D-1　救急室にて
- D-2　手術室にて
- D-3　手術開始
- D-4　骨短縮と骨接合
- D-5　腱修復

E　次世代へ—マイクロを始める君へ

●文献　コメント付き

南江堂　〒113-8410　東京都文京区本郷三丁目42-6（営業）　TEL 03-3811-7239　FAX 03-3811-7230

非専門家・専門家双方にとって必読の
"日本における重度四肢外傷の標準的治療戦略"を解説。

重度四肢外傷の標準的治療

編著 土田 芳彦

Standard Treatment for Severe Open Fracture

Japan Strategy

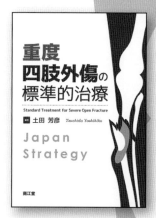

■B5判・284頁　2017.5.　ISBN978-4-524-25909-0　定価（本体10,000円＋税）

運動器（上肢・下肢）の重度外傷においては，確実に救命したうえで後遺障害を防ぎ，クォリティの高い治療を達成するためには「外傷再建外科医」による技術と治療戦略が求められる．本書は重度四肢外傷の初期治療に直面する可能性のある一般整形外科医・救急医ら"非専門家"を対象とした「非専門家編」と，エキスパートの判断を掘り下げた「専門家編」の構成に分け，非専門家・専門家双方にとって必読の"日本における重度四肢外傷の標準的治療戦略"を解説している．

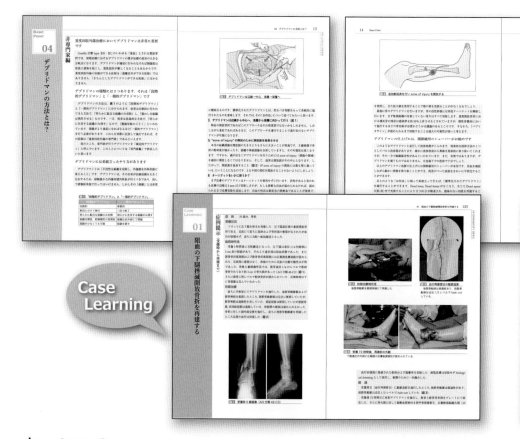

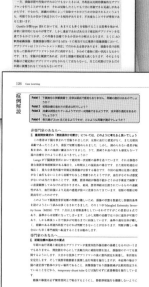

南江堂　〒113-8410　東京都文京区本郷三丁目42-6（営業）　TEL 03-3811-7239　FAX 03-3811-7230

定価は消費税率の変更によって変動
消費税は別途加算されます．

ORTHOPEDIC SURGERY
臨床雑誌 整形外科 Vol.68 No.8 2017-7月増刊号

『整形外科』編集委員　監修
広島大学整形外科教授　安達伸生　編集

発売中

特集　**四肢関節の骨切り術**

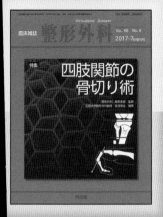

■A4変型判・230頁
定価（本体 6,000 円＋税）

罹患関節の機能的温存を図る四肢関節の骨切り術は整形外科を代表とする手術法であり，適切な手術適応と術前計画，正確な手術やリハビリテーションにより良好な術後成績が獲得される．適応年齢も広く，術後の活動性も維持することが可能である．四肢の骨切り術を適切に行い良好な成績を得るためには，適切な手術適応の判断，手技のコツや pitfall，リハビリなどの幅広い知識が必要である．本特集では四肢の関節ごとに代表的な骨切り術について，臨床の第一線で活躍されているエキスパートの先生方に各術式を詳細に解説していただいた．

（「編集にあたって」より抜粋）
広島大学整形外科教授　安達伸生

目次

編集にあたって　　　　　　　　　　　　安達伸生

I．肘・手関節

- 小児肘変形に対する三次元矯正骨切り術
  　　　　　　　　　　　　　　　稲垣克記
- 橈骨遠位端骨折変形治癒に対する橈骨骨切り術
  　　　　　　　　　　　　　　　織田 崇
- Kienböck 病に対する骨切り術の変遷と最新治療──有頭骨部分短縮骨切り術
  　　　　　　　　　　　　　　　有光小百合
- 三角線維軟骨複合体（TFCC）損傷に対する尺骨短縮骨切り術
  　　　　　　　　　　　　　　　中村俊康
- リウマチ性手関節炎に対する Sauvé-Kapandji 法と Darrach 法
  　　　　　　　　　　　　　　　岩本卓士
- 母指手根中手関節症に対する第 1 中手伸展骨切り術
  　　　　　　　　　　　　　　　副島 修
- 前腕変形に対する手術支援システムを用いた変形矯正手術
  　　　　　　　　　　　　　　　村瀬 剛
- Cross finger deformity に対する簡便な新しい矯正骨切り術
  　　　　　　　　　　　　　　　阿部圭宏

II．股関節

- 小児の臼蓋形成不全症に対する Salter Z 法
  　　　　　　　　　　　　　　　西須 孝
- 変形性股関節症に対する寛骨臼回転骨切り術──術式と最近の工夫
  　　　　　　　　　　　　　　　山崎琢磨
- 変形性股関節症に対する寛骨臼移動術
  　　　　　　　　　　　　　　　中島康晴
- 4．変形性股関節症に対する periacetabular osteotomy
  　　　　　　　　　　　　　　　帖佐悦男
- 5．変形性股関節症に対する curved periacetabular osteotomy──手術支援
  　　　　　　　　　　　　　　　宮坂 大
- 6．変形性股関節症に対する寛骨臼回転骨切り術（前方アプローチ）[curved periacetabular osteotomy]──原法を中心に
  　　　　　　　　　　　　　　　木下浩一
- 7．変形性股関節症に対する大腿骨外反骨切り術の適応と手術手技
  　　　　　　　　　　　　　　　森谷光俊
- 8．Bone impaction grafting を併用した転子間弯曲内反骨切り術による特発性大腿骨頭壊死の治療
  　　　　　　　　　　　　　　　長谷川幸治
- 9．大腿骨頭壊死症に対する大腿骨頭高度後方回転骨切り術──理論・適応・手技
  　　　　　　　　　　　　　　　渥美 敬
- 10．大腿骨頭前方回転骨切り術
  　　　　　　　　　　　　　　　山本卓明

III．膝関節

- 1．膝蓋骨不安定症に対する脛骨粗面移行術
  　　　　　　　　　　　　　　　木村由佳
- 2．変形性膝関節症に対する開大式楔状高位脛骨骨切り術
  　　　　　　　　　　　　　　　赤松 泰
- 3．開大式楔状高位脛骨骨切り術の合併症に対する予防と治療
  　　　　　　　　　　　　　　　中村立一
- 4．高度内側型変形性膝関節症に対する奈良医大式アーチ型高位脛骨骨切り術
  　　　　　　　　　　　　　　　岡橋孝治郎
- 5．変形性膝関節症に対する double level osteotomy
  　　　　　　　　　　　　　　　中山 寛
- 6．変形性膝関節症に対する片側仮骨延長法を用いた脛骨骨切り術
  　　　　　　　　　　　　　　　中村英一
- 7．変形性膝関節症に対するハイブリッド閉鎖式楔状脛骨骨切り術
  　　　　　　　　　　　　　　　齊藤英知
- 8．変形性膝関節症に対する脛骨顆外反骨切り術──手術適応と術前プランニング
  　　　　　　　　　　　　　　　米倉暁彦
- 9．膝蓋大腿関節症に対する脛骨粗面前方移動術
  　　　　　　　　　　　　　　　中前敦雄
- 10．外側型変形性膝関節症に対する大腿骨遠位骨切り術
  　　　　　　　　　　　　　　　大沢亜紀

IV．足関節・足趾

- 1．変形性足関節症に対する下位脛骨骨切り術
  　　　　　　　　　　　　　　　谷口 晃
- 2．変形性足関節症に対する遠位脛骨斜め骨切り術
  　　　　　　　　　　　　　　　寺本 司
- 3．外反母趾重症度による術式の選択
  　　　　　　　　　　　　　　　三木慎也
- 4．外反母趾に対する distal liner metatarsal osteotomy
  　　　　　　　　　　　　　　　関 広幸
- 5．外反母趾における近位骨切り術
  　　　　　　　　　　　　　　　中佐智幸
- 6．外反母趾に対する中足骨遠位骨切り術
  　　　　　　　　　　　　　　　嶋 洋明
- 7．外反母趾に対する水平骨切り術
  　　　　　　　　　　　　　　　田中康仁
- 8．関節リウマチにおける足趾変形に対する中足骨頚部斜め骨切り短縮術
  　　　　　　　　　　　　　　　羽生忠正
- 9．関節リウマチにおける足趾変形に対するオフセット短縮骨切り術
  　　　　　　　　　　　　　　　大脇 肇
- 10．関節リウマチにおける足趾変形に対する中足骨近位短縮骨切り組み合わせ手術（CMOS）のコツとピットフォール
  　　　　　　　　　　　　　　　仁木久照
- 11．成人期扁平足に対する踵骨骨切り内側移動術と外側支柱延長術
  　　　　　　　　　　　　　　　生駒和也

南江堂　〒113-8410　東京都文京区本郷三丁目 42-6（営業）TEL 03-3811-7239　FAX 03-3811-7230

定価は消費税率の変更によって変動いたします．
消費税は別途加算されます．

日本整形外科学会 診療ガイドライン

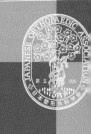

エビデンスに基づいた診断・治療，患者さんへの説明のよりどころとなる，整形外科医必携のシリーズ。

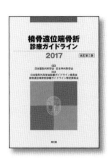

橈骨遠位端骨折 診療ガイドライン2017 改訂第2版

- ■監修■ 日本整形外科学会 / 日本手外科学会
- ■編集■ 日本整形外科学会診療ガイドライン委員会 / 日本整形外科学会橈骨遠位端骨折診療ガイドライン策定委員会

初版以降のエビデンスを加え，橈骨遠位端骨折の合併損傷を含めた診断法，各種治療法の有用性や合併症についてエビデンスに基づいて推奨度を示して解説．また，疫学的事項やリハビリテーションおよび機能評価・予後にいたるまで，計59のクリニカルクエスチョンを設けて，診療の指針を示した．

■B5判・164頁　2017.5.　ISBN978-4-524-25286-2　定価（本体3,800円＋税）

日本整形外科学会 症候性静脈血栓塞栓症予防 ガイドライン2017

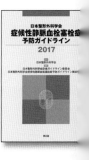

- ■監修■ 日本整形外科学会
- ■編集■ 日本整形外科学会診療ガイドライン委員会 / 日本整形外科学会症候性静脈血栓塞栓症予防ガイドライン策定委員会

既存のガイドラインおよび国内の臨床データを踏まえてまとめられた，外来・入院を含むすべての整形外科診療に関連して発生する症候性静脈血栓塞栓症（VTE）の一次予防を目的とした独自のガイドライン．画一的な予防法を適用できないVTEに対し，個々の症例に即した意思決定を支援する一冊．

■B5判・98頁　2017.5.　ISBN978-4-524-25285-5　定価（本体2,800円＋税）

変形性股関節症 診療ガイドライン2016 改訂第2版

変形性股関節症の疫学・病態等の基本的知識から，診断・各種治療法，また新たに「大腿骨寛骨臼インピンジメント（FAI）」に関するクリニカルクエスチョンを設け，主要文献のメタ解析と委員会の合議によって推奨gradeを定めた．

■B5判・242頁　2016.5.　ISBN978-4-524-25415-6　定価（本体4,000円＋税）

骨・関節術後感染予防 ガイドライン2015 改訂第2版

■B5判・134頁　2015.5.　ISBN978-4-524-26661-6　定価（本体3,200円＋税）

頚椎症性脊髄症 診療ガイドライン 2015 改訂第2版

■B5判・116頁　2015.4.　ISBN978-4-524-26771-2　定価（本体3,000円＋税）

外反母趾診療ガイドライン 2014 改訂第2版

■B5判・156頁　2014.11.　ISBN978-4-524-26189-5　定価（本体3,500円＋税）

腰痛 診療ガイドライン 2012

■B5判・88頁　2012.11.　ISBN978-4-524-26942-6　定価（本体2,200円＋税）

前十字靱帯（ACL）損傷 診療ガイドライン2012 改訂第2版

■B5判・220頁　2012.5.　ISBN978-4-524-26981-5　定価（本体4,000円＋税）

軟部腫瘍診療ガイドライン 2012 改訂第2版

■B5判・132頁　2012.3.　ISBN978-4-524-26941-9　定価（本体3,600円＋税）

頚椎後縦靱帯骨化症 診療ガイドライン 2011 改訂第2版

■B5判・182頁　2011.11.　ISBN978-4-524-26922-8　定価（本体3,800円＋税）

腰部脊柱管狭窄症 診療ガイドライン 2011

■B5判・78頁　2011.11.　ISBN978-4-524-26438-4　定価（本体2,200円＋税）

大腿骨頚部／転子部骨折 診療ガイドライン 改訂第2版

■B5判・222頁　2011.6.　ISBN978-4-524-26076-8　定価（本体3,800円＋税）

腰椎椎間板ヘルニア 診療ガイドライン 改訂第2版

■B5判・108頁　2011.7.　ISBN978-4-524-26486-5　定価（本体2,600円＋税）

アキレス腱断裂診療ガイドライン

■B5判・92頁　2007.6.　ISBN978-4-524-24786-8　定価（本体2,600円＋税）

上腕骨外側上顆炎 診療ガイドライン

■B5判・64頁　2006.6.　ISBN978-4-524-24346-4　定価（本体2,000円＋税）

南江堂　〒113-8410　東京都文京区本郷三丁目42-6　（営業）TEL 03-3811-7239　FAX 03-3811-7230

定価は消費税率の変更によって変動します。消費税は別途加算されます。

別冊整形外科 ORTHOPEDIC SURGERY 71

編集　遠藤 直人（新潟大学教授）

発売中

特集● 骨折（四肢・脊椎脊髄外傷）の診断と治療（その2）

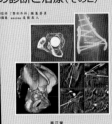

A4判・200頁　2017.4.
ISBN978-4-524-27771-1
定価（本体 6,300 円＋税）

骨折症例は年齢、受傷機転、骨の状態や合併損傷の有無などさまざまであり、小児期にみられるものから青年から壮年期でのスポーツ傷害、労働災害、交通災害として受傷例、加えて高齢者の脆弱性骨折も見られる。さらには骨折単独の例から多発外傷のなかで骨折を伴う例まである。このように骨折（四肢、脊椎・脊髄外傷）の診断と治療においては高度な判断と技術を要し、その専門性も高まっている。本特集号では骨折（上肢・体幹）の病態、診断から治療まで、さらに小児や高齢者の骨折，手術支援・最新の取り組み，治療とケアのシステム・チームと人材育成など，幅広い分野を取り上げた。

I．上肢・体幹

1．鎖骨
- 鎖骨骨幹部および遠位端骨折に対する治療法の選択　　川上幸雄
- 鎖骨骨幹部骨折 Robinson 分類 type2B1 に対する治療法の検討　　澤田貴稔
- 不安定型鎖骨遠位端骨折の分類とアーム付きノンロッキングプレートの使用経験　　高橋正明
- サソリ型プレートを用いた不安定型鎖骨遠位端骨折の治療　　松浦晃正

2．上腕骨
- 65 歳以上の高齢者に生じた上腕骨遠位端骨折の治療戦略と臨床成績　　久保和俊
- 肩人工関節置換術後の上腕骨骨幹部骨折に対する治療　　入江 徹

3．肘関節および周囲
- 橈骨頭骨折と尺骨鉤状突起骨折の治療成績からみた手術適応　　南野光彦
- 高度不安定性を伴う肘関節内骨折に対するヒンジ付き創外固定の併用療法　　松浦佑介

4．橈骨（遠位）
- 橈骨遠位端骨折に対する手術的治療―小皮切手術の工夫　　内藤聖人
- 橈骨遠位端骨折に対する掌側ロッキングプレート固定　　佐竹寛史
- 手掌から突いて受傷したと思われる手掌に擦過傷のある掌側転位型橈骨遠位端骨折の治療　　川崎恵吉

5．手
- 橈骨遠位端骨折に合併した尺骨遠位端骨折に対する髄内釘固定法　　筒井完明
- 舟状骨中央 1/3 骨折 Herbert 分類 type B1・B2 に対する掌側からの経皮的スクリュー固定　　酒井 健
- 有鉤骨鉤骨折に対する骨接合術と摘出術の治療成績　　久保田 豊
- ナックルキャストを用いた手基節骨骨折の保存的治療　　小林明正

II．手術支援・最新の取り組み

1．コンピュータ支援・ナビゲーションシステムの活用
- 3D-CT ナビゲーションを使用した iliosacral スクリュー挿入手術の実際　　吉村将秀
- 寛骨臼骨折に対する術中 CT ナビゲーションの使用経験　　玉置康之

2．開放骨折の治療
- 開放骨折の治療―現在の問題と解決策は何か？　　工藤俊哉
- 重度開放骨折の治療戦略―特に下腿骨について　　佐藤栄一
- 重度開放骨折における血管柄付き組織移植術を用いた治療戦略と機能再建　　石濱嘉紘
- Orthoplastic approach による重症下腿開放骨折の治療成績　　二村謙太郎

3．感染予防と治療
- 長管骨骨折術後感染性偽関節に対する抗菌薬混入セメント髄内釘の使用経験　　宇川和彦
- Modern Papineau 法による骨再建の治療成績　　松村宣政

4．創傷治癒
- 四肢外傷治療における局所陰圧閉鎖療法の効果的使用方法　　善家雄吉
- 遊離血管柄付き腸骨と遊離浅腸骨回旋動脈穿通枝皮弁の二つの皮弁を単一術野から採取する方法　　松本泰一

5．超音波による骨折治療
- 高齢者橈骨遠位端骨折に対する低出力超音波パルスを併用した保存的治療の工夫　　森川圭造
- 指節骨難治性骨折に対する低出力超音波骨折治療の有効性　　太田 剛

6．再建法（Masquelet 法など）
- Masquelet 法による大腿骨非感染性骨欠損に対する再建術　　大澤良之
- 健側大腿より reamer-irrigator-aspirator system を用いて採骨し Masquelet 法を行った骨欠損を伴う大腿骨顆部開放骨折　　普久原朝海
- 大腿骨からの reamer-irrigator-aspirator system を用いた新しい自家骨採取法　　福田 誠

III．小児骨折
- 手術的治療を行った上腕骨近位骨端線損傷　　大野祐輔
- 学童期大腿骨骨幹部骨折に対する創外固定の治療経験　　山上信生

IV．高齢者骨折
- 高齢者における脆弱性骨盤骨折　　吉田昌弘
- 粉砕骨折における一期的人工関節置換　　池田 純

V．治療とケアのシステム・チームと人材育成

1．高齢者大腿骨近位部骨折地域連携パス
- 新潟市および周辺地域における連携パスの現状　　今井教雄
- 高齢者大腿骨近位部骨折地域連携パス―無床診療所の役割について　　森川圭造

2．リエゾンサービス
- 骨粗鬆症リエゾンサービス―チームで取り組む新しい時代の骨粗鬆症診療　　今井教雄
- 急性期病院における骨粗鬆症リエゾンサービス―骨リボン（Re・Bone）運動の取り組み　　瀧川直秀

南江堂　〒113-8410 東京都文京区本郷三丁目 42-6（営業）TEL 03-3811-7239　FAX 03-3811-7230

Lippincott Williams & Wilkins

<膝の再建術, 第4版>

Reconstructive Knee Surgery, 4th ed.

(Master Techniques in Orthopaedic Surgery Series)

D.L. Johnson

■ISBN: 978-1-4963-1827-5
■2017　546pp.
■定価　35,899円（税込）

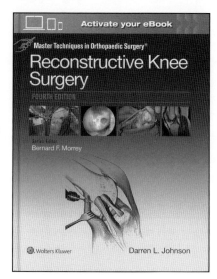

　現代の熟達した整形外科医の手技を習得するのに最適な必携シリーズ"Master Techniques in Orthopaedic Surgery"の「膝の再建術」最新第4版．今日の最も高度かつ有効な手術手技を極めるための理想的な1冊となっている．それぞれの章で，特定の膝の問題に対して世界をリードする整形外科医が選ぶアプローチを提供し，読者を最良のアウトカムへと導く．

【本書の特色】

- 伸筋機構，膝蓋大腿の問題，半月板手術，靱帯損傷，不安定性，そして関節軟骨と滑膜の再建における綿密なセクションにより，膝の再建術におけるあらゆる困難を打開できる．
- 多くの章やトピック，そして新たな革新的な手技を含む当該分野の最新の進歩を反映している．
- 質の高い段階的な画像とイラストが掲載されている．
- 効能と禁忌，意思決定と手術室の方法論，隠れた危険における包括的な議論を通して，最良のアウトカムを得ることができる．

（株）南江堂洋書部　nkd
〒113-8410　東京都文京区本郷3-42-6　URL: http://foreign.nankodo.co.jp
E-mail : adv-yosho@nankodo.co.jp　☎ : (03)3811-9957

VIRTUAL RECERTIFICATION COURCE
SECOND RELEASE AVAILABLE NOW

整形外科のトップジャーナルである「JBJS」と，米国の専門医対策試験で著名な「Miller Review Course」が編集したオンライン学習プログラム

EXCELLENCE & EDUCATION
JB&JS | MRC

Q&A で理解度を確認し，動画によって最新の手技や知見を学ぶことができます．
全 15 分野で構成され，講義は各分野の第一人者によって解説されます．
整形外科分野の必須知識を再確認するための情報源です．

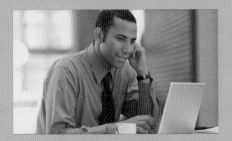

オンラインで受講するため，いつでも，どこでも，自分のペースで学習することができます．

含まれるトピック

- Basic Science
- Foot & Ankle
- Spine
- Hand & Wrist
- Adult Knee Reconstruction
- Adult Hip Reconstruction
- Trauma: Pelvis, Upper Extermity
- Trauma: Lower Extremity
- Sports: Upper Extremity
- Sports: Lower Extremity
- Pediatric Orthopaedics
- Orthopaedic Oncology
- MRI
- Rehabilitation
- Test Preparation and Statistics

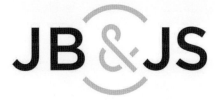

詳しくは南江堂洋書部ホームページで

日本総代理店
(株)南江堂洋書部

〒113-8410　東京都文京区本郷3-42-6
E-mail: adv-yosho@nankodo.co.jp
☎ (03)3811-9957
URL: http://foreign.nankodo.co.jp/

症候診断から始まる治療選択，
保存的治療の実際と奥の手，
知っておくべき最新治療を一冊に凝縮！

専門医の整形外科外来診療

Clinical Practice for Advanced Orthopaedic Surgeons

——最新の診断・治療

編　冨士武史・田辺秀樹・大川　淳

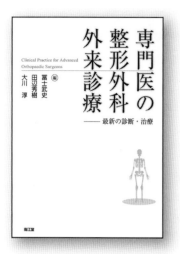

ベテラン医による症候診断の解説，疾患別の保存療法の実際と外来治療の奥の手，患者説明や病診連携を円滑化する最新の治療知識を一冊にまとめた．
病院勤務医・開業医・大学勤務医という異なる立場の編集による，130名を超えるスペシャリストの臨床における創意・工夫，経験がトレイスできる，専門医による専門医のための外来診療ガイド．

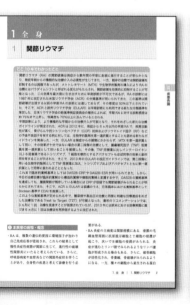
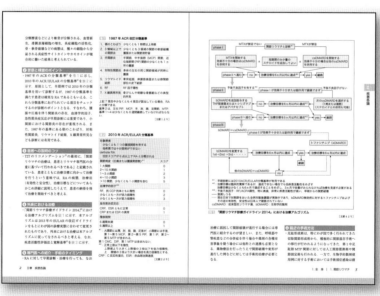
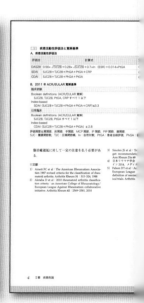

今の整形外科がよくわかる！

- 入室時からの患者観察，徹底的な症候診断
- 各疾患の「ここ10年でかわったこと，わかったこと」
- ベテラン医による治療の技
- 専門医への紹介・手術のタイミング

専門医による専門医のための外来診療ガイド

病棟でも試験でも役立ちます

■B5判・458頁　2017.4.　ISBN978-4-524-25836-9　定価（本体9,500円＋税）

南江堂　〒113-8410　東京都文京区本郷三丁目42-6（営業）TEL 03-3811-7239　FAX 03-3811-7230

定価は消費税率の変更によって変動
消費税は別途加算されます．

Must & Never

大腿骨頸部・転子部骨折の治療と管理

【編集】安藤 謙一

Treatment and Management of Femoral Neck or Trochanter Fractures

大腿骨頸部・転子部骨折診療のスタンダードを，生命予後やQOLの観点で重要となる，早期の手術治療・リハビリテーションに焦点を当てて解説．各部位・骨折型・術式ごとに実際の症例を提示し，高齢患者の活動性や基礎疾患を念頭においたケースごとの対応を学べる．Must（行わねばならないこと）とNever（してはならないこと）が一見して分かるよう要所ごとに提示した．

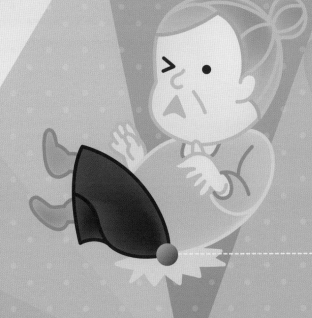

●執　筆（執筆順）
高平　尚伸
長谷川正裕
大橋　弘嗣
佐藤　公治
渡部　欣忍
中澤　明尋
予々宮廣章
加来　信広
福田　文雄
井上　尚美
毛田　拓也
安藤　謙一
澤田　直史
大橋　俊郎

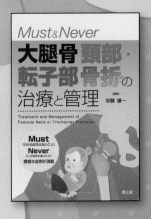

■B5判・192頁　2017.5.　ISBN978-4-524-26697-5　定価（本体6,000円＋税）

南江堂　〒113-8410 東京都文京区本郷三丁目42-6（営業）TEL 03-3811-7239　FAX 03-3811-7230

定価は消費税率の変更によって変動いたします．
消費税は別途加算されます．

20170524tsu

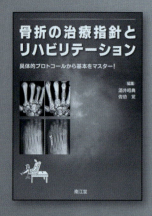

骨折の治療指針とリハビリテーション

具体的プロトコールから基本をマスター！

編集

酒井昭典　佐伯　覚

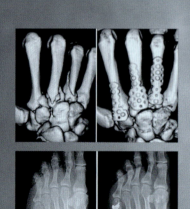

医師とメディカルスタッフ間のギャップを埋めることを目的に，骨折のリハビリテーションに従事するメディカルスタッフを対象に編集された実践書．
全身の各部位の骨折について治療のゴールを明記したうえで，医師が行う治療法，リハビリテーションを行うにあたってメディカルスタッフが留意すべき具体的な点を受傷後16週までの期間に分けて詳細に記載している．

■B5判・468頁　2017.6.　ISBN978-4-524-25973-1　定価（本体 8,500 円＋税）

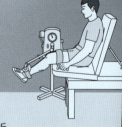

I．総　論
- A．骨折治癒
- B．骨折治癒時期の決定
- C．固定材料の生体力学的原理
- D．運動療法―筋力と関節可動域
- E．骨折治療に用いられる物理療法
- F．荷重と歩行
- G．日常生活動作・活動（ADL）のための補助具と適応器具
- H．装具と副子
- I．ハローベストとGardner–Wells牽引
- J．開放骨折の分類と治療

II．上肢の骨折
- A．鎖骨骨折
- B．上腕骨近位端骨折
- C．上腕骨骨幹部骨折
- D．上腕骨遠位端骨折
- E．肘頭骨折
- F．橈骨頭骨折
- G．前腕骨骨折
- H．橈骨遠位端骨折
- I．舟状骨骨折
- J．中手骨骨折
- K．指節骨骨折

III．下肢の骨折
- A．大腿骨頸部骨折
- B．大腿骨転子部骨折
- C．大腿骨転子下骨折
- D．大腿骨骨幹部骨折
- E．大腿骨顆上骨折
- F．膝蓋骨骨折
- G．脛骨プラトー骨折
- H．脛骨骨幹部骨折
- I．脛骨天蓋骨折（pilon骨折）
- J．足関節骨折
- K．距骨骨折
- L．踵骨骨折
- M．中足部骨折
- N．前足部骨折

IV．脊椎の骨折
- A．環椎骨折（Jefferson骨折）
- B．軸椎骨折（ハングマン骨折）
- C．歯突起骨折（dens骨折）
- D．頸椎圧迫・破裂骨折
- E．頸椎片側・両側椎間関節脱臼・骨折
- F．胸椎圧迫・破裂骨折
- G．腰椎圧迫・破裂骨折

形成外科専門医が伝える
創傷と瘢痕の治療
創傷治療に関わるすべての医師・看護師に役立つ

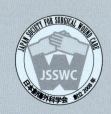

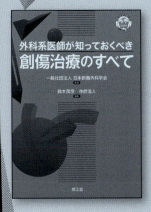

外科系医師が知っておくべき
創傷治療のすべて

一般社団法人 日本創傷外科学会
監修

鈴木茂彦　寺師浩人
編集

創傷外科治療，いわゆる「けが」「キズ」「キズあと」の治し方に関する知識・技術は形成外科医だけでなく，外科領域を中心として医師に広く求められる．近年では生体反応のメカニズムや環境・力学的要因など基礎面でもアップデートがみられ，臨床医は最新の情報にふれておく必要がある．創傷外科治療のエキスパートである創傷外科専門医の基本的な考え方，縫合技術，創処置技術について解説し，創傷外科専門医を目指す形成外科医や外科系医師のみならず，一般開業医，在宅医療に従事する医師にも役立つ一冊．

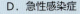

目次

I．外科系医師が知っておくべき創傷治療の基本
A．創傷とは
　1．創傷の定義ならびに急性創傷と慢性創傷の違い
　2．急性創傷
　3．慢性創傷
B．創傷治療の原理と考え方
　1．創傷治癒の原理
　　創傷治癒の基礎―上皮化まで／創傷治癒の必須条件／瘢痕の成熟過程
　2．急性創傷の治癒過程
　　分層皮膚欠損創の治癒過程／全層皮膚欠損創の治癒過程／瘢痕の肥厚と炎症の遷延化
　3．慢性創傷の病態
　　慢性化する原因／TIME 理論と wound bed preparation
C．創傷外科治療における基本的考え
　1．院内感染対策
　2．縫合の基本手技
　3．保存治療
　　総論／局所陰圧閉鎖療法（洗浄型を含む）

II．急性創傷治療の実際
A．外傷の初期治療
　1．顔面外傷の診断と初期治療
　　軟部組織損傷／骨折を伴っている場合
　2．手の外傷――診断と初期治療
　　皮膚，皮下のみの場合／深部組織まで及ぶ場合の初期対／切断肢（指）の初期対応
　3．手以外の四肢の外傷
　　軟部組織のみの損傷／骨折を伴う場合の初期対応
B．熱傷
　1．深さ，面積の診断
　2．初期治療
　　冷却，減張切開などの初期対応／広範囲熱傷全身初期治療
　3．局所治療
　　保存的治療／植皮手術の適応について／特殊な部位の熱傷
C．手術創
　1．開腹，開胸手術後の縫合法
　2．トラブルの原因と対策
　3．瘻孔化，潰瘍化創の部位別治療
　　胸壁／腹壁，会陰部／頭頸部／頭蓋／四肢関節部／リンパ浮腫

D．急性感染症

III．慢性創傷治療の実際
A．褥瘡――診断と治療のエッセンス
　1．褥瘡の成因と予防法
　2．褥瘡の局所治療
　3．褥瘡の手術治療
B．下腿潰瘍――診断と治療のエッセンス
　1．下腿潰瘍の分類
　2．虚血性足潰瘍
　3．糖尿病性足潰瘍
　4．静脈うっ滞性潰瘍
C．その他の難治性潰瘍（慢性放射線潰瘍，膠原病に伴う潰瘍）の治療
D．再生医療の応用

IV．瘢痕治療の実際
A．ケロイドと肥厚性瘢痕，瘢痕拘縮の診断
B．ケロイド治療
C．肥厚性瘢痕治療
D．瘢痕拘縮治療

■B5判・312頁　2017.4.　ISBN978-4-524-25486-6　定価（本体10,000円＋税）

慢性化しやすい痛みに

腰痛症
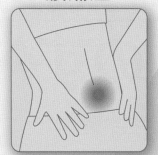

頸肩腕症候群
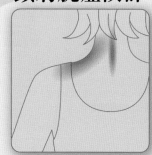

変形性関節症
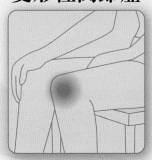

帯状疱疹後神経痛
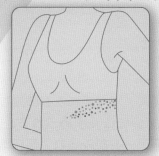

肩関節周囲炎
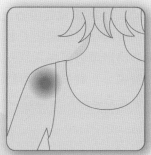

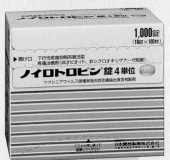

下行性疼痛抑制系賦活型
疼痛治療剤（非オピオイド、非シクロオキシゲナーゼ阻害）
ノイロトロピン®錠4単位

ワクシニアウイルス接種家兎炎症皮膚抽出液含有製剤　〈薬価基準収載〉

【禁忌】（次の患者には投与しないこと）：本剤に対し過敏症の既往歴のある患者

【効能・効果】
帯状疱疹後神経痛、腰痛症、頸肩腕症候群、肩関節周囲炎、変形性関節症

【用法・用量】
通常、成人には1日4錠を朝夕2回に分けて経口投与する。なお、年齢、症状により適宜増減する。

〈用法・用量に関連する使用上の注意〉
帯状疱疹後神経痛に対しては、4週間で効果の認められない場合は漫然と投薬を続けないよう注意すること。

【使用上の注意】
1. 副作用
承認時までの調査では、1,706例中89例（5.22%）に、市販後の副作用頻度調査（再審査終了時点）では、18,140例中98例（0.54%）に副作用が認められている。以下の副作用は、上記の調査及び自発報告等で認められたものである。

(1) 重大な副作用
1) 肝機能障害、黄疸（いずれも頻度不明）：AST (GOT)、ALT (GPT)、γ-GTPの上昇等を伴う肝機能障害、黄疸があらわれることがあるので、観察を十分に行い、異常が認められた場合には、投与を中止するなど適切な処置を行うこと。
2) 本薬の注射剤において、ショック、アナフィラキシーがあらわれたとの報告があるので、観察を十分に行い、異常が認められた場合には、直ちに投与を中止し、適切な処置を行うこと。

その他の使用上の注意などにつきましては、添付文書をご参照下さい。

製造販売元
日本臓器製薬
〒541-0046 大阪市中央区平野町2丁目1番2号
資料請求先：学術部

くすりの相談窓口 ☎06-6233-6085
土・日・祝日を除く 9:00〜17:00

2013年7月作成